Karl F. Liebau
Handbuch für die Naturheilkunde

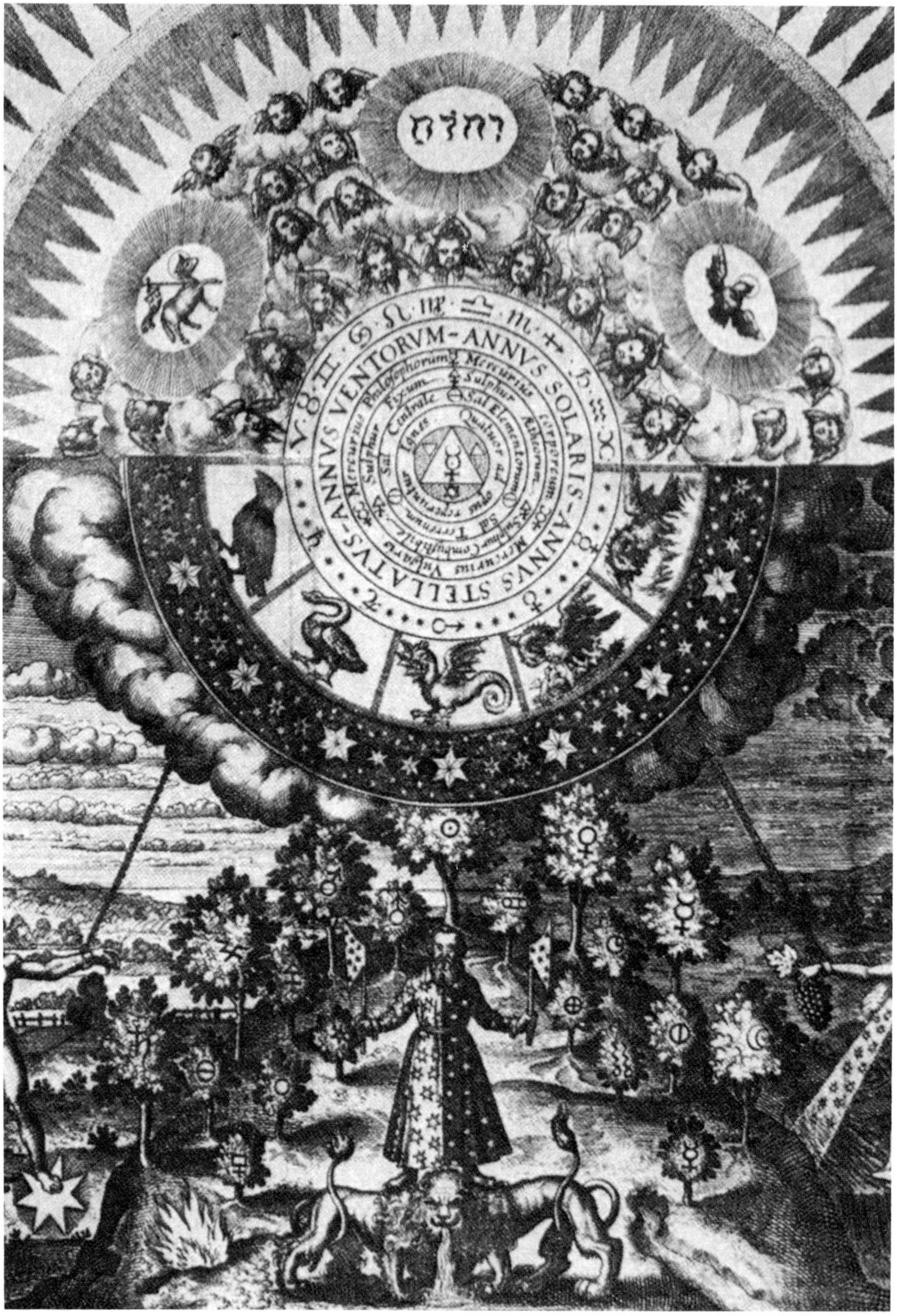
ANNVS VENTORVM-ANNVS SOLARIS-ANNVS STELLATVS-

Karl F. Liebau

Handbuch für die Naturheilkunde

2. Auflage

Pflaum Verlag München

Die Deutsche Bibliothek – CIP-Einheitsaufnahme

Liebau, Karl F.:
Handbuch für die Naturheilkunde / Karl F. Liebau. – München :
Pflaum, 2. Aufl. 1997
Naturheilpraxis-Buch

ISBN 3-7905-0756-3

Umschlagkonzept: Heinz Kraxenberger
Satz: Weihrauch, Würzburg
Druck und Aufbindung: Pustet, Regensburg

Inhaltsverzeichnis

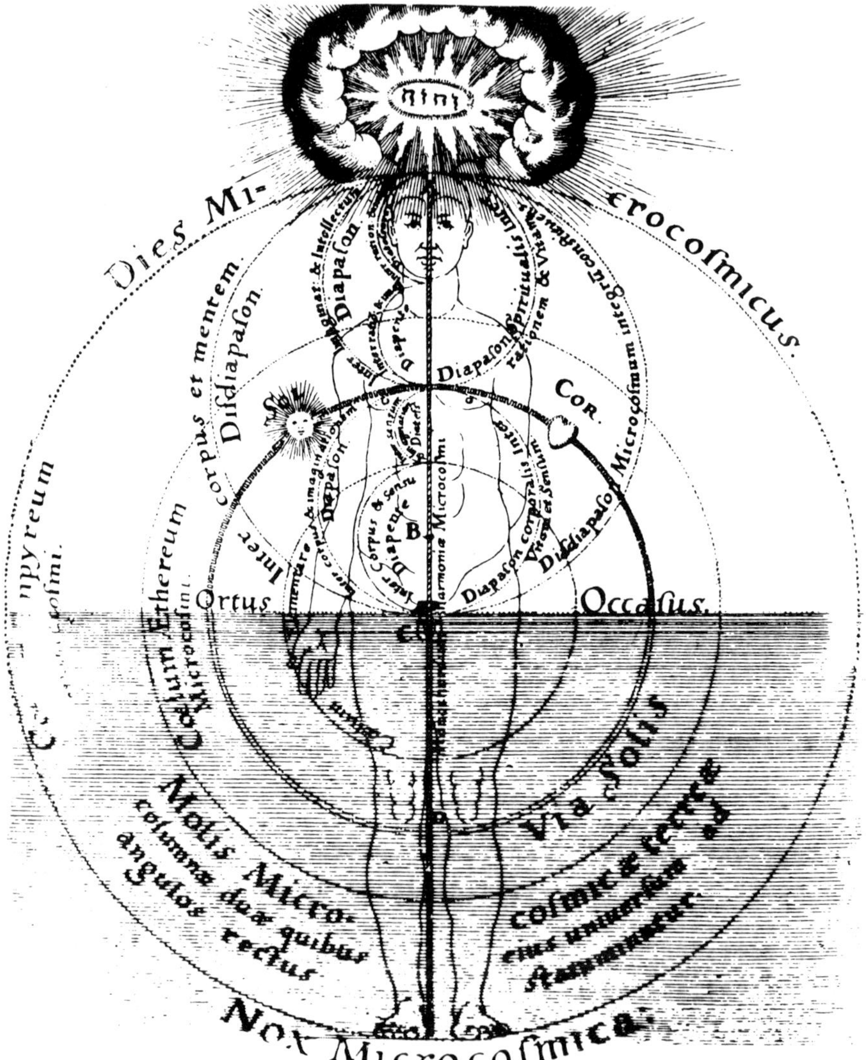
Dies Mi-
crocosmicus.
corpus et mentem
Disdiapason
Diapason
Sol
Cor.
Microcosmum integrè
Inter
Cœlum Æthereum
Microcosmi
Harmonia Microcosmi
B.
Ortus
Occasus.
Via Solis
Molis Micro-
columnæ duæ quibus
angulos rectus
cosmicæ terræ
Nox Microcosmica.

Einleitung

Was ist Naturheilkunde?

Unter dem Begriff »Naturheilkunde« versteht man in erster Linie die klassische Naturheilkunde, wie sie sich im vorigen Jahrhundert als eine Reaktion und Alternative auf die sich seit Virchow's Zellularpathologie als angewandte Naturwissenschaft verstehende Medizin entwickelt hat. Die klassische Naturheilkunde steht auf den fünf Säulen »Licht, Luft, Wasser, Ernährung und Bewegung«. Zu ihren Begründern gehörten in erster Linie Arnold Rikli mit seiner Licht-, Luft- und Sonnenbehandlung, Vincenz Prießnitz mit seiner modernen Hydrotherapie sowie Johann Schroth mit einer naturheilkundlich diätetischen Therapie.

Das Wort »Naturheilkunde« besteht aus drei so elementaren Begriffen wie »Natur«, »Heilen« und »Kunde« – im Sinne von »kundig sein« und auch von »künden« – daß deren Zusammenfügung zum Wort Naturheilkunde von grundsätzlicher Bedeutung ist und nicht nur von der Auffassung der klassischen Naturheilkunde des 19. Jahrhunderts belegt sein will. Naturheilkunde heißt, sich kundig zu machen, wie die Natur heilt und gleichzeitig – um abseits jeder wertfreien wissenschaftlichen Sicht den weltanschaulich-metaphysischen Aspekt zu betonen – auch von der Wahrheit der Naturheilung zu »künden«. Naturheilung ist ein Bestandteil der Natur, Heilung ein Bestandteil des Lebens, wenn Heilung nicht überhaupt identisch mit dem Leben ist. Leben wäre nicht möglich, ohne die in ihm selbst verborgene Fähigkeit, Entwicklungen zu steuern und – wenn nötig – zu korrigieren, was nichts anderes heißt, als Fehlentwicklungen zu heilen. Die Geburtsstunde biologischen Lebens ist auch die Geburtsstunde der Fähigkeit zu »heilen«. Sich kundig zu machen, wie die Natur heilt, heißt also im Grunde genommen nichts anderes, als das Leben begreifen zu lernen, das Begriffene kund zu tun und danach zu handeln. Dabei geht es nicht nur darum, das Leben in seinen Strukturen intellektuell zu erfassen, sondern darum, daß man – selbst Teil des Natürlichen, Lebendigen – es auch bildhaft mit allen Möglichkeiten der eigenen sinnlichen Wahrnehmung begreift, sich selbst dem Lebendigen aussetzt und ihm begegnet, um aus diesem aktiven Prozeß Erscheinungsformen des Lebendigen zu deuten, Vorstellungsmodelle entstehen zu lassen, durch die mögliche Entwicklungen und deren Zusammenhänge in gewisser Weise erklärbar werden. Die Vorstellungsmodelle sollen dazu dienen, bei bestimmten Erscheinungen möglichst erfolgreiche Voraussagen über die weitere Entwicklung treffen zu können. Im Bereich von Krankheit und Gesundheit dienen die Arbeitshypothesen dazu, bestimmte Erscheinungen (Symptome) des kranken Menschen zu erkennen und zu deuten sowie aus dieser Deutung eine Voraussage über den eventuellen Krankheits- oder Heilverlauf herauszulesen. Therapeutisch bedeutet das für den Naturheiler:

1. Respekt vor dem natürlichen Heilverlauf.
2. Nur Maßnahmen einzuleiten, die die natürlichen Heilverläufe fördern oder begünstigen.
3. Gezielte Bedingungen zu schaffen, deren natürliche Abwesenheit die Krankheit erzeugen, unterhalten oder bedingen konnten.

Die Erfahrung hat gezeigt, daß die therapeutischen Ansatzpunkte zum Begünstigen oder Provozieren natürlicher Heilverläufe ungeheuer vielfältig sind, weil Leben ein komplexes Geschehen ist, das Anstöße unterschiedlichster Qualität und Quantität oft in einer Art Autoselektionsprozeß für seinen natürlichen Heilverlauf nutzen kann. Das heißt keineswegs, daß man tun kann, was man will, und der Körper sich schon das Richtige aussucht, sondern das Gegenteil ist der Fall. Die Vielfalt der funktionellen Möglichkeiten und die kybernetische Absicherung ihres Zusammenspiels in einer so komplizierten biologischen Lebenseinheit, wie sie z.B. der Mensch ist, macht vorstellbar, daß es ungeheuer vielfältige Möglichkeiten von Störungen geben kann und noch vielfältigere, diese in unterschiedlichen Erscheinungsformen zu signalisieren. Das Erkennen, Erfassen und Deuten sowie die Einordnung in ein Gesamtkonzept, aus dem ein sinnvolles und vorhersehbares therapeutisches Handeln folgen kann, macht die Naturheilkunde in ihrer Gesamtheit aus.

Da die Naturheilkunde – richtig angewandt – das Gesamtgeschehen des Lebendigen zum Gegenstand hat, kann es schlechterdings zwischen Behandler und Patient keine Subjekt-Objekt-Beziehung geben. Der naturheilkundliche Behandler will und kann die Krankheit nicht objektivieren und auch die krankmachende Ursache weder auf eine Substanz oder einen Substanzverlust zurückführen. Der naturheilkundliche Behandler anerkennt sich selbst als subjektiv und bezieht sich mit allen seinen Möglichkeiten in den diagnostischen und therapeutischen Vorgang ein. Ebenso geht er davon aus, daß er, wenn er handelt (behandelt), sich selbst verändert. Das menschliche Miteinander ist eine Grundvoraussetzung naturheilkundlicher Behandlung, die bei der Klärung des Begriffs »Naturheilkunde« nicht außer acht gelassen werden kann, sondern substantiell zu ihr und ihrem Verständnis gehört. Das Behandler-Patienten-Verhältnis ist getragen von beiderseitiger Gleichberechtigung. Das Ziel eines aufgeklärten und mitverantwortlichen Patienten obliegt der Verantwortung des Heilbehandlers auf der Grundlage seines Respekts vor allem Lebendigen als ethischer

Dimension seines Heilberufs. Daß dem Patienten geholfen wird, hat für ihn stets Vorrang vor dem wertfreien, wissenschaftlichen Beweis der angewandten Therapie.

Der Respekt auch gegenüber den Gesamtzusammenhängen lebendiger Existenz mahnt ihn zur Vorsicht im Einsatz starker Dosen mit zwar auf Teilgebieten nachgewiesener Wirkung, aber gleichzeitig der Ungewißheit der Auswirkung auf das Ganze.

Um den Begriff der Naturheilkunde nun in seiner ganzen Dimension und Tragweite – auch als Therapiemöglichkeit für unsere Neuzeit – zu verstehen, lohnt es sich zu fragen, welche Heilkriterien die Natur von Beginn an, seit es Leben gibt, in sich birgt. Was hat sie getan, damit es überhaupt Leben geben und dieses sich entwickeln konnte?

Dabei muß man sich zunächst darüber im klaren sein, daß zwei Erscheinungen die Entwicklung von Anbeginn an begleitet haben: einmal eine steigende Komplexität und zum zweiten eine zunehmende Organisiertheit im Sinne eines selbstordnenden Prinzips. Danach muß man sich weiter fragen, welche klaren und unverzichtbaren Merkmale das lebendige System hat, an dem sich eventuell Prinzipien seiner Heilung (Selbstheilung) ablesen lassen? Da ist zuerst die *Offenheit*. Materie und Energie müssen zwischen einem lebendigen System und seiner Umwelt fließen können. Aufnahme von Energie und Materie stehen der Abgabe von Endprodukten und Energie – meist in Form von Wärme (Entropie) – gegenüber. Um dieses Fließen als Ausdruck des Lebendigen möglich zu machen, muß sich das lebendige System in einem gewissen Zustand der *Ungleichgewichtigkeit* befinden, denn nahe dem Gleichgewicht reagiert ein lebendiges System wie jedes andere physikalische System nicht mit Selbstorganisation und deren Zunahme, sondern lediglich mit einer Zunahme von Entropie und Chaos. Das dritte Merkmal eines lebendigen Systems ist die Möglichkeit der *Selbstverstärkung*, daß nämlich Teile des Systems die Produktion neuer Teile der selben Art begünstigen (katalysieren). Sie sind *selbstreproduzierend*.

Wenn ein lebendiges System seine innere Organisation erhalten will, kann es das nur solange, wie sich die Fluktuationen der hindurchfließenden Energie oder Materie in gewissen Grenzen halten. Bei geringem Überschreiten dieser Grenzen kann sich die selbst organisierende Natur auch heilen. Werden die Grenzen um größere Werte überschritten, gerät das System in die Instabilität. Und auf Instabilität kann das System wiederum auf zweierlei Weise reagieren: einmal mit einem Zusammenbruch oder aber mit einem Evolutionssprung.

Hier in der Geburtsstunde alles Lebendigen, am Nullpunkt biologischer Evolution mit ihren Evolutionssprüngen, liegt konsequenterweise auch das Geheimnis der Naturheilkunde. Hier muß die Beobachtung ansetzen von den selbstheilerischen Bemühungen der Natur von Anbeginn an. Die Kriterien der Naturheilkunde können schlechterdings keine Erfindung irgendeines Jahrhunderts sein, weder des vorigen, noch auch des Altertums, noch auch irgendeiner fernen vergangenen Kulturstufe, sondern Naturheilkunde ist ursächlich im Keim des Lebens verborgen. Naturheilkunde ist nicht Bestandteil des Lebens, sondern mit dem Leben absolut identisch.

Die Natur hat im Laufe ihrer Entwicklung einen ungeheuren Facettenreichtum von Heilungsprozessen durchgemacht. In Krisenzeit hat sie – durch häufiges Entstehen und Vergehen von Leben – sich selbst das Milieu geschaffen, aus dem sich mehr Stabilität für das Leben ergab.

Um die Naturheilkunde als Ganzheitsschau in Bezug z.B. auf die lebendige Einheit Mensch einmal in ihrem inneren Zusammenhang – und auch gleichzeitig als offenes System in Beziehung zu ihrer Umgebung – im Ansatz zu begreifen, ist es lehrreich, auf einige lebenstypische Ereignisse zurückzugreifen, die etwa eine Milliarde Jahre zurückliegen. Damals kam es zu einer großen Ernährungskrise, weil die Zellen in ihrer Entwicklung eine bestimmte Größe überschritten hatten und nicht mehr ausreichend Nahrung aufzunehmen vermochten. Wenn eine Zelle nämlich wächst, nimmt ihr Volumen schneller zu als die Oberfläche, die dann nur eine begrenzte Nahrungsaufnahme erlaubt. Die Natur heilte diesen Mangel mit der Begrenzung des Wachstums der Einzelzelle und mit der Neuentwicklung, daß sich Einzelzellen zu größeren Systemen zusammenschlossen. Zunächst Zellklumpen und dann die ersten vielzelligen Organismen waren das Ergebnis dieser Ernährungskrise. In den Zellgemeinschaften zeigte sich bald, daß die größere Einheit mehr erreichen konnte, wenn die einzelnen Teile bestimmte Funktionen übernahmen, z.B. Verdauung, Schutz oder Überträgerfunktionen von Botschaften an die verschiedenen Teile des Organismus. Eine höhere und schnellere Anpassungsfähigkeit und Stabilität gegenüber veränderten Umwelteinflüssen war die Folge und vor allem die Fähigkeit, als Organismus länger zu leben, weil einzelne abgestorbene Zellen ersetzt werden konnten. Die weitere Entwicklung brachte den Zusammenschluß von Zellen bestimmter Funktionen zu Spezialorganen, also eine klar sichtbar werdende zunehmende Komplexität und Organisiertheit von Organismen. Dann kam mit dem Nervensystem die Möglichkeit der schnelleren Kommunikation zwischen einzelnen Teilen des Organismus, danach die Entwicklung der einzelnen Hirnschichten bis hin zum Bewußtsein und beim Menschen als einzigen die Entwicklung des selbstreflexiven Bewußtseins als vorläufigem Abschluß.

In diesen frühen Stadien biologischer Evolution werden die Grundwahrheiten ausgeprägt – und vor allen Dingen werden sie durch diese Entwicklung sehr deutlich sichtbar –, die heute noch die Substanz naturheilkundlerischer Bemühungen ausmachen. Klarer als in der Geschichte der Evolution kann der Ganzheitsbegriff kaum sichtbar werden. Und hier liegt auch die Verbindung der heutigen Naturheilkunde zu ihren eigentlichen Wurzeln. Wir lernen aus der Evolution, daß Entstehen und Sterben unverrückbare Eckdaten biologischen Lebens sind, daß die Natur sogar vermehrtes Entstehen und Vergehen von Leben benutzt, um sich ein stabileres Milieu für dasselbe zu schaffen. Wir lernen, daß Leben – mit zunehmender Größe, Komplexität und Organisiertheit – die Symbiose einzelner unterschiedlicher Funktionsträger mit sehr geschickter Arbeitsverteilung beinhaltet, und daß die Funktionsträger durch einen kybernetisch gesteuerten Informationsaustausch untereinander verbunden sind. Hier wird deutlich, daß das ganzheitliche System Funktionseigenschaften besitzt, die keines seiner Teile hat, und die nur durch die Beziehung seiner einzelnen Elemente untereinander zustande kommen.

Die zunehmende Komplexität und Organisiertheit eines lebendigen Systems widerspricht durchaus nicht dem 2. Hauptsatz der Thermodynamik, der besagt, daß in einem System die Entropie und das Chaos ständig zunehmen, denn die Ausformungen unterschiedlich differenzierten Lebens sind offene Systeme in Bezug auf den Austausch von Materie und Energie mit ihrer Umgebung, der Natur und im weitesten Sinne mit dem Kosmos.

Ausdruck der Anerkennung dieses genialen und nach Zunahme strebenden Ordnungsprinzips in dem anscheinenden Urwald von komplexen Funktionen und einer ebenso komplexen kybernetischen Steuerung, ist der demütige Respekt und die Akzeptanz des Naturheilkundlers, daß das Geheimnis des gesunden Lebens, wie auch das Urphänomen der Krankheit sich einer rein verstandesmäßigen Erklärung entziehen, so daß er nur über deren Erscheinungen (Symptome) zu einer Erkenntnis und sinnvollen Anwendung von Heilmaßnahmen kommen kann.

Diese Grundanschauung vom Bild des Menschen und seinen Krankheiten liegt den Naturmedizinern aller Zeiten und Kulturen zugrunde, sowohl der traditionellen chinesischen Medizin, der Ayurveda-Medizin Indiens sowie den Heilkünsten der Azteken und Indianern – und natürlich auch unserer eigenen.

Die unterschiedlichen Ausformungen in Diagnosen und Therapien wurzeln dann in spezifischen Weltanschauungen, die erheblich voneinander abweichen können. Im weltanschaulichen Bereich einzelner Kulturen zeigt sich das Bild vom Menschen keineswegs einheitlich.

Wenn man Naturheilkunde in diesen verschiedenen Ausformungen zum Gegenstand seiner Therapie machen will, so wird man nicht darum herumkommen, sich auch mit dem jeweiligen Standpunkt zu beschäftigen, von dem aus der Mensch in Krankheit und Gesundheit gesehen wird. Eines aber ist allen Naturmedizinen in unterschiedlichen Kulturen gemeinsam, daß sie die Natur als eine Leihgabe ansehen, die sie dankbar annehmen sollen und mit der sie rücksichtsvoll und verantwortlich umzugehen haben.

Die Naturheilkunde geht von dem aus, was sich in der Natur zuträgt: von Erscheinungen und Vorgängen, wie sie sich uns offenbaren und wie wir sie mit unseren Sinnen wahrnehmen können. Dieses wird durch die Erfahrungen geordnet, die wiederum je nach dem zugrunde liegenden Weltbild in einem bestimmten Heilsystem verwurzelt sind. Erst Galilei tat den Schritt aus diesem Grundkonsens aller Kulturen heraus, die sich an Wahrnehmung und Erfahrung orientierten, indem dieser die Welt so beschrieb, wie sich sich uns *nicht* darstellt. Zweifellos hat die Abstraktion zur Erkennung von Gesetzmäßigkeiten im technischen Bereich ihre Berechtigung, aber für den Naturheilkundler fällt ein Stück Papier langsamer zu Boden als ein Bleigewicht, obgleich unter idealen Laborbedingungen des totalen Vakuums beide gleich schnell zu Boden fallen würden. Die Frage ist nur, welcher lebendige Prozeß auf dieser Welt läuft unter solchen abstrakt idealen Laborbedingungen ab?

Die Naturheilkunde ist ein Modell und eine Arbeitshypothese von hoher Differenziertheit, die allen Ansprüchen einer Krankheits- und Gesundheitslehre standhält – ungeachtet aller wissenschaftlichen Unbeweisbarkeiten. Sie versteht sich nicht als eine wertfreie Medizin, sondern durchaus als eine final auf ein Ziel ausgerichtete. Ein Bekenntnis zur Naturheilkunde im weitesten Sinne beinhaltet auch ein Bekenntnis zu dem hinter ihr stehenden Weltbild. Ein Weltbild, das davon ausgeht, daß die Natur – sowie auch unser menschliches Leben – Ausformungen eines sinnvollen zielgerichteten und von der Schöpfung diktierten Entwicklungsmodus sind, in dessen Rahmenbedingungen wir selbst integriert sind – geistig, psychisch, körperlich und worin wir uns auch als soziale Wesen realisieren sollen. In dieses Weltbild ist die Überzeugung eingebettet, daß die Gesetzmäßigkeiten der natürlichen Evolution sowohl von der Art biologischer Wesen wie auch vom Individuum respektiert werden müssen und nicht überwunden werden können. Oberstes Gebot dieser aus der Evolution erkannten Gesetzmäßigkeiten ist das Ordnungsstreben biologischer Wesen und daraus folgend für die Naturheilkunde die Ordnungstherapie als einzig sinnvolle Heilbehandlung. Auch in unserem Kulturkreis hat man in konsequenter Abwesenheit jeglicher Form mechanistischen Denkens erkannt: Leben ist alles, was sich selbst in Bewegung setzt. (Platon). Die wahrnehmbaren Phänomene der Veränderung an lebenden Organismen – bestimmt durch innere und äußere Bedingungen – haben keinen Einfluß ausschließlich auf eine Substanz, ein Organ, ein Organsystem, sondern allein auf den Organismus als ganzen – auch wenn sich Einwirkungen anscheinend nur auf einen Teil beziehen. Die Zustandsänderungen lebender Erscheinungsformen werden als Ergebnis dessen betrachtet, was man mit Funktionen benennt.

Da wir nun endlich in unserem eigenen Kulturbereich angekommen sind, ist es an der Zeit, das Wort »Natur« aus diesem Sprachkreis heraus zu deuten. Natur kommt von dem lateinischen »natura«, welches wiederum eine Übersetzung des griechischen »physis« ist. Physis war ein Überbegriff und stand für Organisation, autonome Regelung, Energiebildung und -verwertung und auch für ein Ordnungsprinzip, damit Leben erhalten werden kann. In dem Wort physis = natura = Natur sind also von Beginn an aus der Evolution erkannte Prinzipien enthalten. Alle naturheilkundlichen Verfahren sind Ausfluß der identischen Theorie des Lebens und des Heilens: Alle entdeckten und noch zu entdeckenden Naturheilverfahren sind allein dadurch bestimmt, daß sie sich in die Theorie der Naturheilkunde einbeziehen lassen und dann auch nach den Regeln dieser »Heilkunst« ablaufen können – lege artis.

In der sogenannten Pneumalehre sah z.B. Alkmeion von Kroton ein dualistisches Prinzip von Materie und Pneuma, das allerdings in den Lebewesen zu einer untrennbaren Einheit verschmolz, ähnlich dem Ying-Yang-Modell der traditionellen chinesischen Medizin. Die Vitalitätslehre oder Lebenskrafttheorie sowie die Kunde von den energetischen Prinzipien des Lebens sind von Anfang an wichtige und unverzichtbare Bestandteile naturheilkundlicher Theorie, die eine mechanisch-physikalische oder chemische Deutung des organischen Lebens ablehnt und für alle Belange von Gesundheit, Krankheit und Tod diesen sozusagen übermechanischen Faktor letztinstanzlich verantwortlicht macht. Man glaubte, daß durch die Lebenskraft biologische Organisationen zu einer neuen qualitativen Stufe angehoben werden, so daß Naturgesetze nur mit Einschränkung für diese gültig wären. Heute wissen wir durch die Kenntnisse aus der Evolutionsforschung sowie aus Ergebnissen der Erforschung über selbstreproduzierende biologische Systeme, daß dieses kein Widerspruch mehr sein muß.

Unsere Naturheilkunde fußt auf dem Weltbild der griechischen Antike, in dem sich die gesamten Naturvorgänge an den vier Elementen Luft, Erde, Feuer und Wasser festmachen ließen. Die Ausdifferenzierung des Lebendigen als fortlaufender, sich entwickelnder Prozeß ist jeweils Ausdruck der Verbindungen der Kardinalsäfte mit den humoralen Zuständen des menschlichen Körpers. Hier zeigen sich, dem Bestreben des Menschen nach Gliederung und Schematisierung entsprechende Möglichkeiten, die Vorgänge von Gesundheit und Krankheit relativ differenziert, plausibel und erklärbar zu machen, um anhand des solcherart Verstandenen erfolgversprechende Maßnahmen ergreifen zu können, die dann einem natürlichen Heilverlauf dienen. Die Einteilung der Menschen in Temperamente oder im weitesten Sinne Konstitutionen mit all ihren Untergruppierungen war das Ziel differenzierter Betrachtungsweise und nicht etwa die summarischen Betrachtungen von Symptomen und deren Gruppierung zu bestimmten Krankheitskategorien. Da man das Leben wie auch die Zustände von Krankheit und Gesundheit als eine stets in Bewegung befindliche Entwicklung betrachtete, war theoretisch einer Differentialdiagnostik des augenblicklichen Zustands eines erkrankten Individuums keinerlei Grenzen gesetzt. Selbst beim Eingeständnis einer leichten Unschärfe, einer gewissen »Fehldiagnostik«, in welchem Entwicklungsbereich sich der Kranke momentan befinde, hat diese Differenziertheit doch immerhin ausgereicht für die praktische, lebensbegleitende und auch krankheitsbekämpfende Heilkunde. Man kann ohne weiteres behaupten, daß die Naturheilkunde ein Modell und eine Arbeitshypothese von hoher Differenziertheit darstellt, die allen Ansprüchen einer Krankheits- und Gesundheitslehre standhält.

Auf dieses antike Gedankengut zur

Heilkunde wurde unter anderem auch zurückgegriffen, als im ausgehenden 18. und beginnenden 19. Jahrhundert der Boden bereitet war für eine Renaissance der Naturheilkunde, einmal durch die geistig-philosophischen Grundlagen von Kant, Rousseau, Voltaire, Hegel, Fichte, Schelling und anderen sowie durch die naturheilkundlich ausgerichtete Bewegung der Volksmedizin mit Prießnitz, Kneipp, Schroth, Rikli und anderen. Natürlich sind die Einflüsse des vorausgegangenen Rationalismus nicht spurlos an der Erneuerung der Naturheilkunde vorübergegangen. Kant postulierte zwei Wurzeln für die menschliche Erkenntnis: die Sinnlichkeit und den Verstand, und er versuchte eine ordnende Wertung:

»Empfindung ist ungeordneter Reiz.
– Wahrnehmung ist geordnete Empfindung.
– Begriff ist geordnete Wahrnehmung.
– Wissenschaft geordnete Erkenntnis.
– Weisheit geordnetes Leben«.

Immerhin war der Begriff der Erfahrung, der ja in unserer heutigen Zeit – der Abstraktion und des Experiments unter idealen Bedingungen – relativ gering geschätzt wird, damals von hoher Wertigkeit gewesen. Man anerkannte, daß aus der Erfahrung alle unsere Urbegriffe stammen und daß die Erfahrung schließlich zur Begriffsbildung unserer Erkenntnis führt.

Unsere Naturheilkunde im europäischen Raum gründet sich also konsequent auf die Grundwahrheiten evolutionärer Gesetzmäßigkeit und die Anerkennung derselben sowie auf die Ausdifferenzierung derselben durch unser Weltbild. Sie hat die Wurzeln in der Elementenlehre des griechischen Altertums, den Säftelehren (der Humoralpathologie) und der daraus folgenden Temperamentenlehre, der Pneumalehre, dem Vitalismus, der Tonuslehre, den unterschiedlichsten Konstitutionslehren – bis hin zu deren individuellen Ausdifferenzierung in Form der Homöopathie –, weiter in der Erregungstheorie Brauns, der Reizlehre von Hallers sowie vielen anderen individuellen gedanklichen Anstößen. Die Vielfalt der Systeme widerspricht keineswegs der einheitlichen Grundauffassung der Naturheilkunde als Ganzes. Hufeland hat es deutlich gesagt: »... es gibt viele Systeme, und muß sie geben, denn sie sind etwas Äußeres, abhängig vor der jedesmal herrschenden Denkform und der Stufe der äußeren Erkenntnis, auf welcher wir stehen.« Und in Gedanken an das oft feindliche Gegeneinander der Vertreter einzelner nebeneinander existierender Systeme sagt Hufeland weiter: »... tröstlich und höchst erfreulich ... daß bei allem Wechsel der Systeme, ... sich doch immer der Sinn für wahre Kunst in den Gemütern einzelner erhielt ..., die der Natur treu blieben, von ihrem Geiste belegt wurden, in ihrem Sinne handelten und das heilige Wort bewahrten.« Und geradezu visionär warnte Hufeland vor den damaligen Bestrebungen – die heute längst rauhe Wirklichkeit geworden sind –, nämlich die Chemie zur Erklärung der physiologischen und pathologischen Erscheinungen anzuwenden, ohne die *Grundsätze*, nach denen das geschehen solle, anzugeben ..., »die Grenzen über die man nicht gehen darf, ohne uns in eine unbelebte Welt, also in eine tote Medizin hineinzuführen«.

Der Grund für diesen in der heutigen spezialisierten Organreparaturmedizin eingetretenen Zustand ist das Fehlen des – bei allen aus der Naturheilkunde abgeleiteten Therapien für unverzichtbar wichtig gehaltenen – Grundsatzes der Allgemeinbehandlung. Diese setzte selbstverständlich die grundsätzliche Anerkenntnis der Existenz von Allgemeinkrankheiten voraus. Eine Tatsache, die Virchow bestritt mit dem Satz: »Es gibt keine Allgemeinkrankheiten, sondern nur lokale und Zellenkrankheiten.«

Während die moderne Medizin also immer mehr in die Krankheit hineinspezialisiert, wobei das kranke Individuum immer weniger eine Rolle spielt – demnach als Person sozusagen verallgemeinert wird –, war und ist eine Prämisse naturheilkundlicher Behandlung, die Krankheit zu verallgemeinern und den Kranken zu individualisieren.

Der Aufbau der naturheilkundlichen Diagnose- und Therapieformen auf der Säftelehre postulierte ja von vornherein, daß mit einer Behandlung der Säfte eine Behandlung des gesamten Organismus als eines lebendigen Fließgleichgewichts erzielt wurde und da die Säfte jeden lokalen Bezirk des Körpers erreichen, diese auch im Bereich der lokalen Erkrankung unweigerlich ihre Auswirkung haben müssen.

Über die Allgemeinbehandlung der sog. »Dyskrasie« der Säfte konnte – und kann man noch – lokale Erscheinungen, wie Entzündungen, Verkrampfungen, Schmerzen u.a.m. behandeln.

Als konsequenten Ausdruck dieser naturheilkundlichen Sicht von Krankheit und Gesundheit sind gerade die Verfahren, die in der wissenschaftlichen Medizin verloren gegangen sind, die in der Naturheilkunde wichtigsten, wie z.B. die Ableitung auf den Darm, die Blutentziehung, die Brechverfahren, die Anregung der unsichtbaren Hautatmung und der Schweißabsonderung, die Haut*reiz*verfahren, die diuretischen Heilmethoden und auch die emmenagogen. Alles orientiert sich an dem naturheilkundlichen Verständnis des Lebendigen.

Der Begriff der Naturheilkunde ist also ein durch die geistig-kulturellen Grundanschauungen unseres Weltbildes gefilterter Erklärungsversuch des Lebens mit der ethisch-moralischen Dimension des dankbaren Respekts vor der Leihgabe Natur und dem daraus folgenden Verantwortungsgefühl, diese unversehrt zu erhalten und deren Ordnungsprinzip besonders im Lebensbereich des Menschen zu dienen. Auf diesem großen Konsens fußt jede naturheilkundliche Betrachtungsweise, gleichgültig welche Diagnose- und Therapieform aus welch unterschiedlichen Heilsystemen auch immer daraus abgeleitet wird. Die Vielfalt möglicher Funktionen im lebendigen Organismus, deren schier unvorstellbare kybernetische Steuerung, die Vielfalt der Störmöglichkeiten und deren unterschiedliche Erscheinungsformen bei jeder einzelnen Störung, setzen einer möglichen Vielfalt von Diagnostik und Therapieansätzen kaum eine Grenze, auch was deren Neuentwicklung in der Zukunft anbetrifft. Naturheilkunde ist weder vergangenheits-, gegenwarts- noch zukunftsbetont; sie ist immer zeitgemäß, weil sie sich an den zeitlosen Wahrheiten lebendiger Systeme unserer Natur orientiert. Immer zielt sie auf eine Schaffung günstiger Bedingungen für einen natürlichen Heilverlauf im Sinne der Selbstheilung:

- Ob das durch Simulieren von Störungen, die durch Übung zu einer verbesserten Anpassung konditionieren sollen, geschieht, wie in der Homöopathie oder Hydrotherapie.
- Ob es durch eine gezielte Erregung und Stärkung von Kompensationssystemen geschieht, wie in der Humoralpathologie oder der Physiotherapie.
- Ob mit der Behandlung durch eine ähnlich biologische Systematik auf die ebenso biologischen Entsprechungen und Ähnlichkeiten im Menschen abgezielt wird, wie bei der Phytotherapie und der Biochemie.
- Ob eine Schonung der Systeme das Ziel der Therapie ist, wie bei einer speziellen Diät oder Lebensweise.
- Ob es um die – nach einer Konstitutionsdiagnose erkannten – Möglichkeiten in Bezug auf die Entwicklung potentieller stummer genetischer Faktoren geht, also die Verhaltens- oder Soziotherapie.
- Ob es um andere Formen der Anwendung naturheilkundlicher Therapie- und Arzneiverordnungen mineralischer, pflanzlicher und auch tierischer Herkunft geht. –

Alles wird an dem Aspekt der erkenntnistheoretischen Basis der Naturheilkunde ausgerichtet. Die Theorie stellt eine unverzichtbare Voraussetzung für naturheilkundliche Heilweisen dar.

Im Gegensatz zur Erfahrungsheilkunde, in der die gemachte Erfahrung der Schlüssel zu wiederholter Anwendung ist, stellt die Erfahrung in der Naturheilkunde »nur« eine Kontrollfunktion dar, ob das therapeutische Konzept naturheilkundlicher Anwendung auch gestimmt hat. Auch Heilmethoden der Volksheilkunde können nach den Regeln der Naturheilkunde ablaufen, aber die Ausübung der Volksheilkunde muß nicht zwangsläufig Naturheilkunde sein. Die Anwendung der Erfahrungs- und Volksheilkunde zielt ausschließlich auf die Beseitigung von Krankheitserscheinungen, was zwar auch in der Naturheilkunde eine humanitäre Notwendigkeit darstellt, jedoch nicht das Endziel der Behandlung. Fester und unverzichtbarer Bestandteil der Naturheilkunde und zwar ganz allein der Naturheilkunde, ist die Heil*kunst*, die nach den Ursachen und den Vorausbestimmungen fragt. Diese allerdings sind für das Individualschicksal einer kranken Persönlichkeit von entscheidender Bedeutung. Und hierin zeigt sich auch die Überlegenheit der Naturheilkunde. Sie ist nicht nur eine Gesundheits- und Krankheitslehre, sondern eine Lebensschule, auch für den naturheilkundlichen Behandler.

Die fünf Säulen der Naturheilkunde

Licht – Luft – Wasser – Bewegung – und Ernährung sind die fünf Säulen der Naturheilkunde wie man sie seit dem 19. Jahrhundert versteht. Sie insbesondere gelten als die Klassiker und sind traditionell die Stützen des Gebäudes sowohl einer gesunden Lebensführung als auch einer natürlichen Therapie. Ein Einlauf, Bettruhe und Fasten, verbunden mit frischer Luft im Krankenzimmer, galten und gelten beispielsweise als Basis-Behandlung aller akuten Krankheiten. Wir sehen außerdem an diesem Modell auch gleich, daß gar nicht soviel gemacht – behandelt wird: dieses natürliche Vorgehen ist weitgehend passiv und vertraut auf ein Grundelement, auf dem alle Säulen stehen müssen, nämlich den Selbstheilkräften der menschlichen Natur, ohne die nichts geht! Wir sehen ein weiteres Prinzip der Naturheilkunde: gesunde und natürliche Lebensweise geht in die Krankheitsvorbeugung (Prophylaxe) über – und die eigentliche Therapie entfernt sich zunächst nicht weit von der gesunden Lebensweise: sie läßt höchstens einiges weg (Fasten), fügt anderes hinzu (Bewegung – Gymnastik), entzieht dem Körper etwas (Schwitzen), gibt ihm etwas (Sonnenbad). Wenn wir Krankheit immer auch als eine Gleichgewichtsstörung ansehen zwischen einem Zuviel und Zuwenig – »Was haben Sie?« – »Was fehlt Ihnen?« –, so liegt der Ausgleich mit der Basistherapie auf der Hand. Lebt man – ohne krank zu sein – im Einklang mit der Natur und der Beachtung der fünf Säulen, wird man weitgehend im Gleichgewicht sein. Die Selbstregulation des Organismus wird dadurch trainiert – die beste Prophylaxe. Kommen jetzt ein oder mehrere krankmachende Faktoren auf den Menschen zu, so ist er aufgrund dieser guten Gesundheit eher bereit, sie abzuwehren oder durchzustehen, als jemand mit allen heute üblichen Risikofaktoren: Übergewicht, Rauchen, Trinken, Bewegungsmangel, Dauerstreß. Die Therapie schließlich mit den fünf Säulen der Naturheilkunde ist eine unspezifische. Das wird ihr bisweilen zum Vorwurf gemacht – was aber grundfalsch ist: erstens gibt es nach wir vor für die meisten Krankheiten keine spezifische Therapie. Zweitens ist eine unspezifische Basistherapie die sicherste Grundlage, um auf ihr eine – wenn möglich – spezifische Therapie aufzupfropfen. Eines schließt das andere hier nicht aus.

Auch ist es altes Erfahrungsgut, daß man zuweilen verschiedene Krankheiten mit ein und demselben »Mittel« behandeln kann – auch wenn diese Erkenntnis der momentanen Hochschulmedizin schwerfällt.
Doch Prof. Dr. med. A. Pischinger sagt hierzu: »Bei der unspezifischen Therapie denkt man an Ableitung auf die Haut, auf den Darm, an Durchblutungssteigerung, Entgiftung, Hebung der Hautatmung und dergleichen mehr und stellt sich vor, damit Leistungen des Organismus zu treffen, welche für die Zelle schlechthin, also für alle Zellen des Körpers gleich wichtig sind, wie Atmung, Salz-, Wasserhaushalt u.ä.«
Aus dem Vorhergehenden wird schließlich deutlich, daß die fünf Säulen der Naturheilkunde (neben ihrer Bedeutung für eine gesunde Lebensweise und damit Krankheitsvorbeugung) die Primärtherapie darstellen. Diese steht den vielen (im Buch hier beschriebenen) Therapieformen mit Medikamenten und den verschiedensten Heiltechniken gegenüber, die man zwangsläufig als Sekundärmaßnahmen ansehen muß.
Die Fünf-Säulen-Basistherapie ist auch unter dem Aspekt einer Therapie mit den natürlichen Elementen zu sehen: Licht (Sonne) – Luft – Wasser – Nahrung. Wie wir zunehmend in den letzten Jahren sehen (und fühlen!) mußten, sind diese Naturelemente auf der ganzen Erde enorm gefährdet – und bereits »vergiftet«. Damit ist aber Naturheilkunde im weiteren Sinn ein immenser politischer Faktor geworden. Ohne diese elementaren Grundstoffe kann der Mensch nicht existieren – zumindest nicht »gesund«. Fehlen sie ihm oder sind sie verfälscht, wird Existieren zum bloßen Vegetieren. In einigen Ländern beginnt man dies zu erkennen – zu spät? Auf sog. übergreifende Maßnahmen kann nirgendwo mehr verzichtet werden: der Autoabgas-Katalysator (Luft) – obgleich auch der inzwischen kritisch gesehen wird –, eine schärfere Abwasser-Gesetzgebung (Wasser) ebenso wie der Ausbau von Fahrradwegen (Bewegung) und die Verringerung von chemischen Spritz-, Dünge- und Haushaltsmitteln (Ernährung). Dabei ist – wie jeder heute weiß – stellvertretend für vieles nur einiges herausgegriffen! Die Naturheilkunde ist eine naturverbundene Lebens- und Heilweise – man kann sie als Hygiene in gesunden und kranken Tagen bezeichnen (nach Prof. Dr. med. A. Brauchle). Bekanntlich stammt der Ausdruck Diät von dem griechischen Wort diaita ab – es meinte im Altertum nicht Krankenkost sondern Lebensweise – die schließlich zur Lebenskunst geraten soll.
Ein Wort noch zur Seele, zur Psyche. Es wäre zu überlegen, ob sie nicht auch zu den Säulen gerechnet werden muß. Wenn man davon ausgeht, daß seelisches Wohlbefinden eine der Grundvoraussetzungen zur Gesundheit ist, muß man sie an vorderster Stelle nennen. Dann aber kann man auch nicht darauf verzichten, das soziale Umfeld eines Menschen mit einzubeziehen: Familie, Arbeitsplatz, Wohnverhältnisse etc.

Das Licht

Die Volksseuche Tuberkulose wurde nicht zuletzt durch die Entdeckung der Bedeutung des Lichts und der

Sonne zurückgedrängt. S. Kneipp hat – über persönliche Erfahrung – in seinem Bestseller »So sollt ihr leben« berichtet, wie die Weber in ihren muffigen, feuchten Kellerwohnungen hinter ihren Webstühlen beim 10- und 12-Stunden-Tag keine Sonne sahen. Viele Menschen muß man heute eher vor einem Zuviel an Sonne warnen; der Hautkrebs nimmt zu. Den modischen Solarien gegenüber darf man vorerst noch skeptisch sein; Kunstlicht ist nicht Sonnenlicht. Das Durchsetzen einer vernünftigen Lebensweise beim Patienten setzt Aufklärung und Missionierung seitens des Therapeuten voraus.

Was das Licht betrifft, muß man über vernünftiges Sonnenbaden aufklären. Hat Rikli, der Schweizer Begründer der »Heliotherapie« Mühe gehabt, die Heilkraft des Lichts wieder ins Bewußtsein zu rücken, muß man heute zur Vorsicht raten, vor der Illusion: braun ist gleich gesund.

Gleichzeitig aber ist eine Sonnenkur bei vielen Hautkrankheiten (Psoriasis, Akne, Ekzem-Arten) oft allen anderen Therapien überlegen – auch ist die Sonne ein psychisches Stimmulans ersten Ranges. Nicht nur, daß despressive Menschen den sonnenarmen November fürchten und an nebeligen, düsteren und verhangenen Tagen noch antriebsärmer sind – sie blühen häufig auf, wenn die Sonne scheint – den Blumen gleich.

Was die Technik der Sonnenbäder betrifft: man beginnt vorsichtig, wenige Minuten Teilbestrahlungen (Füße, Unterschenkel, Unterarme). Die Zeitdauer und die Körperfläche langsam steigern und vergrößern. Sollte die Schilddrüse reagieren (Schlaflosig-

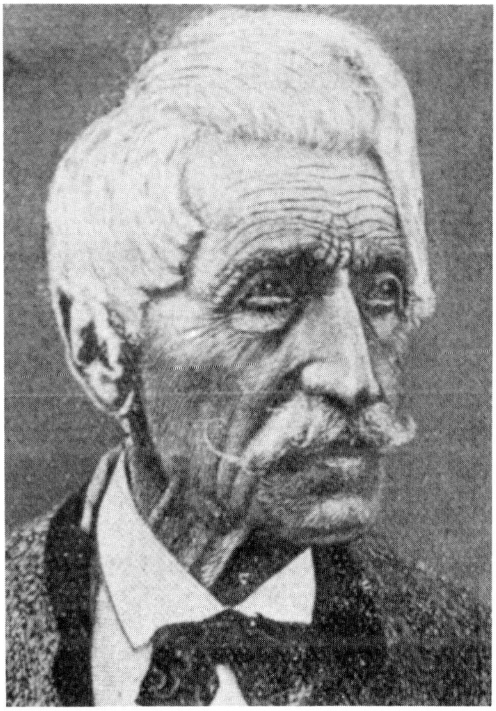

Arnold Rikli (1823–1906)

keit, Herzklopfen), was nicht selten der Fall ist, dann reduzieren, nicht gleich aufgeben! Selbst wenn Empfindliche und Ältere nur Fuß-Sonnenbäder vertragen, ist schon etwas gewonnen. Stirn und Schilddrüse evtl. mit einem naßkalten Lappen bedecken. Außerdem ist zu beachten, daß Bewegung an der Sonne besser bekommt als das »Grillen«.

Hier muß auch der Mißbrauch erwähnt werden: der total sonnenentwöhnte Großstädter kommt 14 Tage ans Mittelmeer. Sonnenhungrig liegt er – womöglich noch am Meer mit verstärkter Reflexion – den ganzen Tag im Liegestuhl, fällt nach zwei Tagen »aus«, weil er mit erheblichem Sonnenbrand im abgedunkelten Hotelzimmer einige Tage liegen muß. Es soll

immer wieder darauf hingewiesen werden, daß mehr Sonne erst mit mehr Pigmentbildung (Bräunung) vertragen wird. Sonnenbrände sind nicht ungefährlich – weltweit ist der Hautkrebs im Zunehmen. Der Kopf soll geschützt sein, auch der Nacken. Nach dem Sonnenbad eine kühle Waschung oder leichte Dusche zur Erfrischung. Nicht zuletzt nimmt man ebenso im Schatten einen Teil des ultravioletten Sonnenlichtes auf.
Zur Indikation noch ein paar Worte: Nervenschwäche, Rachitis, depressive Verstimmungen, nichtparasitäre Hautkrankheiten, Rheumatischer Formenkreis – um nur einige zu nennen. Am wichigsten ist die generelle Anregung der Selbstheilungskräfte des Organismus. Zurückhaltung ist geboten bei akuten fiebrigen Erkrankungen, Tuberkulose und Nervenentzündungen.
Es soll noch auf drei Dinge hingewiesen werden: Erstens, daß Höhensonnen und Solarien sich zum natürlichen Sonnenlicht verhalten wie Konservenkost zu frischen Lebensmitteln. Zweitens, daß der Reiz des Sonnenlichtes, seine Intensität, im Zusammenhang mit der Höhenlage und der möglichen See- oder Meereslage gesehen werden muß. Es ist bekanntermaßen ein Unterschied, ob man im Hochgebirge (Davos z.B. bei 1600 m), im ebenen Binnenland oder am Meer sich der Sonne aussetzt. Jeder hat es schon erlebt, daß man bereits bei einer Bootspartie auf einem kleinen See viel leichter einen Sonnenbrand bekommt als an Land. Drittens und letztens: die Sonne und das Fasten (auch eine Rohkostkur) sind das große Duett der Naturheilkunde. Kein Mensch glaubt, was man in der Kombination dieser beiden Maßnahmen erreichen kann, der es nicht mit eigenen Augen gesehen – oder gar am eigenen Körper erlebt hat!

Die Luft

Atmen in gesunder Luft! Frage: Wo? Wer einmal von einem Fernsehturm die weit in die Grünzonen einer Stadt hineinreichende Dunstglocke gesehen hat, der weiß wohl, daß auch in Stadtparks keine gute Luft mehr ist.
Man kann sich bei der Luft eben nicht mit Anleitungen zu Atemübungen begnügen. Das hektisch verkrampfte Hochziehen des Brustkorbs, das zur Enge (lat. = angina – bis hin zur Angina pectoris) führt, muß wieder umgelenkt werden in eine ruhende Bauchatmung. Viele Atemschulen raten, den Atem vom »oberen« Menschen in die Mitte, die Zwerchfell-Nabel-Gegend, »herunter-zu-führen.« Die alten indischen Lehren, das Hata-Yoga, hat hier manches aufgezeigt. Ob es in der neueren Zeit der Müncher Naturheilarzt Dr. med. Ludwig Johannes Schmitt mit seinem umfangreichen Standardwerk »Die Atemheilkunst« im Jahr 1957 war oder das Büchlein »Hara – Die Erdmitte des Menschen« des Philosophen Prof. Dr. Karlfried Graf Dürckheim – sie bemühten sich im Grunde alle um die Zentrierung des Atems in die leibliche Mitte des Menschen. Und wenn man dann von der Einheit Körper – Seele ausgeht, dann ist der Atem und das Exerzitium des rechten Atmens ein vorzügliches Medium, in seine seelische Mitte zu gelangen – schließlich seine Wesenheit durchströmen zu lassen. Man muß aber gar nicht so weit gehen, wenn man denkt,

daß man den einzelnen mit diesem Anspruch überfordert: können wir uns selbst und den Patienten motivieren, regelmäßig in frischer Luft (Wald, Gebirge, See, Meer) zu atmen, täglich entsprechend einfache Atemübungen – am besten mit leichter Gymnastik verbunden – durchzuführen? Überhaupt gehört die Atmung mit der Bewegung zusammen, weshalb beim Wandern, Bergsteigen, Ausüben verschiedener Sportarten, Schwimmen, Gartenarbeit, Radfahren das Tiefatmen automatisch aktiviert wird.
Will man hingegen das ruhende Atmen genießen, sind die Hata-Yoga-Übungen oder das Autogene Training besonders geeignet. Bei Letzterem heißt die entsprechende Formel »Atmung ganz ruhig« – sie zielt darauf ab, daß »es« atmet, der Mensch losläßt und »es geschehen läßt«. Das Erlernen dieser Kunst scheint für unsere hektische Zeit besonders wichtig.
Es ist nicht möglich, auf alle Schulen und Richtungen der Atemtherapie einzugehen: viele gut ausgearbeitete Methoden und Kurse gibt es, Literatur in Hülle und Fülle. Auf Widersprüche mache man sich allerdings gefaßt.

Die Bewegung

Trimm-Dich-Welle, Halt-dich-fit-Bewegung, Sport- und Wandervereine, Volksläufe und Bergsteigerkurse: man denkt auf Anhieb, wir seien ein Volk in permanenter Bewegung. Aber es ist auf der anderen Seite nach wie vor ein Bedarf an Schulturnen, und in den Büros und Betrieben könnten nach chinesischem Vorbild Turnpausen eingelegt werden. Aus China wird berichtet, daß selbst auf Straßen spontane Gruppen vom Kind bis zum Greis sich im Schattenboxen üben.
Von Alten und Uralten ist bekannt, daß sie weitaus in der Mehrzahl ihr ganzes Leben in Bewegung waren. Die Bewegung gehört geradezu zu den vier Essentialen von gesunden alten Menschen: neben der Erbveranlagung, der Mäßigkeit im Essen und Trinken und dem Gleichmut dem Schicksal gegenüber.
Die Terrainkur nach Prof. Dr. phil. E. F. Ch. Oertel (1765–1850) hat in der Naturheilkunde Tradition. Sie wird in neuerer Zeit unter anderen Bezeichnungen wieder aufgegriffen in der Nachbehandlung und Rehabilitation von Herzinfarktpatienten.
Erwähnt sei zum Abschluß noch Prof. Dr. med. Tiralla, der das Atmen mit der Bewegung im Rhythmus empfahl: Je nach Alter und Gehgeschwindigkeit z.B. 3 Schritte ein, 5 Schritte aus (oder beispielsweise 5:7). Er hat besonders Bluthochdruckpatienten erfolgreich allein mit dieser Kombination kuriert.
Nach L. J. Schmitt hört Breitensport dort auf, wo die Nasenatmung allein es nicht mehr schafft und der offene Mund zu Hilfe genommen werden muß. Da wird es pathologisch und es muß »ein Gang zurückgeschaltet« werden.
Kräftigung durch Gymnastik, wo Krankheit und dauerndes Sitzen die Muskulatur erschlaffen ließen: was wäre da besser?! Der Wert der (passiven) Massage soll keineswegs geschmälert werden: sobald es geht, muß daneben die aktive Gymnastik stehen. Regelmäßigkeit ist allerdings eine Voraussetzung. Schließlich werden bei der Atemgymnastik, in nacktem Zustand, drei Elemente der Naturheil-

kunde (Atmung + Bewegung + Luftbad) verbunden und lassen Anklänge an die Herkunft der Worte Gymnastik und Gymnasium aus dem Griechischen gymnos = nackt, zu.

Das Wasser

Symbol der Reinheit, der Klarheit, Quell nie versagender Fülle; gepriesen seit Urzeiten, in der Bibel bis hin zu den heute bei manchen konfessionellen Gruppen (Moslems, Hindus ebenso wie religiösen Juden) nach wie vor geübten rituellen Waschungen.
Notwendigkeit im absoluten Sinn für den Organismus; nicht nur, daß der Mensch aus nahezu ⅔ Wasser besteht, sondern auch, daß er nach wenigen Tagen der Entbehrung dieses lebensnotwendigen Elements verdurstet.
Innerlich und äußerlich angewendet – zur Schlackenverdünnung und -ausspülung ist es ebenso notwendig wie zur Gesunderhaltung der Haut.
Im Altertum hochgeschätzt (die Badeanlagen der römischen Antike sind nahezu unerreicht), im Mittelalter teilweise vernachlässigt und im Rokoko geradezu verpönt, erlebte das Wasser als Therapieelement im vergangenen Jahrhundert durch V. Priessnitz und S. Kneipp – um nur diese beiden zu nennen – eine neue Bedeutung. Der Begriff der Abhärtung bekam als Antipode zur Verweichlichung neuen Sinn.
Der Bauer V. Priessnitz und der katholische Geistliche S. Kneipp forderten eine Rückkehr zur Natur im aufkommenden Industriezeitalter. Sie müssen vorausahnend die Abkehr vom Natürlichen bereits zu einer Zeit gesehen haben, von der wir heute zurückschauend denken, daß sie noch

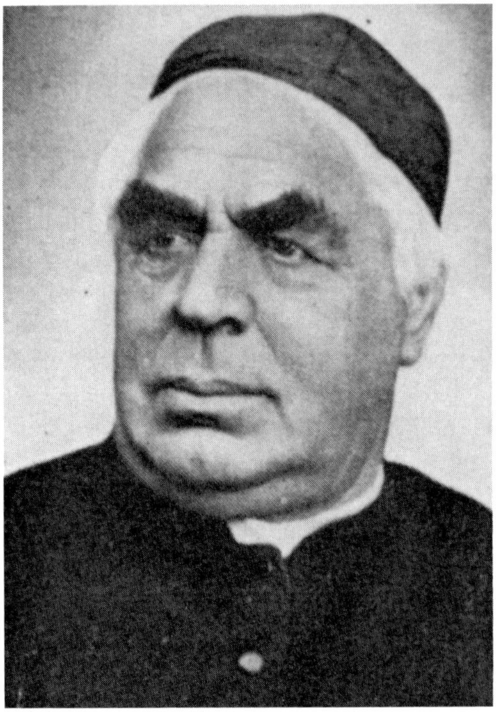

Sebastian Kneipp (1821–1897)

leidlich heil gewesen sei! Beide verwendeten reichlich kaltes Wasser in den verschiedensten Formen (kalte Auflagen und Packungen, kalte Güsse und kurze kalte Bäder). Das therapeutische Prinzip ist einfach: der menschliche Organismus wird durch den Kaltwasserreiz zur Reaktion gebracht. Da er in seiner Regulation auf Ausgleich bedacht ist, wird er durch verstärkte Durchblutung des Organs Haut eine reaktive Wiedererwärmung anstreben.
Das bedeutet ein Training der Millionen von Hautkapillaren. Und was die Abhärtung betrifft, so ist durch dieses Gefäßtraining der Organismus besser in der Lage zur immer wieder hervorgehobenen Selbstregulation; nicht jeder Luftzug bläst ihn gleich um,

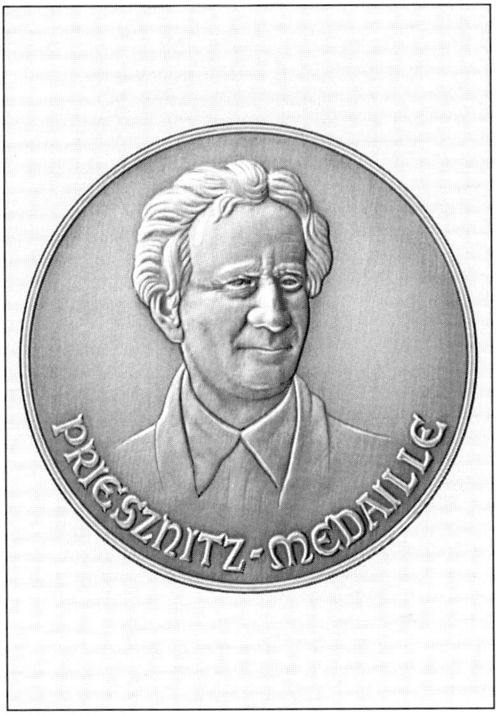

Prießnitz-Medaille des Fachverband Deutscher Heilpraktiker

nicht jede Temperaturveränderung beschert ihm wieder eine »Erkältung«.
Der Fuhrmann J. Schroth wendete das Dürsten und Vieltrinken im Wechsel (»Schaukeldiät«) innerlich an, feuchte kalte Ganzpackungen zum Zweck der reaktiven Wiedererwärmung äußerlich. Am meisten von mancherlei Systemen konnte sich die Hydrotherapie nach S. Kneipp durchsetzen. Bad Wörishofen steht gleichsam als Synonym dafür. Es ist gleichzeitig auch das System der Naturheilkunde, das die Ärzte (Kneippärzte-Vereinigung) am stärksten adaptiert haben. Die heute in Kneipp-Sanatorien und -Kurheimen ausgeübte Hydrotherapie ist freilich verfeinert und auf den »Stubenhocker« unserer Zeit zugeschnitten. Wechselgüsse und -bäder, in denen warm mit kalt sich abwechseln. Heiße Dämpfe und Heublumensäckchen, warme, heiße und Wechselbäder versuchen jedem Konstitutionstyp gerecht zu werden. Vielfach werden dem warmen Wasser dann noch Kräuterextrakte zur Wirkverstärkung beigegeben (Rosmarin, Fichtennadel, Heublumen etc.).
Niemals aber darf für den täglichen Gebrauch das Lebens-Element Wasser zu kurz kommen: Taulaufen im Sommer, Schneelaufen im Winter, Wassertreten in der Badewanne, wechselwarme und kalte Duschen, Wechselfußbäder, kurze kalte Armbäder zur Erfrischung, Andampfung bei Halsweh und Bronchitis und vieles andere mehr.

Die Ernährung

Ragnar Berg, Dr. med. Max Bircher-Benner, Prof. Dr. med. W. Kollath, Dr. med. O. Buchinger, Dr. med. O. Bruker und Dr. med. J. G. Schnitzer, Dr. med. H. Anemüller – das sind nur wenige in der neueren Zeit, die als Ärzte auf den Einfluß der Nahrung auf den Menschen hingewiesen haben und letztere drei tun es nach wie vor. Trotzdem darf man ohne Polemik sagen, daß die 5. Säule der Naturheilkunde – von Ausnahmen abgesehen – bis heute von den Ärzten nicht ernst genommen wird. Das ist an sich unbegreiflich.
Bis in die allerjüngste Zeit hinein hat es gedauert, daß sich das Bundesgesundheitsministerium zu vagen Ratschlägen betreffs gesunder Ernährung aufrafft; »die Bundesbürger essen im allgemeinen zu viel, zu fett und zu süß«. Das war's dann auch schon fast.

Aber seit über hundert Jahren weisen Naturheilkundige von S. Kneipp über J. Schroth, A. Just, Louis Kuhne, E. L. Emanuel Felke auf den unermeßlich großen Einfluß des Essens und Trinkens in Bezug auf die menschliche Gesundheit hin. Viele wurden verlacht und verspottet – bis zum heutigen Tag Vegetarier mitleidig belächelt.
Wir wollen aber auch die positiven Ansätze der »grünen Welle« in den letzten Jahren hervorheben. Vollkornbrot, Müsli und sog. Ballaststoffe in der Ernährung haben an Boden gewonnen. Mit den diversen von Ärzten und Laien propagierten Diäten sieht es aber nach wir vor schlecht aus. Ob es »Schonkost für Magen-Darm-Kranke« genannt wird und in den Krankenhäusern solche Diät oft jeder Beschreibung spottet – ob es die diversen Diätzettel sind, die dem Patienten in die Hand gedrückt werden – und die nachweislich voll Widersprüche sind. Da klafft eine Lücke, ein Riesenloch an Information und Durchführung!
Den Boom, den Diätbücher in den letzten Jahren erlebt haben, kann man kaum beschreiben. Mayo-, Punkte-, Hollywood-, Früchtediät, Trennkost und »Leben ohne Brot«. Allein ein Buch würden all die Bücher füllen. Sinn und Unsinn, Ernsthaftes und Geschäftemacherei. Hier braucht der kranke oder vorbeugungsbewußte Mensch einen naturheilkundlichen Führer, der sachkundig und vorlebebereit ist.
Einfachheit, Natürlichkeit, Mäßigkeit; das sind die Leitlinien für eine gesunde Ernährung. Die verfeinerte Küche widerspricht der Einfachheit, Glykol im Wein der Natürlichkeit, und fünf

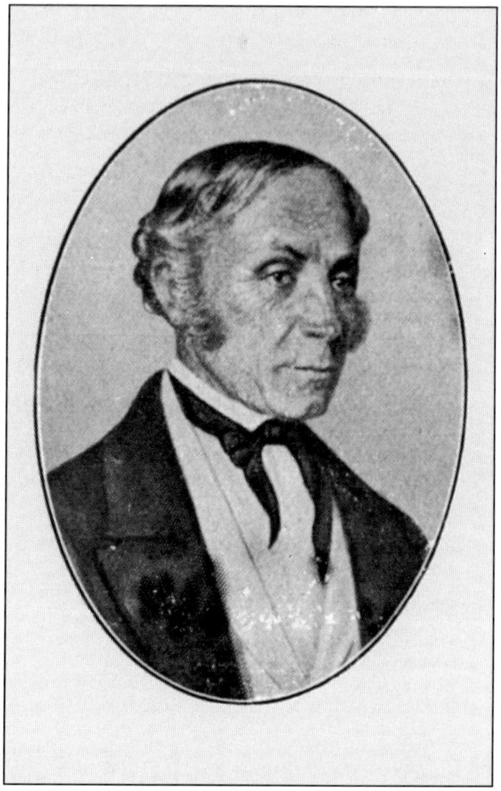

Johann Schroth (1798–1855)

Mahlzeiten für den Büromenschen der Bescheidenheit. Das Fasten (heute – aus unverständlichen Gründen – Null-Diät genannt) hat der berühmte Arzt O. Buchinger als einen »Königsweg zur Gesundheit« bezeichnet. Kann man es immer noch mit dem Hungern nach dem 2. Weltkrieg erklären, daß die Menschen Angst davor haben, einige Tage wieder nichts zu essen? Dabei entlastet nichts mehr die Schwere des Leibes als Enthaltsamkeit, befreit und beflügelt die Gedanken und es kann wo anders kaum die subtile Verknüpfung von Leib und Seele so wunderbar erlebt werden wie gerade im Fasten!

Literaturhinweise

Bircher-Benner, M.: »Eine neue Ernährungslehre«, Wendepunkt-Verlag, Zürich 1940.
Brauchle, A.: »Große Naturärzte«, Reclam Verlag, Leipzig 1944.
Buchinger, O.: »Das Heilfasten«, Hippokrates Verlag, Stuttgart 1958.
Dürckheim, K. v.: »Hara - Die Erdmitte des Menschen«, C.W. Barth-Verlag, München 1959.
Kneipp, S.: »So sollt ihr leben« und »Meine Wasserkur«, Kösel Verlag, Kempten 1883 und 1889.
Kollath, W.: »Die Ordnung unserer Nahrung«, Hippokrates-Verlag, Stuttgart.
Schmitt, L.J.: »Die Atemheilkunst«, Hanns Georg Müller Verlag, München/Berlin 1957.
Tiralla, L.G.: »Die Heilatmung bei Blutdruck-, Herz- und Kreislaufkrankheiten«, Umschau Verlag, Frankfurt/Main 1950.

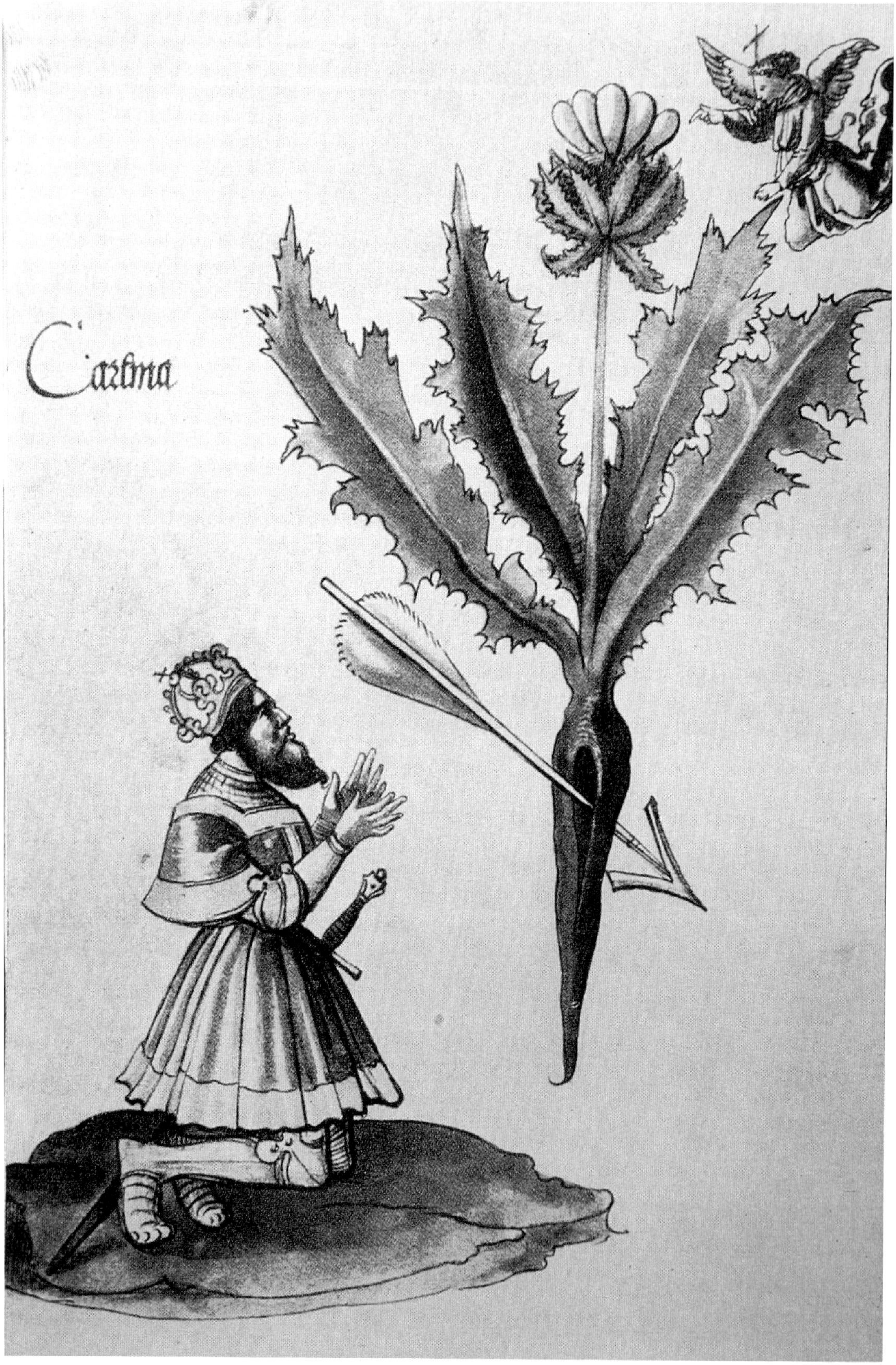
Carlina

Phytotherapie

Die Pflanzenheilkunde dürfte zu den ältesten Behandlungsweisen gehören, derer sich die Menschen zu allen Zeiten und in allen Kulturkreisen bedienten. Nach Überlieferungen waren es meist Priester, die Heilkräuter zu verschiedenen Zwecken im Zusammenhang mit kultischen Handlungen verwendeten. In den Sanskrit-Aufzeichnungen der Inder war die Pflanzenkunde mit göttlichen Lehren durchsetzt. Buddhistische Mönche haben eine Handschrift aus dem Jahre 370 nach Christi Geburt mit Pflanzen – vornehmlich Knoblauch-Anwendungen – verfaßt. Als oberster Schutzherr der Heilkunst galt Buddha. Es wurden stark wirksame Drogen in hohen Dosen bevorzugt.

Der Gebrauch von Opium geht auf die chinesische Medizin zurück. Hier wurde auch erstmalig erwähnt, daß Qualität und Wirkung einer Heilpflanze von der Bodenbeschaffenheit, der Zeit des Erntens oder Einsammelns und der Art des Trocknens abhängig sind. Ähnliche Aufzeichnungen sind in den Papyrus-Quellschriften von den Ägyptern vorhanden, die aus dem 3. Jahrhundert vor Christus stammen, – sie werden in der Universitätsbibliothek in Leipzig aufbewahrt. Es sind darin 700 verschiedene Arzneistoffe aus allen Naturreichen in schwierig zusammengesetzten Anweisungen abgehandelt. Für jede Krankheit gab es einen eigenen Priesterarzt. Die jüdischen religiösen Gesetze enthalten vieles von den Erfahrungen der Ägypter, die Moses als Ge- und Verbote erließ, auch im Alten Testament finden sich unzählige Hinweise auf Heilpflanzen. So kam es zu Übergängen des Heilwissens von einem Volk zum anderen.

Bei den Hellenen begegnet man der Anwendung von Kräutern in ihren Sagen. Zu Ehren des thessalischen Centauren Cheiron wurde das Tausendgüldenkraut mit »Centaurium« bezeichnet. Die Wunde des Achilles heilte mit »Achillea millefolium« (Schafgarbe). Plinius berichtet, Pythagoras habe ein Buch über Kräfte und Wirkung von Heilpflanzen geschrieben und sei selber durch den regelmäßigen Genuß der Meerzwiebel 170 Jahre alt geworden. Die Römer heilten vor allen mit den verschiedenen Lebensmitteln. Bei ihnen stand der Kohl und der Salat zu therapeutischen Zwecken in hohem Ansehen. Vielfach verlangten die Römer auch Tribute an Pflanzen, die sie zu Ernährungs- und

Heilzwecken sehr schätzten. So mußten die Germanen dem Kaiser Tiberius jährlich Pastinak liefern, der als harntreibendes Gemüse oder als Aromazusatz zu Wein benutzt wurde. Tiberius führte als Abendmahlzeit den Salat ein, um guten Schlaf zu erlangen, da die meisten Salatpflanzen einen narkotischen Milchsaft enthalten.

Wichtig für die Kräuterentwicklung bei den Germanen war die Reichsverordnung Karls des Großen (768–814) über den Anbau von Heilpflanzen in Wirtschafts- und Bauerngärten, in welcher eine umfassende Aufstellung aller zu kultivierenden Gewächse enthalten ist, womit sich in der Folgezeit besonders die Klöster befaßten. Für den weiteren Fortschritt war das Werk der Äbtissin Hildegard von Bingen (1098–1179) von großer Bedeutung.

Pedanios Dioskurides aus Kleinasien schrieb im ersten nachchristlichen Jahrhundert ein Kräuterbuch (besser: Naturkundebuch), das bis in die Renaissance eine Art Grundlagenwerk darstellte – das dann 1610 gedruckt wurde!

Die Zeit des 16. Jahrhunderts – nach Gutenbergs Erfindung – war äußerst fruchtbar, was das Erscheinen von Kräuterbüchern betrifft: »Hortus sanitatis« – deutsch von Peter Schöffer in Mainz 1485, Otto Brunfels 1532, Leonhard Fuchs 1543, Hieronymus Bock 1577.

Aus der Barockzeit finden wir die wunderschönen Werke »Hortus Eystettensis« von Besler 1713, ein umfangreiches Opus mit feinen Holzschnitten von J. Th. Tabernaemontanus 1731 und ein Buch von Lonicerus aus dem Jahr 1770.

Das Bildmaterial ist meist umfangreich und üppig. Da alle diese Originale bibliophilen Wert haben und meistens unbezahlbar sind, ist es für den historisch Interessierten von Nutzen, daß es Reprints, Nachdrucke, zu erschwinglichem Preis von manchen dieser Werken gibt! Waren vor allem in der Renaissance der Arzt und der Botaniker eine einzige Person (erst in der Barockzeit gab es die Richtung zum Physikus), so war damit auch ein Wissen über die Pflanzen gegeben. Dieses verkümmerte fast im 19. Jahrhundert. Einzig gegen Ende desselben erschien wie ein Komet der Heilpflanzenkunde der Wörishofener Pfarrer Sebastian Kneipp. Er ist so sehr als Wasserheilkundiger abgestempelt, daß viele nicht wissen, daß er eine Wiederbelebung der darniederliegenden Pythotherapie bewirkte. Er selbst hat zu diesem Thema nichts veröffentlicht – wohl aber ein erlauchter Erzherzog Joseph, ein dankbarer Patient: »Atlas der Heilpflanzen des Praelaten Kneipp« – schön farbig illustriert durch die Fürstin von Thurn und Taxis. In der Schweiz war es übrigens der Pfarrer Künzli, der die Heilpflanzenkunde Anfang des Jahrhunderts wieder popularisierte. Sein bekanntestes Werk dürfte »Chrut und Uchrut« sein. – Freilich wären jetzt auch eine ganze Fülle von Phytotherapiebüchern dieses Jahrhunderts zu nennen – es wäre eine relativ umfangreiche Bibliografie. Aus den 20er Jahren sei lediglich das dreibändige Werk des Wörishofener Apothekers Ludwig Kroeber hervorgehoben, er war von Kneipp inspiriert.

So zieht sich der Gebrauch von Pflanzen in der Heilkunst bei allen Völkern,

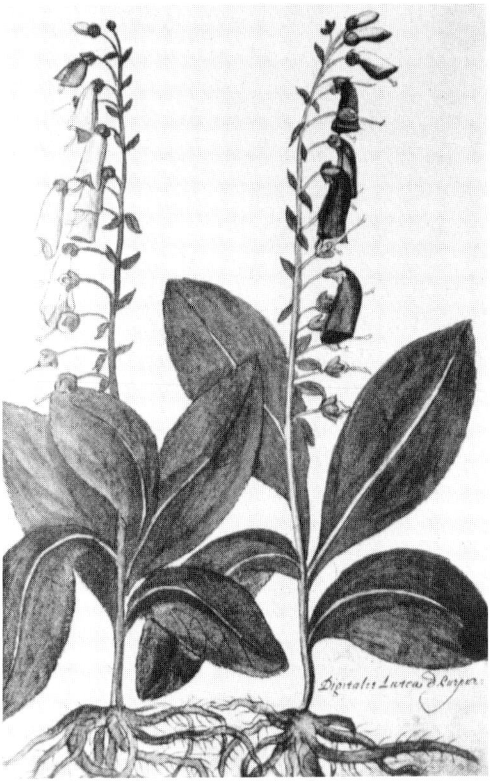

Digitalis

in allen Ländern wie ein roter Faden vom frühesten Altertum bis in die heutige Zeit, in der dieser Zweig der Naturheilkunde eine Renaissance zu erleben scheint.

Der Begriff »Phytotherapie«, (vom griechischen Wort phytos = Pflanze abgeleitet), wurde erst zu Beginn des 20. Jahrhunderts durch den französischen Arzt Henri Leclerc geprägt und umfaßt die Wissenschaft, die sich mit der Anwendung pflanzlicher Heilmittel beim kranken Menschen befaßt. Die Pflanzenheilkunde ist aus der alten »Kräuterheilkunde« herausgewachsen und zu einer wissenschaftlichen Lehre von der Anwendung der Heilpflanzen geworden. Sie umfaßt demgemäß alles, von den stark wirksamen Arzneipflanzen wie der Digitalis oder der Belladonna bis zu den schwach wirksamen wie der Kamille, der Pfefferminze und vielen anderen. Es ist in den letzten Jahren die Tendenz auffällig, die einzelnen Wirkstoffe aus dem Gesamtverband der Pflanze herauszulösen und als isolierte »Reinsubstanzen« einzusetzen, jedoch melden Kenner der Materie Bedenken gegen die Methode an, da die Wirksamkeit vieler Heilpflanzen nicht auf einzeln isolierten Stoffen, sondern oft auf dem Zusammenwirken aller in der Pflanze vorhandenen Bestandteile beruht.

Was man früher als Ballaststoffe eher negativ betrachtete, zeigt sich heute in dem Begriff »Begleitstoffe« in neuem Licht: die die Hauptwirkstoffe begleitenden Nebenwirkstoffe sind häufig für bessere Resorption und Verträglichkeit verantwortlich.

Die Tendenz zu Monopräparaten – überspitzt auf die Formel »eine Krankheit – ein Arzneistoff« gebracht – wird den Praxisanforderungen nicht gerecht. Der Praktiker wird auch auf die Kombinationspräparate (Gemische aus mehreren Pflanzen) nicht verzichten können, stammen sie schließlich doch aus der Erfahrung von Ärzten und Heilpraktikern im Sinne der ausgewogenen Abdeckung eines Symptomenkomplexes.

Unbestritten verdankt die Kräuterheilkunde dieser neuen Richtung und Weiterentwicklung (der Phytochemie) eine Fülle von Erkenntnissen vieler Heilpflanzen, die man in ihrer Zusammensetzung und Struktur bisher nicht so genau zu definieren vermochte. Erstaunlich ist die Reichhaltigkeit der verschiedensten Substanzen, die im Gesamtkomplex der Pflanze enthalten sein können.

- Glykoside
- Alkaloide
- Farbstoffe
- Ätherische Öle
- Fette
- Wachse
- Harze
- Gerb- und Bitterstoffe
- Organische Säuren
- Anorganische Substanzen
- Vitamine
- Fermente
- Schleimstoffe
- Saponine
- u.a.m

Der heutige Phytotherapeut muß eine genaue Kenntnis von der zu verordnenden Heilpflanze haben, nicht nur in Bezug auf ihre Haupt- und Nebenwirkung, sondern auch von ihrem Aussehen, ihrem Verwendungsteil (Blüte, Blätter, Stengel, Wurzel- oder Fruchtteile) sowie der Darreichungsform (Tee, Tinktur, Saft, Pulver etc.).
Es ist ein weit verbreiteter Irrtum, vor allem in Laienkreisen, daß pflanzliche Medikamente oder auch einfache Teekuren selbst verordnet in jedem Falle völlig unschädlich seien. Es ist immer ein Frage der Dosierung. Jeder Gebrauch über längere Zeit kann schädlich sein. Die Nebenwirkungen nicht nur pflanzlicher Abführmittel haben sich mittlerweile herumgesprochen.
Eine unverantwortliche Aufforderung und Anleitung zur Selbstmedikation geben leider die unseriösen Kräuterbücher, die mit herrlich bunten Darstellungen Indikationen aufzählen und Anwendungsbereiche empfehlen, die nicht zu rechtfertigen sind.
Die Indikationen der Phytotherapie umspannen im großen Bogen akute und chronische Erkrankungen des gesamten internistischen Bereichs.
Der Gesetzgeber (Parlament, Bundesrat und Regierung) hat 1976 ein neues Arzneimittelgesetz verabschiedet (AMG). Dieses tritt am 1. 1. 1990 in Kraft. Es fordert im groben, daß jedes Arzneimittel bis zu diesem Zeitpunkt seine Wirksamkeit, Unbedenklichkeit und Qualität nachweisen muß. Um dieses Ziel zu erreichen, wurden vom Bundesgesundheitsministerium Kommissionen berufen, welche die Arzneimittel der verschiedenen Therapierichtungen aufarbeiten und in Monografien darstellen sollen (z.B. chemische, homöopathische, phytotherapeutische und anthroposophische). Die Phytotherapie wird in der Kommission E aufbereitet: 12 Sachverständige aus diversen Bereichen (Pharmazie, Pharmakologie, Klinik und Praxis) sowie 12 Stellvertreter sollen diese Arbeit bewältigen. Sie sichten von jeder Pflanze das umfangreiche Material aus Forschung und Praxis, beziehen die wichtigsten Daten an Inhaltsstoffen, Indikationen und praktischer Anwendung in die Monografien ein. Diese werden nach Vorveröffentlichung in einschlägigen Fachblättern und der Möglichkeit von Einwänden seitens der Hersteller und Verordner im Bundesanzeiger veröffentlicht und sollen damit ab 1. 1. 1990 eine gesetzliche Grundlage bezüglich der drei gestellten Anforderungen bilden. Vor allem wird die »Indikationslyrik«, d.h. der Umstand, daß in alten Büchern oft für eine einzige Pflanze ein ganzer Wust von Anwendungsvorschlägen angegeben wird,

drastisch auf den »Hauptwirkansatz« zusammengestrichen, was neben der beabsichtigten »Durchsichtigkeit« sicher auch einen kritischen Aspekt enthält.

Beispiel einer Monographie des BGA:

Monographie: Convallariae herba (Maiglöckchenkraut)

Bezeichnung des Arzneimittels:
Convallariae herba, Maiglöckchenkraut.

Bestandteile des Arzneimittels:
Maiglöckchenkraut, bestehend aus den getrockneten, während der Blütezeit gesammelten, oberirdischen Teilen von Convallaria majalis LINNÉ oder nahestehender Arten sowie Zubereitungen aus Maiglöckchenkraut in wirksamer Dosierung.
Maiglöckchenkraut enthält herzwirksame Glykoside mit dem Hauptglykosid Convallatoxin.

Anwendungsgebiete:
Leichte Belastungsinsuffizienz, Altersherz, chronisches Cor pulmonale.

Gegenanzeigen:
Digitalisintoxikation
Kalium-Mangelzustände.

Nebenwirkungen:
Übelkeit, Erbrechen, Herzrhythmusstörungen.

Wechselwirkungen mit anderen Mitteln:
Wirkungssteigerung bei gleichzeitiger Gabe von Saluretika und Laxantienabusus.

Dosierung:
Soweit nicht anders verordnet:
mittlere Tagesdosis: 0,6 g eingestelltes Maiglöckchenpulver; Zubereitungen entsprechend.

Art der Anwendung:
Zerkleinerte Droge sowie deren galenische Zubereitungen zum Einnehmen.

Wirkungen:
positiv inotrop auf das Arbeitsmyokard, »ökonomisiert« die Herzarbeit, senkt den gesteigerten linksventrikulären enddiastolischen Druck, sowie den pathologisch erhöhten Venendruck; venentonisierend, diuretisch, natriuretisch, kaliuretisch.

Literaturhinweise

Braun, H.: »Arzneipflanzenlexikon«, Fischer Verlag, Stuttgart.

Karl, J.: »Neue Therapiekonzepte für die Praxis der Naturheilkunde«, Richard Pflaum Verlag, München 1994.

Madaus, G.: »Lehrbuch der biologischen Heilmittel. Band 1–3«, G. Olms Verlag, Hildesheim 1976.

Menßen, H.G.: »Phytotherapeutische Welt«, pmi Verlag, Frankfurt.

Weiss, R.F.: »Moderne Pflanzenheilkunde«, Sanitas Verlag, Bad Wörishofen 1973.

Weiss, R.F.: »Lehrbuch der Phytotherapie«, Hippokrates Verlag, Stuttgart 1960.

Wiedmaier, W.: »Pflanzenheilkunde«, WBW Biologisch-medizinische Verlagsgesellschaft, Schorndorf.

Organon

der rationellen

Heilkunde

von

Samuel Hahnemann.

Die Wahrheit, die wir alle nöthig haben,
die uns als Menschen glücklich macht,
ward von der weisen Hand, die sie uns zugedacht,
nur leicht verdeckt, nicht tief vergraben.
Gellert.

Dresden, 1810.
in der Arnoldischen Buchhandlung.

Homöopathie

Das Wort Homöopathie ist aus dem gr. homoios = ähnlich und pathos = Leiden entstanden und bedeutet demnach »ein ähnliches Leiden hervorrufen«. Im Gegensatz dazu bedeutet der Name Allopathie (zusammengesetzt aus allos = anders und pathos = Leiden) eine Heilmethode, die mit ihren Medikationen im Organismus entgegengesetzte Symptome hervorzurufen bestrebt ist wie das zu bekämpfende Leiden.
Die Homöopathie wurde von Christian Friedrich Samuel Hahnemann (geb. am 10. April 1755 in Meißen) begründet. Er studierte in Leipzig, Wien und Erlangen, wo er zum Doktor der Medizin promovierte. Bei seiner Tätigkeit als Übersetzer medizinischer Schriften in die deutsche Sprache stieß er auf eine Beobachtung, die für sein weiteres Leben richtungweisend werden sollte. Er fand, daß eine große Anzahl von Heilmitteln, in starken Dosen verabreicht, eine Erkrankung hervorriefen, die der Krankheit ähnlich war, gegen welche das Medikament eingesetzt worden war.
Diese Beobachtung veröffentlichte er im Jahre 1796 in Hufelands Journal Bd. II unter dem Titel »Versuche über ein neues Heilprinzip zur Auffindung der Heilkräfte der Arzneisubstanzen nebst einigen Blicken auf die bisherigen.«
Hahnemann wählte für seine Therapie den Begriff »Homöopathie« und prägte für sie den Grundsatz: »Ähnliches wird mit Ähnlichem geheilt« (Similia similibus curantur). Später wurde das »curantur« in »curentur« umgeändert, also Ähnliches möge mit Ähnlichem geheilt werden.
Das von Hahnemann vertretene Heilprinzip war nicht neu. Im Jahre 1734, also mehr als 60 Jahre zuvor, war unter dem Hallenser Professor Alberti von La Bruguière eine medizinische Dissertation mit dem Thema »Die Heilbehandlung nach dem Ähnlichkeitsprinzip« veröffentlicht worden. Es wird in diesem Zusammenhang erwähnt, daß die Idee, »Ähnliches mit Ähnlichem zu heilen« bereits von Aristoteles überliefert wurde und also schon in der Antike diskutiert worden ist.
Aber es ist Hahnemanns Verdienst, dieses Heilprinzip konsequent erforscht und angewendet zu haben, dessen Ergebnisse er im Jahre 1810 in seinem Hauptwerk »Organon der rationellen Heilkunde« vorstellte. Er

veröffentlichte darin seine Ansichten über die Heilkunde vom Standpunkt der Homöopathie aus. Dieses Werk erlebte noch zu Hahnemanns Zeiten fünf Auflagen, – die sechste erschien durch Erbstreitigkeiten behindert 1926 in Leipzig. Einige Grundsätze aus diesem Buch:

1. Jede Krankheit beruht auf der Verstimmung der rein geistigen Lebenskraft und ist durchaus immaterieller Natur.
2. Die Heilung der Krankheiten erfolgt nicht direkt durch die Lebenskraft, sondern entweder durch eine von selbst entstehende, der ursprünglichen Krankheit ähnliche, aber stärkere Affektion – oder durch das eben diese Affektion erzeugende homöopathische Verfahren, d.h. durch Herbeiführung eines der ursprünglichen Krankheit ähnlichen, aber stärkeren und daher jene auslöschenden Zustandes.
3. Dieser Zustand wird erzeugt durch Arzneien, welche bei gesunden Personen ein der zu beseitigenden Krankheit ähnliches Leiden hervorrufen.
4. Große Dosen von Arzneien machen die Menschen krank. Die Arzneien wirken nämlich nicht durch ihre Substanz heilend, sondern durch die in ihnen liegenden immateriellen Kräfte, welche sich um so entschiedener geltend machen, je verdünnter die Mittel sind, d.h. je mehr die körperliche Materie zurücktritt.
5. Neben jeder arzneilichen Behandlung muß auch stets eine diätetische einhergehen. (Hahnemann verstand unter diätetisch die gesamte Lebensweise, nicht nur die Ernährung.)

Im Jahre 1811 erschien erstmalig eine größere Zusammenstellung der Prüfungen von Heilmitteln am Gesunden und den beim Gesunden aufgetretenen Symptomen in Hahnemanns Buch »Reine Arzneimittellehre«, dessen sechs Teile er innerhalb von 10 Jahren veröffentlichte. Ein weiteres wichtiges Werk brachte er 1828 unter dem Titel »Die chronischen Krankheiten, ihre eigentliche Natur und homöopathische Heilung« heraus. In diesem Buch macht Hahnemann deutlich, daß bei chronischen Erkrankungen das normale Programm des Organismus von einem oder mehreren starken andersartigen Programmen überlagert wird, so daß die ursprünglich vorgesehenen Reaktionen einer Abwehr lahmgelegt sind. Hier hilft nur ein langsam stufenweises Abbauen der sich überlagernden nicht auskurierten Krankheiten mittels verschiedener nacheinander einzusetzender Similia.

Unsere derzeitigen Kenntnisse über die Funktion von kybernetisch gesteuerten Regelkreisen auch im biologischen Organismus machen die Hahnemannsche Homöopathie heute verständlicher, als sie es zu seiner Zeit gewesen ist. Wenn unser Organismus als System von physiologischen Regelkreisen angesehen wird, deren Störung gleichbedeutend mit Krankheit ist, dann kann allein schon das »Signal eines Medikaments« (das pharmakologische Signal mit einer spezifischen Struktur der Arzneimoleküle) die gestörte Reglerfunktion wieder normalisieren, als Anstoß wirken und die Eigenregulation des Organismus wiederherstellen.

Hahnemann entdeckte also die Stelle, an der Heilung anzusetzen hat, wenn

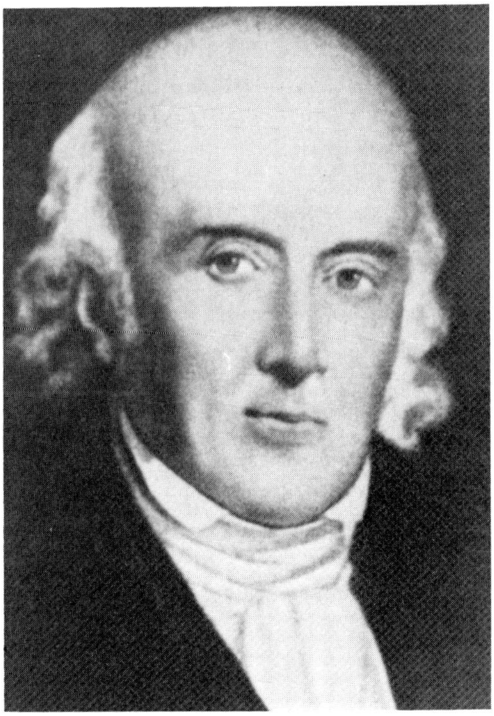

Samuel Hahnemann (1755–1843)

sie sinnvoll sein soll, und das vor ca. 175 Jahren, als die heute aus der Kybernetik geläufigen Erkenntnisse völlig unbekannt waren.
Auch in der Arzneimittel-Zubereitung war er seiner Zeit weit voraus. Dr. Gerhard Madaus berichtet darüber in seinem Lehrbuch der biologischen Heilmittel, Band I, S. 30: »Der größte Dienst, den der Begründer der Homöopathie, Hahnemann, dem Arzt und Kranken erwiesen hat, ist der, daß er erstens durch seine Forderung der Verwendung von Frischpflanzen als Ausgangssubstanz für die Fabrikation wertvolle Wirkstolle wieder zur therapeutischen Verwendung brachte, und zwar Stoffe, die in allen üblichen Apothekerwaren und pharmazeutischen Erzeugnissen nicht mehr enthalten waren, und zum anderen, daß er durch seine Verreibungsvorschriften schon Kolloide in die Therapie einführte und ihre Wirksamkeit bekannt machte – zu einer Zeit, als noch jede experimentelle, wissenschaftliche Grundlage fehlte.« Homöopathische Arzneien werden in genau festgelegten Zehner- bzw. Hunderterschritten verdünnt und dabei verschüttelt (lösliche Substanzen mit Alkohol, feste mit Milchzucker). Hahnemann sprach 1827 erstmalig von »Potenzieren«, weil er in der Verdünnung noch eine Kräftesteigerung des Arzneimittels annahm. Inzwischen weiß man, daß gerade die Oberflächen kleinster Stoffteilchen, die sog. Grenzflächen, Träger von Energien sind, die im Wechselspiel mit lebendigen Zellen und Säften viele Wirkungen auslösen können. In der Chemie spricht man in diesem Zusammenhang von Katalysatoren, (das sind die Stoffe, die allein durch ihre Gegenwart chemische Umwandlungen bewirken). So ist z.B. Platin in einem Verdünnungsverhältnis von 1:70 Millionen auf bestimmte Stoffe katalytisch (zersetzend) wirksam. Hormone und Fermente gehören in der Medizin ebenfalls zu den Substanzen, die in Minimaldosen große Wirkungen haben.
Jeder Grad der Dynamisation – ob Dezimal- oder Centesimalpotenzierung – hat seinen eigenen Wirkungsbereich.
Der menschliche Organismus besteht aus verschiedenen koordinierten Systemen, d.h. aus dem physischen Körper, aus der Lebenskraft, dem Sinnesleben und dem Seelenwesen. Die Erfahrung zeigt, daß die tiefen Po-

tenzen mehr auf den Zell-Chemismus wirken, die mittleren auf die Lebens- und Sinnenkräfte, die Hochpotenzen aber vor allem auf das Seelen- und Geistesleben. Die Wahl des Verdünnungsgrades hängt daher vom Sitz der Krankheit ab. Wenn beispielsweise Gleichgewichtsstörungen als eigentliche Ursache in der vitalen Sphäre liegen, zieht man mittlere Potenzen vor, während man zu Hochpotenzen greifen muß, wenn man an die seelischen Störungen herankommen will (Dr. A. Voegeli – »Das ABC der Gesundheit«).

Die Mittelfindung erfordert vom Homöopathen, wenn sie exakt durchgeführt wird, eine gute Beobachtungsgabe, sehr viel Zeit und Geduld. Außer den üblichen klinischen Untersuchungen müssen alle Zeichen und Symptome erfaßt werden, die mit dem veränderten Befinden (= krankhafte Störung) des Patienten zu tun haben. Viele Therapeuten bedienen sich neben der persönlichen Besprechung noch spezieller Fragebogen, um alle Eventualitäten zu erfassen. Von besonderer Wichtigkeit sind die ganz subjektiven Empfindungen des Kranken, seine Gemüts- und Wahrnehmungsveränderungen, alle Modalitäten hinsichtlich Verbesserung oder Verschlechterung des Zustandes durch äußere Einflüsse, seine besonderen Vorlieben und Abneigungen verschiedenster Lebensbereiche, all das gehört zu einer gewissenhaften Repertorisierung. Die Hauptarbeit des Homöopathen beginnt nach der Fallaufnahme mit der Bewertung der einzelnen Symptome nach ihrer Wichtigkeit, die ihm zum passenden Arzneimittelbild und damit zum Medikament führen. Wenn es das Similimum ist – was leider nicht immer auf Anhieb gelingt – passen Arzneimittel und Krankheit zusammen wie Schlüssel und Schloß, und die Wirkung ist außerordentlich beeindruckend. In der gesamten homöopathischen Literatur finden sich Fallbeschreibungen. Für jeden Therapeuten, der sich in diese Materie einarbeiten will, ist es unerläßlich, die erwähnten Hauptwerke Hahnemanns zu lesen, – er muß sich die verschiedenen Repertorien ansehen, die Arzneimittellehren, die zeitgenössischen Vertreter (Dr. med. A. Voegeli, Dr. med. A. Braun, Dr. med. O. Eichelberger, Dr. med. K. Heusterberg) in ihren Veröffentlichungen kennenlernen. Als Einstieg sei ein in dieser Reihe kürzlich erschienenes Buch von Heilpraktiker G. Risch »Homöopathik – Die Heilmethode Hahnemanns« – empfohlen, das in der Sprache unserer Tage lebendig, engagiert und ausführlich die hier nur kurz aufgeführten Wesenspunkte der Homöopathie behandelt.

Allen Kritikern und Zweiflern an der Homöopathie noch ein Wort des Schweizer Arztes Dr. Voegeli: »Ein Homöopath, der auf die Behandlung nach Hahnemann verzichten wollte, weil man das bei der Herstellung der Dynamisationen in Frage kommende physikalische Phänomen noch nicht restlos erklärt hat, wäre einem Bauern oder einem Gärtner vergleichbar, der mit der Aussaat der Samen warten würde, bis die Biologie ihm das Wunder des entstehenden Lebens erklärt hätte. Inzwischen würde die ganze Menschheit Hungers sterben. Es ist ein Glück, daß die ersten Landwirte keine Wissenschaftler waren, sondern schlichte, unmittelbare Naturbeobachter, die ganz einfach das Verfahren nachmachten, das die Natur, selbst anwendet.«

Beispiel eines Arzneimittelbildes nach Boericke:

MOSCHUS

(Bisam; Drüsensekret des männlichen Moschustieres, Moschus moschiferus) Cervina-Hirsche; Mittelasien, Tibet, Sibirien.

Ein Mittel für Hysterie u. nervöse Anfälle, *Ohnmachsanfälle* u. Konvulsionen, Katalepsie usw. Das charakteristische Symptom ist Verschlimmerung durch Kälte; große Empfindlichkeit gegen Luft. Viel nervöses Zittern u. häufige Ohnmachten. Starke Flatulenz. Krankheiten verlaufen nicht normal. *Kälte.* Spannung in Muskeln, Haut u. in der Geistesverfassung.

Geist, Gemüt. – *Unkontrollierbares Gelächter.* Schelten. Angst mit Herzklopfen; Hochfahren wie erschreckt. Sexuelle Hypochondrie.

Kopf. – Pressender Schmerz über der Nasenwurzel. Druck oben auf dem Kopf. Schwindel bei der geringsten Bewegung; Gefühl wie beim Fallen aus großer Höhe. Kopfhaut empfindlich. Geräusche in den Ohren wie vom Nachhall eines Kanonenschusses.

Magen. – Verlangen nach schwarzem Kaffee. Stimulantien. Widerwillen gegen Nahrung. Alles schmeckt flach. Bei Magensymptomen Angstgefühl in der Brust. Auftreibung. Ohnmacht beim Essen. Bauch stark aufgetrieben. Spastischer, nervöser Schluckauf (*Hydr-ac.; Sulf-ac.; Ign.; Caj.*).

Männl. G. – *Starke Libido;* unwillkürliche Ergüsse. Impotenz verbunden mit Diabetes (*Coca*). Vorzeitiges Altern. Übelkeit u. Erbrechen nach Koitus.

Weibl. G. – Menses zu früh, zu reichlich, mit Neigung zu Ohnmacht (*Nux-m.; Verat.*). Libido, mit unerträglichem Jucken der Teile. Ziehen u. Stoßen in Richtung der Genitalien; Gefühl, als ob Menses kämen.

Urin. – Reichliches Wasserlassen. *Diabetes.*

Atemwege. – Enge der Brust, muß tiefer einatmen. Plötzliche Zusammenschnürung von Kehle u. Luftröhre. *Erschwerte Atmung; Brustbeklemmung*; hysterische Spasmen der Brust. Asthma. Stimmritzenkrampf. Drohende Lungenlähmung. Asthma mit intensiver Angst, Furcht u. Erstickungsgefühl. *Husten hört auf, Schleim kann nicht abgehustet werden.* Globus hystericus.

Herz. – Hysterisches Herzklopfen. Zittern in der Herzgegend. Schwacher Puls u. Ohnmacht.

Modalitäten. – *B.* – im Freien, Reiben. *V.*-Kälte. Die Außenluft wird als sehr, sehr kalt empfunden.

Vgl. – *Nux-m.; Asaf.; Valer.; Sumb.; Ign.; Cast.*
Verträglich: Ambr.
Antidote: Camph.; Coff.
Dos. – C 1 bis C 3.

Literaturhinweise

Braun, A.: »Methodik der Homöotherapie«, Biologische Taschenbücher Bd. 4, Sonntag Verlag, Regensburg.

Doresi, M.: »Stufenplan und Ausbildungsprogramm in der Homöopathie«, Haug Verlag, Heidelberg.

Eichelberger, O.: »Klassische Homöopathie«, 2 Bände, K.F. Haug Verlag, Ulm.
Hahnemann, S.: »Organon der Heilkunst«, »Reine Arzneimittellehre«, »Die Chronischen Krankheiten«, »Heilkunde der Erfahrung«, »Repertorium der Homöopathischen Arzneimittel«, »Arzneimittelbilder«, K.F. Haug Verlag, Ulm.
Nash, E.B.: »Leitsymptome in der homöopathischen Therapie«, K.F. Haug Verlag, Ulm.
Risch, G.: »Homöopathik«, Pflaum Verlag, München 1985.
Voegeli, A.: »Heilkunst in neuer Sicht«, »Die korrekte homöopathische Behandlung in der täglichen Praxis«, K.F. Haug Verlag, Ulm.

Biochemie

Die Biochemie gehört zu den wichtigsten Forschungsgebieten der Biologie. Sie beinhaltet die chemischen Zustände und Abläufe in allen Lebewesen. Als angewandte Biologie verdankt die Naturmedizin ihr viele Erkenntnisse. Der Begründer der biochemischen Heilweise, Dr. med. Wilhelm Heinrich Schüßler, wurde am 21. August 1821 als Sohn eines Steuereinnehmers im Oldenburgischen geboren.

Sein Vater war nicht in der Lage, dem sehr begabten Sohn eine höhere Schulbildung zu ermöglichen. Dennoch erwarb sich Heinrich Schüßler durch großen Fleiß im Selbststudium hervorragende Kenntnisse in vielen Fremdsprachen. Doch sein noch größeres Interesse galt den Naturwissenschaften. Die damals neuaufkommende Homöopathie fesselte ihn derart, daß er sich entschloß, Homöopath zu werden. Daraufhin ermöglichte ihm sein Bruder das medizinische Hochschulstudium. Er mußte nachträglich sein fehlendes Abitur am heimatlichen Gymnasium ablegen, und nach 5 Semestern in Gießen promovierte er zum Doktor der Medizin. Einige Jahre später legte er sein Staatsexamen ab und ließ sich 1857 als homöopathischer Arzt in Oldenburg nieder.

15 Jahre lang war er einer der eifrigsten Vorkämpfer der homöopathischen Idee gewesen, die er gegen alle Angriffe mit der ihm angeborenen Standhaftigkeit gegenüber allen ärztlichen Gegnern verteidigt hatte. Aber mit der Zeit störte ihn die jährlich ins »Unübersehbare« wachsende Zahl der neuen Mittel. Selbst ein sehr geschultes Gehirn, meinte er, sei einfach nicht in der Lage, alle Arzneimittelbilder der gebräuchlichen Homöopathie mit ihren vielfältigen Symptomen am Krankenbett jederzeit parat zu haben. Andererseits verhalf ihm seine langjährige Tätigkeit als homöopathisch behandelnder Arzt, die in den Arzneimittelbildern und -lehren beschriebenen Mineralsalze genau kennenzulernen. Dabei fiel ihm auf, daß alle zur Anwendung gelangenden Salze im gesunden menschlichen Organismus vorkommen. Homöopathisch potenziert entfalteten diese Stoffe eine tiefgreifende, umstimmende Wirkung. Dazu kam, daß er in einer Zeit größter biologischer Entdeckungen lebte, die ihn als kritisch intelligenten Geist sehr beschäftigten.

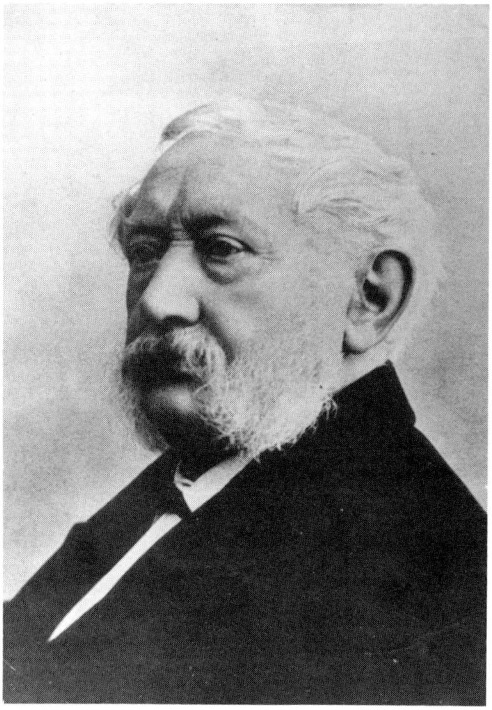

Heinrich Schüßler (1821–1898)

Rudolf Virchow, im gleichen Jahr wie Schüßler geboren, begründete seine Zellular-Pathologie, – eine Lehre, die alle Krankheiten auf eine veränderte Tätigkeit und Beschaffenheit der Zellen zurückführte. Der Erregbarkeit der Zelle komme die entscheidende Bedeutung zu. Virchow prägte den Satz: »Die Krankheit des Körpers ist gleich der Krankheit der Zelle.« Dieser Lehrsatz wurde für Dr. Schüßler zu einem Fundament seiner Heilweise. Zur gleichen Zeit lebte auch der Wissenschaftler Jakob Moleschott, dessen Lebenswerk Schüßler stark beeinflußt hat: »Die Krankheit der Zelle entsteht durch den Verlust an anorganischen Salzen« (aus dem Hauptwerk Moleschotts: »Der Kreislauf des Lebens«).

»Anorganisch« nennt man die Mineralsalze, weil es sich eingebürgert hat, Kohlenstoffverbindungen, an die sich Lebensvorgänge knüpfen, in der »Organischen Chemie« zusammenzufassen.

Salze sind zusammengesetzte Stoffe. Sie bestehen aus verschiedenen chemischen Elementen, deren kleinster Baustein das Atom ist. Verbinden sich mehrere Atome fest miteinander, so spricht man von der neuen Einheit als einem Molekül. Lösen wir solche chemisch zusammengesetzte Verbindungen aus der Reihe der Mineralsalze in Wasser, so zerfällt dort ein Teil der Moleküle in elektrisch positiv oder negativ geladene Atome oder Molekularbruchstücke, die man Ionen nennt. Kochsalz z.B. ist ein Molekül aus je einem Atom der chemischen Elemente Natrium und Chlor. In der Lösung zerfällt das Molekül Natriumchlorid in das elektrisch positiv geladene Natrium- und das negativ geladene Chlor-Ion. Im Organismus kommen die Mineralsalze vorwiegend in gelöstem, ionisierten Zustand vor. Die Art ihrer elektrischen Ladung ist bestimmend für ihre biologische Wirksamkeit.

Dr. Schüßler wählte anfänglich zwölf, später elf Mineralsalze aus, auf deren therapeutischer Verwendung er sein Heilsystem aufbaute. In der nachfolgenden Aufzählung wurde die noch heute gebräuchliche Reihenfolge und Numerierung sowie die von ihm gewählte Bezeichnung beibehalten.

1. Calcium fluoratum $Ca\ F_2$
2. Calcium phosphoricum
   $CaHPO_4 + 2H_2O$
3. Ferrum phosphoricum
   $Fe\ (PO_4) + 8H_2O$

4. Kalium chloratum KCl
5. Kalium phosphoricum K_2HPO_4
6. Kalium sulfuricum K_2SO_4
7. Magnesium phosphoricum $MgHPO_4 + 7H_2O$
8. Natrium muriaticum $NaCl$
9. Natrium phosphoricum $Na_2HPO_4 + 12H_2O$
10. Natrium sulfuricum $Na_2SO_4 + 10\,H_2O$
11. Silicea SiO_2
12. Calcium sulfuricum $CaSO_4 + 2H_2O$

Die Schrift, in der Schüßler seine Gedanken niederlegte, erschien 1874 unter dem Titel »Eine abgekürzte Therapie – begründet auf Physiologie und Zellularpathologie«, – heute bekannt unter der Überschrift »Eine abgekürzte Therapie. Anleitung zur biochemischen Behandlung der Krankheiten von Dr. med. Schüßler.« Er nannte seine Medikamente »Funktionsmittel«, woraus schon hervorgeht, daß ihre Wirkungsweise nicht quantitativ, sondern qualitativ aufzufassen ist. Von den Gegnern seiner Zeit wurde ihm vorgeworfen, er betriebe eine Substitutionstherapie eventuell fehlender Mineralstoffe, die aber wiederum mit den geringen Mengen nicht zu erreichen sei. Schüßler selbst gebraucht den Begriff der Molekularbewegung: »Durch mein Heilverfahren werden Störungen, welche in der Bewegung der Moleküle der unorganischen Stoffe des menschlichen Organismus entstanden sind, mittels homogener Stoffe direkt ausgeglichen.« Seine Denkweise ist also nicht quantitativ-mechanisch, sondern ganz modern dynamisch-energetisch im Sinne einer Reiztherapie.

Schüßler war seiner Zeit weit voraus. Er ahnte Zusammenhänge bereits dort, wo noch keine rationale Definition bestand. Die Eingliederung seiner Heilweise unter die Homöopathie lehnte er auf das Entschiedenste ab. »Wer von kleinen Gaben reden hört, denkt gewöhnlich sofort an Homöopathie; mein Heilverfahren ist aber kein homöopathisches, denn es gründet sich nicht auf das Ähnlichkeitsprinzip, sondern auf die physiologisch-chemischen Vorgänge, welche im menschlichen Organismus sich vollziehen. Der Grundsatz, nach welchem ein Mittel gewählt wird, drückt diesem sein Gepräge auf. – Ein nach dem Ähnlichkeitsprinzip gewähltes Mittel ist ein homöopathisches, ein Mittel aber, welches den Mineralstoffen des Organismus homogen ist, und dessen Anwendung sich auf die physiologische Chemie gründet, ist ein biochemisches. Ein Homöopath, welcher Silicea anwendet, verfährt unbewußt biochemisch.«

Einige Ärzte haben die Behauptung aufgestellt, die biochemischen Mittel müßten an gesunden Personen geprüft werden, und aus den mittels solcher Prüfungen gewonnenen Symptomen müßten sich die Indikationen ergeben. Das ist grundfalsch. Die Indikationen der biochemischen Mittel müssen aus der physiologischen und pathologischen Chemie hergeleitet, resp. durch die Ergebnisse ihrer Anwendung gegen Krankheiten bestimmt werden.

Es ist unbedingt auf die Beziehung des Mittels zur jeweiligen Konstitution des Patienten zu achten. So kann es sein, daß bei gleichen Krankheiten verschiedener Menschen auch verschiedene biochemische Mittel zum

Einsatz kommen. Das richtig gewählte zu einer bestimmten Konstitution passende Mittel greift regelnd, ausgleichend und fördernd an den schwachen Punkten des Persönlichkeitsgefüges an und ist sogar in der Lage, konstitutionsbedingte Defizite mit der Zeit weitgehend auszugleichen. Dieses bezeichnet man als Umstimmung, was zu den schönsten biochemischen Behandlungserfolgen gehört, besonders bei Patienten im Kindesalter. Schüßler war stets kritisch beobachtend darauf bedacht, die wenigen von ihm verwendeten Medikamente bis in ihre feinste Wirksamkeit auszuschöpfen. So einfach diese Methode auch zunächst erscheinen mag, so viel Erfahrung, Einfühlung und Beobachtungsgabe gehört zur Behandlung mit den wenigen, sehr gründlich durchforschten Mitteln. Es ist also nicht leicht, biochemisch zu behandeln.

Der wohl beste Kenner der Materie, Joachim Broy, sagt dazu in seinem Aufsatz in der »Naturheilpraxis«, 7/81: »Die Biochemie Dr. Schüßlers hat ihre Bewährungsprobe in der Praxis längst bestanden; sie bedarf niemandes Anerkennung. Sie ist in den letzten Jahren thematisch wieder in Bewegung gekommen und hat überraschend viele neue Anhänger erhalten. Diese beiden Fakten gehören zusammen, denn wer will leugnen, daß die Praxis am kranken Menschen Realität besitzt, die man mit der doktrinären Methode nicht wegdiskutieren kann.«

Der Greifswalder Professor Hugo Schulz, der sich als Pharmakologe eingehend mit der Lehre Schüßlers beschäftigt hatte und deren Heilerfolge durchaus anerkannte, kam zu dem Schluß: »Es bleibt nichts übrig als zu sagen ›fiat experimentum‹, eine Forderung, die jedem Behandler nur empfohlen werden kann.«

Literaturhinweise

Broy, J.: »Die Biochemie Dr. Schüßlers«, Naturheilpraxis Nr. 7, 1981, Pflaum Verlag, München.

Jedicke, H.G.: »Dr. Schüßlers Biochemie«, Alwin Fröhlich Verlag, Bad Vilbel.

Krack, N.: »Biochemischer Leitfaden«, WBW Biologisch-medizin. Verlagsgesellschaft, Schorndorf

Lindemann, G.: »Dr. med. H.W. Schüßler«, Naturheilpraxis Nr. 7, 1981, Pflaum Verlag, München.

Schüßler, W.: »Eine abgekürzte Therapie«, Biochem. Bund Deutschlands, 1965.

Spagirik

Der Duden weist die Spagirik als historische Alchimie und Arzneimittelzubereitung auf mineralisch-chemischer Basis aus. Die Kunst der Spagyrik (wie man sie damals schrieb), ist uralt und in Ägypten schon 3000 v. Chr. zu finden. Man nannte als Begründer den erhabenen Weisheitslehrer einer frühgeschichtlichen Zeit »Theut«. Der Sage nach soll er ein Zeitgenosse Abrahams und dessen Lehrer gewesen sein. Er wurde von den Ägyptern zum Gott erhoben und in der weiteren mythologischen Geschichte von den Griechen als Hermes und von den Römern als Mercurius verehrt. Von der sehr hochstehenden hermetischen Philosophie ist heute nur noch weniges greifbar, denn dieses Wissen wurde immer geheimgehalten unter dem »hermetischen Siegel der Verschwiegenheit«. Jede hermetische Überlieferung erfolgte durch eine fast ausschließlich mündliche Weitergabe von Generation zu Generation, was die seit Jahrtausenden von Eingeweihten mit viel Geheimnissen umwobene Kunst der Arzneimittelherstellung, der Alchimie, erklären dürfte.

Die Wortbildung Spagyria, die Paracelsus anstelle von Alchimie einführte, stammt aus dem Griechischen und bedeutet in dieser Zusammensetzung: trennen-scheiden und binden-vereinigen. Diese gegensätzlichen Begriffe umschließen die wissenschaftliche These von Analyse und Synthese.

Unter Paracelsus (1493–1541), der die besondere Form der Arzneimittelherstellung als philosophisch fundierte Medizin proklamiert und praktiziert hat, erreichte die Spagirik einen Höhepunkt. Auch in ihren modernen Bestrebungen geht die spagirische Heilkunst noch immer auf Paracelsus zurück. Jeder Therapeut, der spagirische Mittel sinngemäß einsetzen will, muß sich mit den grundsätzlichen Gedankengängen dieser Zeit vertraut machen. Ohne das hermetisch-naturwissenschaftliche Prinzip der Entsprechungen »wie oben, so unten, – wie unten, so oben« wäre Alchimie nicht denkbar. Dahinter steht die These der Geistigkeit als Voraussetzung des hermetischen Denk-Gebäudes. »Das All ist Geist, das Universum ist geistig.« Eine solche Grundlage birgt jedoch schon von vorneherein die Forderung in sich, daß jede ernsthafte Wissenschaft einer philosophischen Untermauerung bedarf, wenn sie Wert darauf legt, ihre Probleme zu meistern. Die hermetische Philoso-

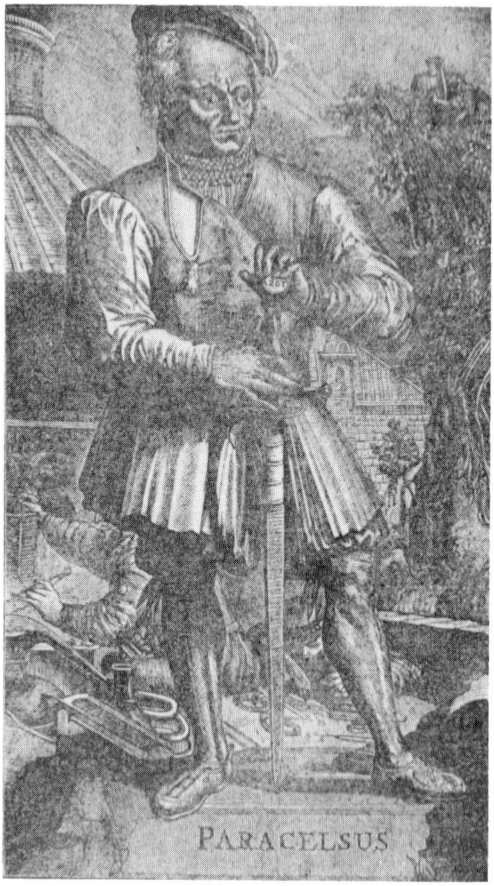

Paracelsus (1493–1541)

phie kann damit als eine hochstehende Naturphilosophie bezeichnet werden, deren Maßstäbe eine durchaus wissenschaftliche Wertung verdienen. Es ist eine Lehre von höheren Naturgesetzen, denen alles Leben unterworfen ist. Die paracelsische Spagirik kann nur unter diesen Voraussetzungen verstanden werden.

Die Grundlage der spagirischen Arzneiauffassung wird deutlich, wenn man nachliest, was Paracelsus unter Arcanum, (das Geheime) verstand: »Das, was wir sehen, ist nicht die Arznei, sondern das Corpus, darinnen sie liegt. Denn die Arcana der Elemente sind unsichtbar.«

Die Verarbeitungen der Arzneipflanzen nach den Vorschriften der Spagirik bezweckt nichts anderes, als die größtmögliche Aktivierung aller arzneilichen Kräfte. Paracelsus dringt auf eine exakte Arzneibeschreibung und verwirft die damals übliche Vielmischerei. Er fordert einfache, in ihren Auswirkungen leicht übersehbare Mittel. Die Kräuter werden mit ihren wirksamen und wertvollen Heilstoffen in eine aufgeschlossene, von allem Ballast befreite spagirische Essenz verwandelt, so daß die in ihnen enthaltenen »geistigen« Kräfte in möglichst konzentrierter, gereinigter und veredelter Form sich entfalten können.

Die alchimistischen Arzneibereitungsvorschriften von Paracelsus und Glauber liegen auch den heutigen Herstellungsverfahren zugrunde.

Dr. med. et phil. Carl Friedrich Zimpel beschreibt in seinem Buch »Spagyrisches Heilverfahren« die Herstellung: »Unmittelbar nach dem Einsammeln werden die wildwachsenden, blühenden Heilkräuter oder die zur Verarbeitung bestimmten Pflanzenteile zerschnitten und unter Zusatz einer Spezialhefe der alkoholischen Gärung überlassen. Durch die alkoholische Gärung werden hochwirksame Duftstoffe (Äther, Ester, ätherische Öle) freigelegt und von den sogenannten Ballaststoffen getrennt. Es ist ohne weiteres verständlich, daß dieser Vorgang größte Sorgfalt erfordert, zumal jede Pflanze ihre Eigentümlichkeiten aufweist, die überdies noch in den einzelnen Jahrgängen durch Klima, Standort und Niederschlagsmengen bestimmten Schwankungen unterliegen. Nach Abschluß der Vergärung, die bei den einzelnen Pflanzen je nach ihrem Stärkegehalt verschieden lange Zeit beansprucht, wird die (nun schon stark aromatisch duftende) Masse einer vorsichtigen Destillation in eigens dazu hergestellten Geräten unterzogen. Die ganze Herstellungsweise lehnt sich eng an die Vorschriften Glaubers (Arzt, Chemiker und Alchimist, im 17. Jahrhundert) und dessen ›Pharmacopoea spagyrica‹ an. »Der im Destillationskessel verbleibende Rückstand wird getrocknet und verascht. Die Asche wird nun mit dem Destillate ausgezogen und die Lösung filtriert. Die fertige spagyrische Essenz enthält damit auch die mineralischen Bestandteile der Arzneipflanze. Eine längere Lagerzeit läßt die Essenzen allmählich reifen.«

Spagirische Essenzen sind nicht stark wirkend im Sinne des Arzneibuches, d.h. schädigende Wirkungen sind bei normalem Gebrauch ganz ausgeschlossen. Die unverdünnte spagirische Essenz entspricht im allgemeinen der 4. homöopathischen Dezimalpotenz, so daß die Frage der Toxizität überhaupt ausscheidet. Wer Verdünnungen zur Anwendung bringen möchte, kann sich diese leicht durch Lösung von wenigen Tropfen der Essenz in einem Glas Wasser selbst herstellen, diese Lösung muß aber jeden Tag frisch zubereitet werden.

Literaturhinweise

Bernus, A.v.: »Alchymie und Heilkunst«, Carl Verlag, Nürnberg 1969.
Heinz, U.J.: »Spagirik – Die medizinische Alternative«, Baur Verlag, Freiburg 1985.
Helmrich, H.E.: »Spagirik – Alter Wein aus neuen Schläuchen«, Haug Verlag, Heidelberg 1977.
Kybalion: »Studie über die hermetische Philosophie«, Akascha Verlag, Haar 1981.
Paracelsus: »Leben und Lebensweisheiten«, Reclam Verlag, Leipzig 1944.
Schlegel, E.: »Religion der Arznei«, J. Sonntag Verlag, Regensburg.
»Spagyrische Arzneimittellehre«, Wissenschaftliche Abteilung der Fa. Müller/Göppingen, chem.-pharmazeut. Fabrik, 1953.
»Dr. med. Zimpels Spagyrisches Heilverfahren«, Wissenschaftliche Abteilung der Fa. Müller/Göppingen, chem.-pharmazeut. Fabrik, 1952.

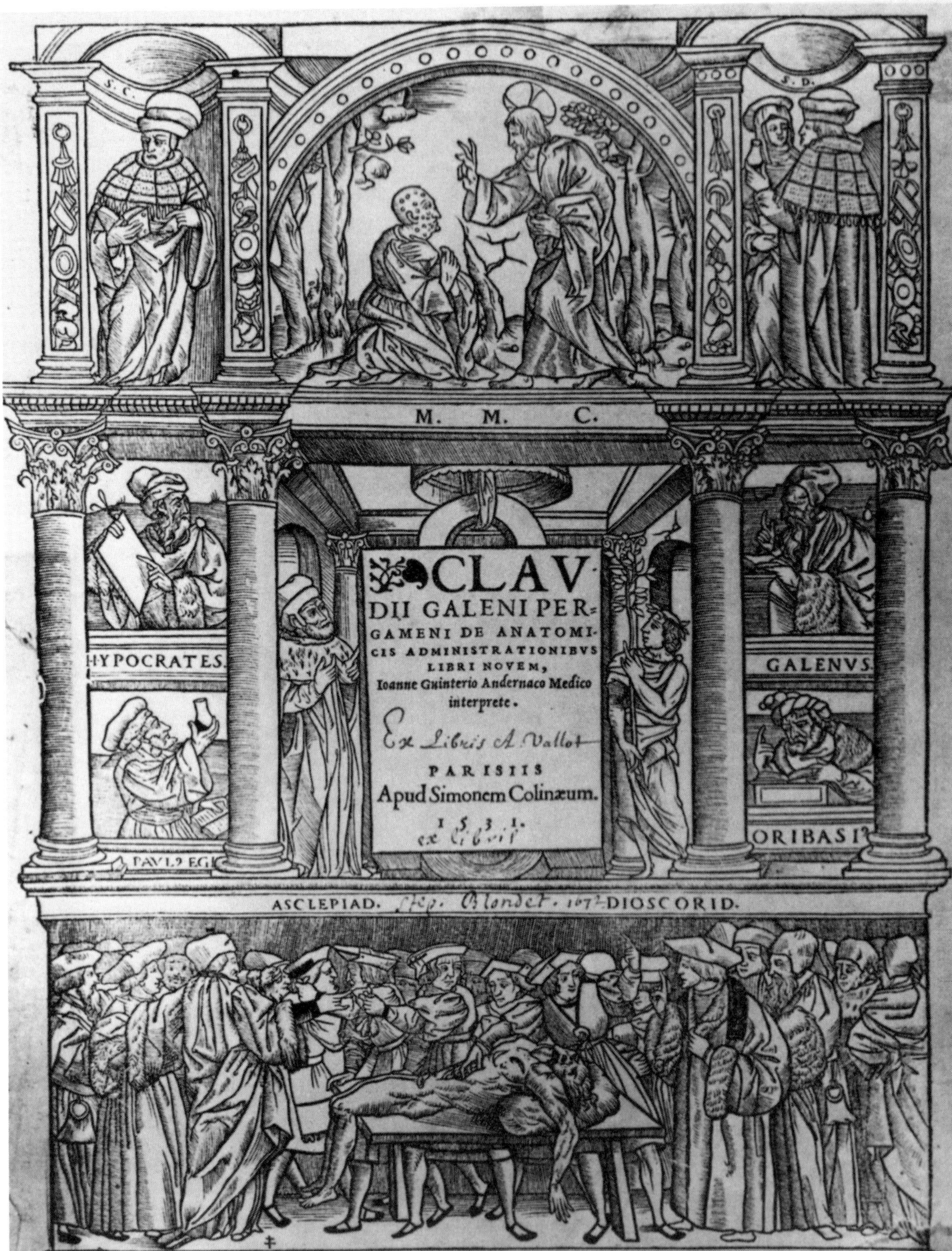
S. C.
S. D.
M. M. C.
CLAVDII GALENI PERGAMENI DE ANATOMICIS ADMINISTRATIONIBVS LIBRI NOVEM,
Ioanne Guinterio Andernaco Medico interprete.
Ex Libris A. Vallot
PARISIIS
Apud Simonem Colinæum.
1531.
ex Libris
HYPOCRATES.
GALENVS.
PAVL9 EGI
ORIBASI9
ASCLEPIAD.
DIOSCORID.

Isopathie und Nosoden

Wie bei so vielen anderen Therapieformen liegen auch bei dieser die Anfänge in vorgeschichtlicher Zeit. Sie finden sich bei Hippokrates sowie später bei Paracelsus.

Besonders bekannt geworden ist die Isopathie mit Nosoden durch den deutschen Tierarzt Dr. phil. Joh. W. Lux, Leipzig, der damit ab 1820 in der Veterinärmedizin spektakuläre Erfolge verbuchen konnte. Er gab eine eigene Zeitschrift dafür unter dem Namen »Zooiasis« heraus. Diese Bezeichnung (zoon = Tier und iasis = Heilung) geht auf den Begriff der Zoonosen zurück, worunter man die von Tieren auf den Menschen übertragbaren Infektionskrankheiten versteht, deren Verbreitung viel größer ist, als allgemein angenommen wird. Man unterscheidet etwa 40 verschiedene Krankheiten dieser Art. Als Erreger kommen Bakterien, Virusarten, Spirochaeten und Parasiten in Betracht. Die Übertragung erfolgt durch Insektenstiche, durch Bisse oder infizierte Fremdkörper, Getreidegrannen u. dgl.

Die erste Ausgabe seiner Zeitschrift hatte Dr. Lux ehrfurchtsvoll dem Hofrat Dr. med. Samuel Hahnemann gewidmet, dem er am 14. Oktober 1832 schrieb: »Ich bitte um die Erlaubnis, das erste Heft meiner homöopathischen Heilweise der Tierkrankheiten Ihnen ergebenst dediciren zu dürfen ...« (Aus Richard Haehl: Samuel Hahnemann, II. Band, Seite 302). Hahnemann, dessen Einstellung zur Isopathie sehr ambivalent war, hat ihm darauf niemals geantwortet.

Im zweiten Heft seiner Zeitschrift, 1834, stellt Lux auf Seite 107–108 folgende Grundsätze für die Isopathie auf:

1. Suche das ursächliche Moment auf und wende es, wenn es materiell ist, potenziert zur Heilung der Krankheit an.
2. Nimm den im Körper erzeugten Krankheitsstoff (ansteckend oder nicht) und, potenziert, heile dieselbe Krankheit damit.

Das ist also Isopathie. Etwa um die gleiche Zeit verwendet auch der Amerikaner Constantin Hering die Krankheitsprodukte, die Nosoden, aber er gibt ihnen eine pathogenetische Grundlage und wendet sie nicht als »Aequalia« an, sondern als »Simillima«.

Im Jahr 1895 veröffentlicht der Reverend Pater Dr. Collet bei Ballière in Paris sein Buch: »Isopathie, Methode von Pasteure auf internem Wege.«

Weil Collet fern von einem Ort wohnte, wo man homöopathische Medikamente erhalten konnte, kam er auf die Idee, pathologische Stoffe in homöopathischer Dynamisierung anzuwenden, und erzielte damit sehr schöne Erfolge. So benutzte er z.B. die Tränen von Kranken in der D 6 oder D 12 und erreichte damit Besserung oder Heilung bei schwerer Conjunctivitis, bei Keratitis, bei Tumoren der Tränendrüsen etc.

In den angelsächsischen Ländern ist die Behandlung mit Nosoden weit verbreitet und durchaus gebräuchlich, genauso wie in Frankreich; in den deutschsprachigen Ländern ist sie jedoch weniger bekannt und nur selten im Einsatz.

Nosoden-Präparate haben eine tiefgreifende konstitutionelle Wirkung. Bei der Heilung stellen sie oft das fehlende Glied einer Reaktionskette dar, deren Lücke ohne das Nosoden-Präparat nicht endgültig oder nur unter großen Schwierigkeiten geschlossen werden kann. Die Wirkung erfolgt dabei sowohl über unterschwellige Antigen-Antikörper-Reaktionen sowie über den (homöopathischen Gegentakt-)Mechanismus von Co-Repressoren.

Die Anwendung von Nosoden sollte nach der symptomatischen Ähnlichkeit hinsichtlich einer anamnestisch ätiologisch scheinbar geheilten alten Krankheit erfolgen. Es sind (nach Allendy) 3 Aspekte zu berücksichtigen:

1. Die symptomatische Ähnlichkeit, d.h. die Verschreibung der Nosode nach den grundlegenden homöopathischen Regeln des Similimums.
2. Die aktuelle ätiologische Ähnlichkeit, die gerade in der Entwicklung begriffen ist.
3. Die anamnestisch erhobene ätiologische Ähnlichkeit hinsichtlich einer alten, scheinbar geheilten Krankheit.

Der Punkt 3 hat eine besondere und fundamentale Bedeutung, da aus dem ätiologischen Heilmittel ein »Heilmittel des Terrains« wird, das bei den großen psorischen, sykotischen, tuberkulinischen und luetischen Syndromen, bei krebsartigen und allgemeinen krankhaften Veränderungen sehr hilfreich sein kann.

Literaturhinweise

Busse, E.: »Isopathia interna et externa«, K.F. Haug Verlag, Ulm 1956.

Heel: »Die Therapie mit Nosoden in der Praxis«, Heel Biologische Arzneimittel, Baden-Baden.

Heel: »Kompendium«, Heel Biologische Arzneimittel, Baden-Baden.

Julian, O.: »Materia medica der Nosoden«, K.F. Haug Verlag, Ulm 1960.

Seutemann, S./Kastner, R.: »Homöopathie mit Biokatalysatoren«, Verlag Kastner, Heppenheim.

Diagnosen der sinnlichen Wahrnehmung

Der klinische Blick

Die Phänomene der Physiognomie spielen auch im Alltagsleben eine bedeutende Rolle. Spontane Zu- und Abneigung bei Erstbegegnungen von Menschen sind Ergebnisse blitzschneller Verarbeitungen der Physiognomie. Was lag näher, als daß der genauer Betrachtende, der Behandler, sich diese Phänomene auch für die Diagnostik nutzbar machte. In den Zeiten vor der Eskalation der Gerätediagnostik in der Medizin spielte der sogenannte »klinische Blick« eine unverzichtbare Rolle bei der Erkennung von Krankheiten. In der Allgemeinpraxis wertet man heute lediglich noch sehr grobe, unübersehbare Zeichen diagnostisch aus, wie z.B. den Exophthalmus, den Icterus oder auch Blässe und Rötung.
Dabei gibt es viele hundert Zeichen und minimale Normabweichungen, die in die Lage versetzen, eine verblüffende Anhiebsdiagnostik zu stellen. Nicht wenige davon gehen einer anatomisch pathologischen Krankheit voraus und machen es möglich, prophylaktisch tätig zu werden und Beschwerden zu vermeiden.
Der visuelle Eindruck entsteht unter anderem durch die Farbe der Haut, die Ausdruck ganz bestimmter – schon in den Lehren des Galen von den Temperamenten erkannter – konstitutioneller und »charakterlicher« Gegebenheiten sind. Es ist eine auch wissenschaftlich unbestrittene Tatsache, daß Eigenschaften wie Geiz, Angst, Erfolgszwang, Versagensnot ganz bestimmte Organe sowie das Gesamtbefinden des Menschen beeinflussen. Der Physiognomiediagnostiker kann diese Zusammenhänge auf Anhieb sehen.
Die Entstehung physiognomischer Merkmale läßt sich erklären. So lösen z.B. die über das Auge aufgenommenen Sinneseindrücke eine Flut von chemischen, mimischen und muskulären Abläufen aus. Es gibt spontane Zeichen wie blaß vor Wut oder rot vor Zorn, die unmittelbar nach einem auslösenden Erlebnis auftreten. Es gibt aber auch Zeichen, die sich erst nach längeren Perioden manifestieren. Menschen, die viel denken, aktivieren durch diese Vorderhirntätigkeit auch die Stirnmuskulatur, welche mit der Zeit hypertrophiert. Als Folge bilden sich an den Rändern dieser Muskelberge die bekannten waagrechten Stirnfalten. Auf diese Weise bedient

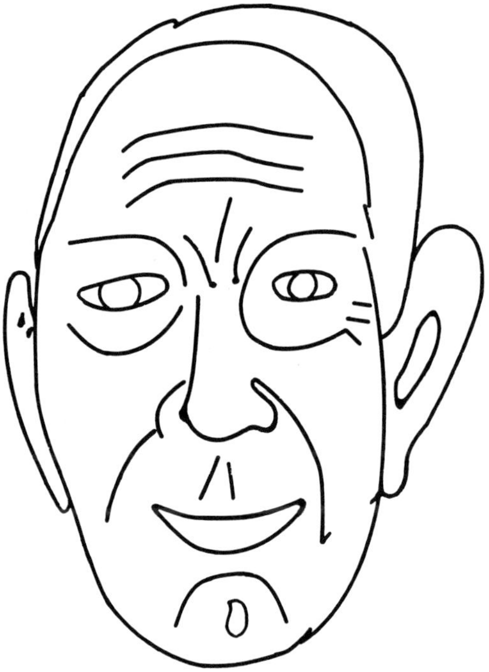

Faltenbildung als diagnostische Aussage

sich die Physiognomiediagnostik zahlreicher Erscheinungsformen und weiß die sprichwörtliche Landschaft eines Gesichtes topographisch und auch qualitativ zu deuten: die Richtung der Augenfältchen, die Nasen-, Mund- und Kinnfalten, lokale Farbveränderungen oder Aufquellungen der Gesichtshaut oder des Unterhautgewebes, die eine Gesichtslandschaft unverwechselbar prägen.

Viele Stigmata sind Auswirkungen eines länger anhaltenden psychischen Fehlverhaltens, das den Gesichtsausdruck prägt. Der jeweilige Zustand spiegelt sich in den Bewegungsabläufen der Mimik wieder, wie auch in der Sprachgestik. Für den, der lesen kann, zeigt die Physiognomie ein deutliches Bild nicht nur der psychischen Beschaffenheit, sondern auch der damit korrespondierenden typischen körperlichen Erkrankung und was weit wertvoller ist, sehr frühzeitig deren Neigung dazu.
Aber nicht nur das Antlitz ist Ausdruck der individuellen Besonderheiten, sondern auch andere Merkmale wie die Haltung, die Gestik, der Bewegungsablauf und eben nicht zuletzt auch die Sprachgestik.

Literaturhinweise

Altmann, E.G.: »Einführung in die Kranken-Physiognomik«, Helioda Verlag, Gretzenbach/Schweiz.

Bach, H.-D.: »Äußere Kennzeichen innerer Erkrankungen. Lehrbuch und Fachatlas für Pathophysiognomie und visuelle Diagnostik«, Tibor Marczell Verlag, München.

Fleck, F.G.: »Pathophysiognomik«, Münks Verlag, Krefeld 1982.

Klostermann/Südhof/Tischendorf: »Der diagnostische Blick«, Schattauer Verlag, Stuttgart.

Zatonroff, M.: »Fachatlas zur Blickdiagnostik in der Allgemeinmedizin«, Schattauer Verlag, Stuttgart.

Augendiagnostik

Der Unterschied zwischen Iris- und Augendiagnose ist einfach. Im Mittelpunkt dieser diagnostischen Methode steht zunächst die Iris, die Regenbogenhaut. Daneben haben sich aber immer verschiedene Schulen auch um die sog. Adnexe, um das, was quasi um die Iris herum ist, bemüht: Linse, Hornhaut, Bindehaut, Lederhaut und Lider. Es handelt sich also bei der Augendiagnose um eine erweiterte Irisdiagnose.

Außer dem Hinweis, daß das Auge als Organ ganz besonderer Art immer und selbstverständlich im Mittelpunkt der Betrachtung stand – man schaut ja für gewöhnlich seinem Gesprächspartner in die Augen – soll es dabei belassen sein, daß der Glanz, die Reinheit oder auch die Trübheit sowohl bei Hippokrates, in der Bibel und im ganzen Mittelalter Objekte der Beobachtung waren. Aber eben nur ganz im allgemeinen und nicht im differenzierten Sinn.

Die spezielle Irisdiagnostik beginnt nach allgemeiner Anschauung mit dem ungarischen Arzt Dr. med. Ignacz von Péczely (1826–1911). Er praktizierte in Budapest. Von ihm erzählt man sich die Geschichte mit der Eule, die er als Kind angeblich erlebt hätte: als er einem solchen Tier ein Bein gebrochen habe, sei spontan in der Iris ein Strich entstanden. Er selbst hat in seinem Buch »Entdeckungen auf dem Gebiet der Naturheilkunde, Anleitung zum Studium der Diagnose aus den Augen« es so nicht erzählt. Péczely entwickelte als erster eine Topografie, er lokalisierte also die verschiedenen Organe in der Iris.

Fast gleichzeitig mit ihm muß der schwedische Pfarrer Nils Lijequist (1851–1936) genannt werden, von dem im Jahr 1893 das Buch »Om Oegondiagnosen« erschienen ist. Die Priorität der eigentlichen Entdeckung gebührt allerdings Péczely – der schwedische Pfarrer bezieht sich auch korrekterweise auf seine Veröffentlichung. Günther Lindemann schreibt in seinem Buch »Augendiagnostik«: »Lijequist nahm 1893 bereits Korrekturen an der Topographie vor und hat sich besonders mit den chromatischen Veränderungen auf der Irisfläche befaßt.« Und Lijequist schreibt selbst: »Wenn Péczely von dem Merkmal des Organschadens ausging und schließlich das Zeichen der Medizinvergiftung fand, so entdeckte ich dagegen zuerst die Farbveränderungen der Iris ...«.

Es ging in den folgenden Jahrzehnten mit der Irisdiagnose steil aufwärts. Seien ruhig die Ärzte Dr. med. Emil Schlegel und Dr. med. A. Stiegele ganz am Anfang genannt, die sich der Sache annahmen, besonders ersterer. Eine Schlüsselposition gebührt dem Pastor Emanuel Felke (1856–1926); er hat in großer Praxis die neue Diagnoseart angewandt, allerdings selbst nichts darüber veröffentlicht. Sein Sekretär Andreas Müller verfaßte nach seinen Grundsätzen »Die Augendiagnose«. In Erinnerung ist auch der berüchtigte Felkeprozeß, in welchem Vertreter der Schulmedizin dieser diagnostischen Sondermethode den Garaus machen wollten. Im übrigen hat Felke andere Interessierte stark angeregt: Heinrich Hense, Magdalena Madaus, P. J. Thiel u.a. In diese Jahrzehnte fällt auch die Arbeit von Dr. phil. Rudolf

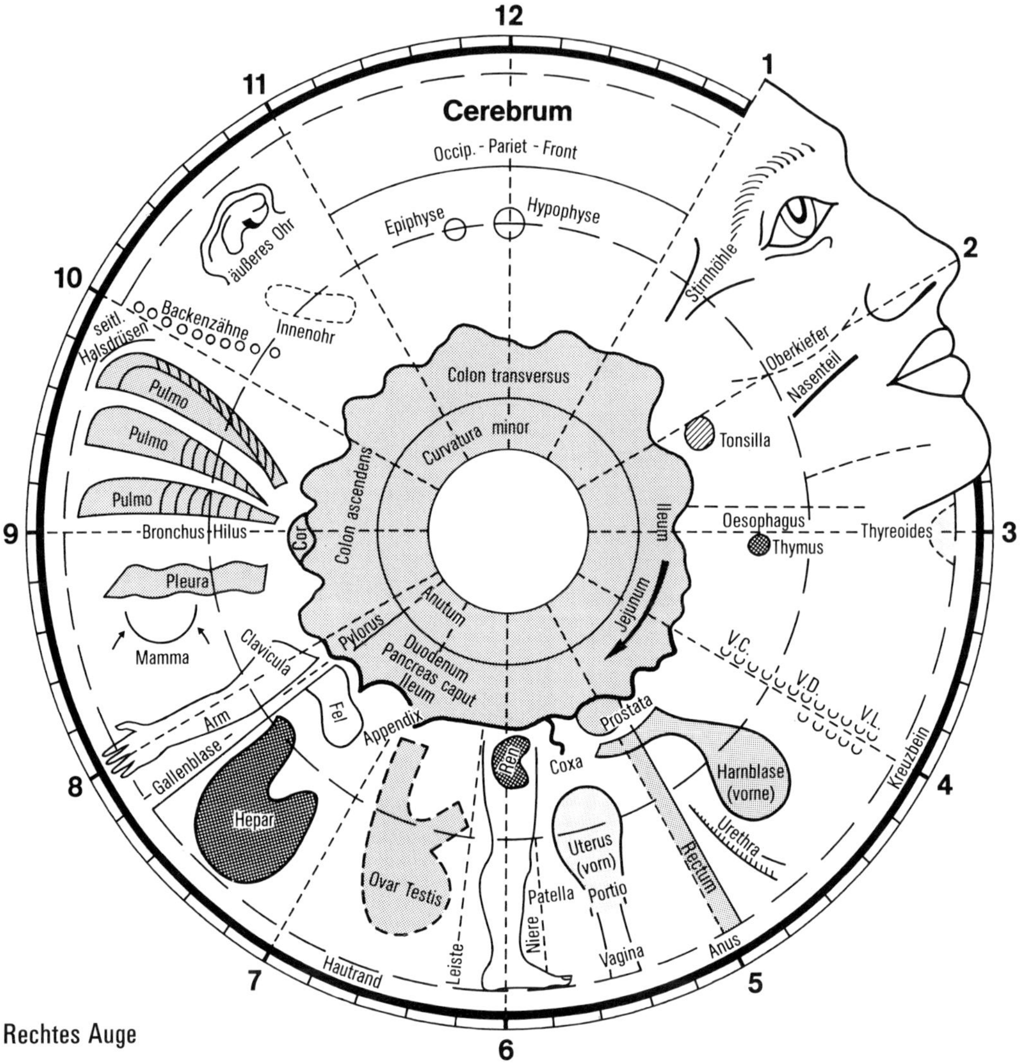

Rechtes Auge

Topografische und zirkuläre Einteilung der Iriden

Schnabel (1882–1952) ebenso wie jene des Stuttgarter Heilpraktikers Alfred Maubach und jene der Tochter von Frau Pastor M. Madaus, Eva Flink. Diese Generation wiederum hat bedeutende Schüler hervorgebracht, die bis in die Gegenwart hinein die Augendiagnose entscheidend bestimmen: Josef Angerer als der Schüler von R. Schnabel, Josef Deck ist von Eva Flink beeinflußt. Beide haben durch ihre grundlegenden Veröffentlichungen die Augendiagnose auf eine breite Basis gestellt. Beide, Angerer und Deck, haben auch durch ungezählte Kurse und Vorträge die Augendiagnose gefördert und vorangetrieben. Wenn wir die Gegenwart be-

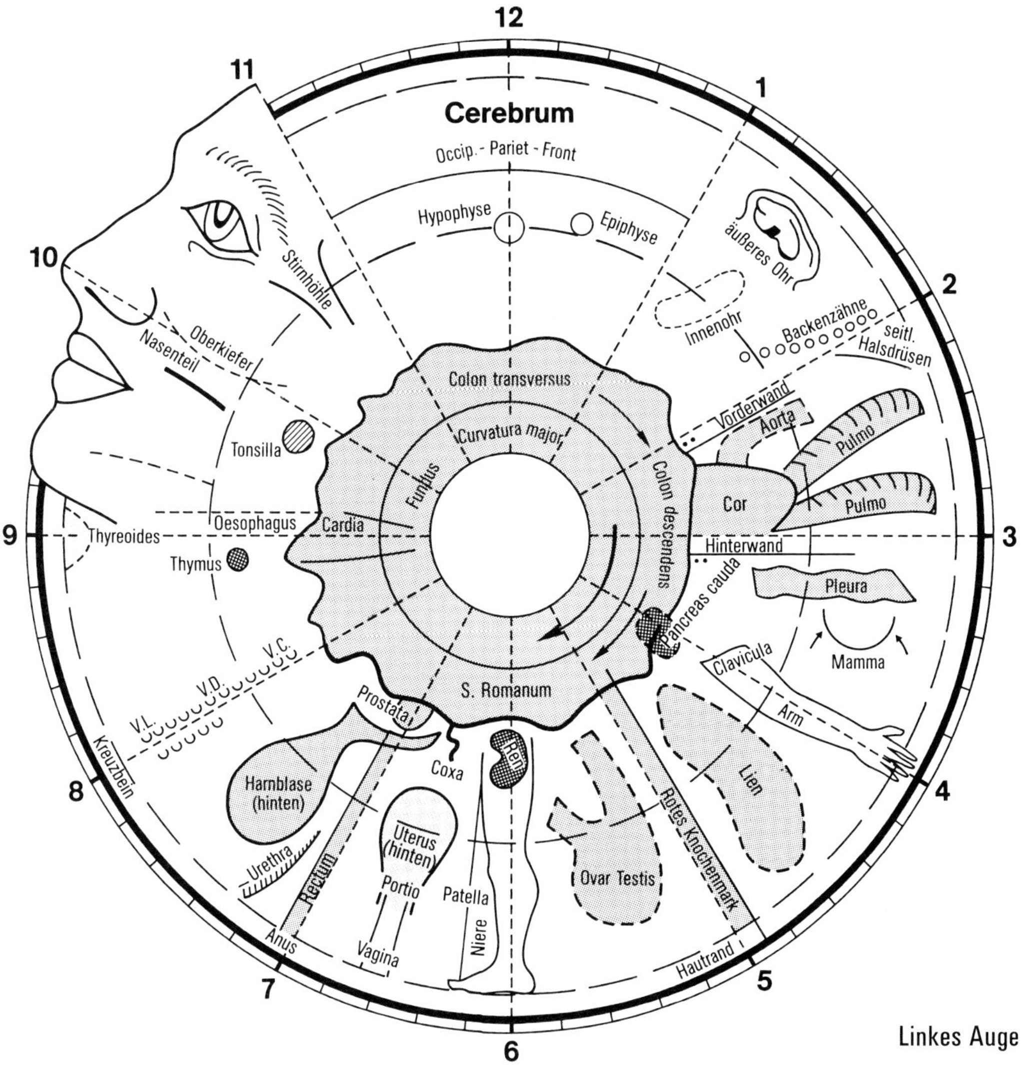

Topografische und zirkuläre Einteilung der Iriden

trachten, so dürfen wir mit einem vorsichtigen Stolz vermerken, daß die Bundesrepublik Deutschland auf dem Gebiet der Iris- und Augendiagnose führend ist. Damit sollen Bewegungen in Frankreich, den USA, England, Schweden und Australien nicht abgewertet werden. Dort gibt es aber nicht die Breitenwirkung, wie sie in Deutschland dank einer Reihe zahlreicher Interpreten entstehen konnte: hier müssen genannt werden die Namen Joachim Broy, Günter Jaroszyk, Prof. Dr. med. Herget, E. H. Kabisch (†), Theodor Kriege (†), Günther Lindemann, Dr. med. A. Markgraf und Dr. Dr. med. H. Schimmel. Sie alle trugen und tragen in der Gegenwart durch Bücher und Vorträge dazu bei, daß die Sache in Bewegung bleibt und ständig neue Impulse und Erweiterungen erhält. Gegenwärtig sind es auch Institutionen, welche kursmäßig die Augendiagnose fördern wie z.B. der Uslarer Kreis, das Colloquium in Wetzlar, der Arbeitskreis für Augendiagnose in München und das Felke-Institut. Alle seriösen Diagnostiker betonen, daß es *die* Methode nicht gibt. Vielmehr wollen alle diagnostischen Methoden als eine Art Mosaiksteinchen verstanden werden, die dann zusammen ein Bild ergeben. Wenn man sich dieses buchstäblich immer wieder vor Augen halten wollte, würde auch den Diskussionen um das Für und Wider ihre Schärfe genommen werden.

Einigkeit besteht vor allem darin, daß die Iris in vorzüglicher Weise die konstitutionellen und genetischen Faktoren aufzeigt, also sehr gut geeignet ist, Anlagen und Tendenzen von Organen und Organsystemen frühzeitig zu erkennen.

Die Irisdiagnose als wichtiger Mosaikstein naturheilkundlicher Gesamtdiagnostik ist einmal eine Hinweisdiagnose und zum anderen eine Zusammenhangsdiagnose. Die Tatsache, daß sich das Augenbläschen bereits im zweiten Fetalmonat ausstülpt, noch bevor sich Pro- und Dienzephalon teilen, erklärt einen starken strukturgenetischen Einfluß. Deshalb läßt die Irisdiagnose eine grundsätzliche Beurteilung ererbter Anlagen im Sinne der Konstitution zu. Der Irismuskel mit seinem Neuroglia-Gewebe ist gleichzeitig ein Sinnesreflexorgan. Störungen aus dem Inneren des Menschen gelangen auf dem Reflexwege bis zu diesem Erfolgsorgan und setzen sogenannte reflektorische Zeichen: Neurosekretorische Ausschüttungen an den Nervenenden führen zur stärkeren Reflexion des Lichtes, also zu Hellungen. Diese Zeichen sind im allgemeinen topostabil, wenn es sich nicht um Hellungen ganzer Regionen und Systeme im humoralpathologischen Sinne handelt. Farb- und Pigmentzeichen werden heute eher topolabil gedeutet und sind in Bezug auf ihre biochemische Herkunft abgeklärte Stoffwechselgifte, die sich der Iris auflagern und je nach ihren Farbwerten auf Stoffwechselstörungen in den zugehörigen Organ- und Funktionsbereichen schließen lassen: das durchsichtige Strohgelb gehört zum Funktionskreis der Niere, das Orange zum Funktionskreis der Bauchspeicheldrüse und die braunen Abstufungen zum Funktionskreis der Leber.

Oft ist bei solitären Farbpigmenten allerdings eine Topostabilität zu bemerken, in dem sie sich topographisch in dem Irisbezirk ansiedeln, dessen Stoffwechselfunktionskreis sie biochemisch entstammen.

Da der Naturheilkundler nicht die Frage stellt: »Wie kann ich etwas beseitigen?«, sondern zunächst fragt: »Warum tut die Natur dieses?«, so wäre es leicht denkbar, daß sich das Pigment einem gestörten Bereich auflagert, um dort eine Filterfunktion zu übernehmen. Vielleicht wäre die energetische Reizung durch das ungefilterte Licht, das auf die Iris trifft, in diesem Bezirk zu stark für den zu schonenden Organbereich. Aber alle diese Dinge sind streng naturwissenschaftlich ungeklärt, wie wohl sie als Arbeitshypothese in der Diagnostik

Erstaunliches leisten und über eine rationale Symptomerkennung hinaus die Vorstellung der Zusammenhänge in Bezug auf eine wirkungsvolle Therapie bereichern können.

Außer einer Topographie der Einzelorgane zeigen sich in der Iris zentral von innen nach außen die drei Keimblätter: das Entoderm innerhalb der Magen-Darm-Krause, dann das Mesoderm und außen das Ektoderm – jeweils mit den zugehörigen Organsystemen.

Beurteilt werden strukturelle Zeichen, das sind Auflockerungen, Bündelungen oder sogar Substanzverluste der Oberschicht, so daß zum Teil das dunkle Basisblatt durchschaut. Die Zeichen werden nach ihrer Größe und Form unterschiedlichen Schweregraden von Erkrankungen in den entsprechenden Bereichen zugeordnet. Die sogenannten reflektorischen Zeichen in Form von Hellungen sind in aller Regel topostabil, wenn sie nicht im humoralpathologischen Sinne z.B. in Richtung einer Milieuübersäuerung gedeutet werden; sie drücken Reizzustände akuter Art oder rezidivierende Schübe chronischer Reizzustände aus. Die Farbpigmentzeichen werden, wie schon erwähnt, metabolischen Problemen zugeordnet.

Es ist gut vorstellbar, daß eine Beurteilung so vielfältiger Kriterien einen starken Hinweischarakter hat und – die Empirie hat das immer wieder bewiesen – auch einen ausgezeichneten Überblick über die Gesamtzusammenhänge gesundheitlicher Belange bietet.

Die Irisdiagnose versucht sich über Konstitutionen und Unterkonstitutionen an das individuelle Geschehen einer Krankheitsdisposition und die Reaktionsbereitschaft des einzelnen Patienten heranzutasten. Es wird unterschieden zwischen:

1. der blauen Iris – der sog. lymphatischen Konstitution.
2. der braunen Iris, der sog. hämatogenen Konstitution und
3. der Mischiris (grau bis schmutzig grau-bräunlich).

Die lympathische Konstitution

Der lymphatische Konstitutionstyp reagiert vorwiegend über Lymphe und Lymphbahnen, das heißt die Krankheiten laufen vorwiegend über das Lymphsystem und die hurmoralen Verhältnisse im Körper ab, woraus sich ergibt, daß auch hier die therapeutischen Zugriffsmöglichkeiten für den Behandler liegen. Eine gesunde Ausscheidungsfunktion der Nieren und der Haut sind bei diesem Konstitutionstyp eine Voraussetzung.

Die lymphatische Konstitution wird in mehrere Unterkonstitutionen eingeteilt:

1. Die lymphatisch-neurogene Konstitution mit sehr zartem und feindifferenzierten Irisstroma. Es handelt sich um Menschen mit lebhaftem Pupillenspiel. Sie sind meist feinsinnig – schnell brennend, schnell erschöpft. –
2. Die hydrogenuide Konstitution. Oft ist eine gezackte Darmkrause zu beobachten. In der vierten und fünften kleinen Region sind weiße Flocken zirkulär angeordnet. Dieser Typ neigt zu Entzündungen der serösen Häute, zu Verklebungen und Verwachsungen. Auch hier sind Ausscheidungen und Aus-

schwitzungen eine wichtige Voraussetzung für die Gesundung.

3. Die rheumatische Konstitution.
   Die weißen Auflagerungen im Iristeil sind oft rombenförmig und werden als Störungen im Harnsäurestoffwechsel gedeutet. Die Neigung zu Rheuma und Gicht steht im Vordergrund, wobei wiederum die gesunde Funktion der exkretorischen Drüsen beachtet werden muß.
4. Die skrofulöse Form.
   Sie deutet auf Stauungen und Blockierungen durch Giftstoffe, die oftmals mit einer Blockierung des Vegetativums einhergehen kann.

Die hämatogene Konstitution

Man sagt ihr Anzeichen für eine Schwerblütigkeit nach, Stauung, Stokkung, Belastung und Überladung stofflich toxischer Art. »Die Gesamtdisposition des Braunäugigen liegt in den nutritiven Verhältnissen des Blutes, des Knochenmarks, der nervlichen und psychischen Kraft«, sagt E. H. Kabisch. Diese Konstitution neigt weniger zu explosiven Erkrankungen, als vielmehr zu schleichend chronischen Prozessen im Sinne von Trocknungsvorgängen, Eindickungen und Verhärtungen, besonders im Drüsenbereich. Zirkulationsstörungen stehen oft im Vordergrund der braunen Iris. Die Therapie muß abzielen auf ein Auflösen der Stockungen, ein »Verdünnen« und wieder Ingangbringen des trägen Fließens.
Sind in einer braunen Iris radiäre Zeichnungen zu sehen, so weist das auf eine Mischkonstitution zwischen Blau und Braun hin. Die Mischiris oder auch graue Iris deutet auf eine ererbte Konstitutionsmischung hin.
Auch schon diese grundsätzlichen Einteilungen können helfen, vom Patienten angegebene Beschwerden gleich in eine richtige Richtung einzuordnen, und so ist die Irisdiagnostik sicher einer der wichtigen Mosaiksteine naturheilkundlicher Gesamtschau und Diagnostik.

Literaturhinweise

Angerer, J.: »Handbuch der Augendiagnostik«, »Ophtalmotrope Phänomenologie«, Tibor Marczell Verlag, München.
Broy, J.: »Die Konstitution«, Tibor Marczell Verlag, München.
Deck, J.: »Grundlagen der Irisdiagnose«, Selbstverlag, Institut für Grundlagenforschung der Irisdiagnostik, Ettlingen.
Jaroszyk, G.: »Augendiagnostik«, Medizin-Verlag, Solms/Lahn.
Kriege/Lindemann, G.: »Grundbegriffe der Irisdiagnostik«, Iris Verlag, Osnabrück.
Lindemann, G.: »Augendiagnostik. Befunderhebung aus dem Auge. Lehrbuch«, Tibor Marczell Verlag, München 1984.

Nageldiagnostik

Wenn wir sagen, »viele Wege führen nach Rom«, so meinen wir in der Heilkunde, daß der menschliche Körper an vielen Stellen Einblick bietet, ob er gesund oder krank ist. Freilich haben die einzelnen diagnostischen Methoden einen verschiedenen Stellenwert und dabei ist die Hinweisdiagnose aus den Fingernägeln ganz sicher ein kleiner Teilaspekt – nichtsdestoweniger wichtig.
Insbesondere der Name des Heilpraktiker-Ehepaares Ernst und Rita Issberner-Haldane verbindet sich seit Jahr-

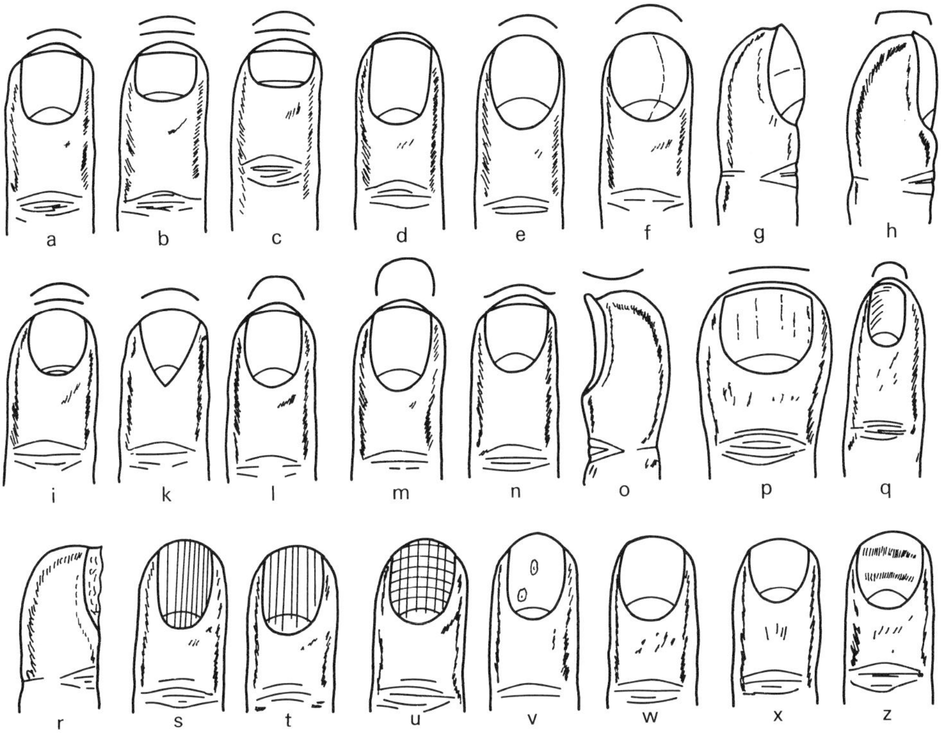

Nagelformen nach Issberner-Haldane

zehnten mit der medizinischen Hand- und Nagel-Diagnostik. Mit Wahrsagen oder aus der Hand lesen hat dies nichts zu tun – vielmehr kann jeder Behandler bzw. Diagnostiker von dieser zusätzlichen Phänomenologie Gebrauch machen, und besonders bei der Nageldiagnostik handelt es sich um Zeichen, die auch in klinischen Lehrbüchern aufgeführt sind.

Der normale Nagel muß eine glatte Oberfläche haben, darf keine Riefen und Rinnen aufweisen, einen natürlichen Glanz, eine leichte rosa Färbung und eine leichte Wölbung haben. Er darf weder zu spröde noch zu weich sein und muß einen normalen Nagelmond besitzen. Nach Rita Issberner-Haldane muß der normale Nagel etwas länger als breit sein. Der kürzere und etwas breitere Nagel kann als Hinweis gelten auf organische, vererbte oder veranlagte Herzstörungen.

Ein übermäßig kurzer Nagel weist auf eine erbliche Belastung des Urogenitalbereichs hin in Verbindung mit einem organisch schwachen Herzen. Einen langen, schmalen und gewölbten Nagel können wir bei Nierenbelastung antreffen. Ist der Nagel oval und kugelförmig und auch noch die Fingerform dergestalt, daß er aussieht wie ein Trommelschlegel, so wäre an Bronchialbelastung und Disposition für Tuberkulose zu denken.

Weiße Flecken in den Nägeln führt man auf übermäßige Harnsäure zurück, bei sehr blassen Nägeln soll man an Eisenmangel denken. Leicht bläuliche Verfärbung (Zyanose) läßt an zu-

viel Kohlensäure und zuwenig Sauerstoff denken und wird angetroffen bei Herz-Lungenstauung. Mehrere Längsrillen auf mehreren Nägeln gleichzeitig haben Verbindung mit einem veränderten Darmstoffwechsel: Darmflora beachten!
Auch was den Nagelmond betrifft, können wir zusätzliche Befindens-Informationen holen: ein Nagel ohne Mond solle an allgemeine Nervenschwäche und/oder Herz-Nervenschwäche denken lassen. Ein übergroßer Nagelmond wird beobachtet bei Herzrhythmusstörungen. Das sind nur wenige Zeichen, der Interessierte muß sich in der Literatur weitere Angaben holen, die über den Nagel hinaus die diagnostischen Möglichkeiten an der ganzen Hand betreffen.

Literaturhinweise

Bach, H.D.: »Äußere Kennzeichen innerer Erkrankungen«, Tibor Marczell Verlag, München.

Issberner-Haldane, E.: »Die medizinische Hand- und Nagel-Diagnostik«, Hermann Bauer Verlag, Freiburg 1981.

Issberner-Haldane, R.: »Atlas der Chirologie«, Hermann Bauer Verlag, Freiburg 1984.

Harnschau

Harnschau bedeutet natürlich nicht, sozusagen mit einem Blick durchs Uringlas der Labordiagnostik mit ihrer Präzisierung im mg/%-Bereich Konkurrenz zu machen oder sie zu überbieten. Im Bereich des präzisen Messens und Wiegens leistet die Harnschau weniger, gleichzeitig leistet sie aber auf einem anderen Gebiet viel mehr. Sie ist eine Diagnose der sinnlichen Wahrnehmung ähnlich der Irisdiagnostik. Man kann im Auge nicht die Gallensteine zählen, das kann mit Hilfe der Röntgenaufnahme oder Ultraschalldiagnostik geschehen, aber man kann sehr frühzeitig die Neigung zur Gallensteinbildung im Auge erkennen, lange bevor sie auf dem Röntgenbild zu sehen ist, und man kann die Bildung durch eine vorsorgliche Therapie verhindern oder zumindest erschweren. Als Diagnoseform der sinnlichen Wahrnehmung beurteilt die Harnschau Zustände im Sinne der Humoralpathologie (oder besser Säftelehre) und der Konstitutionslehre. Krankheit also als Begegnung ererbter Konstitutionsmängel – als Entwicklungsstufen vom Sanguiniker (Blut) zum Phlegmatiker (Schleim), Melancholiker (Schwarze Galle) oder Choleriker (Gelbe Galle) und auf Grund der Wirkung der Elemente Feuer, Wasser, Luft und Erde auf den Menschen – Begegnung also dieser konstitutionellen genetischen Gegebenheiten mit den Elementen in Form auch ihrer äußeren Einflüsse Hitze, Kälte, Trockenheit und Feuchtigkeit oder auch in Form jahreszeitlicher Bedingungen. Alles was die Harnschau beurteilt, sind Krankheitszustände, die durch die Ideologie des alten Weltbildes zu verstehen sind, das eine Krankheitslehre ausgeprägt hat von hoher Differenziertheit und folglich im Bereich von Diagnostik und Therapie Großes leistet. Im Unterschied zur Irisdiagnostik wird hier nicht die konstitutionelle Beschaffenheit des Nervengewebes beurteilt sowie die sozusagen *unphysiologische* Ablagerung von Stoffwechselgiften, sondern das Substrat, das der Körper auf dem Wege eines *physiologischen*

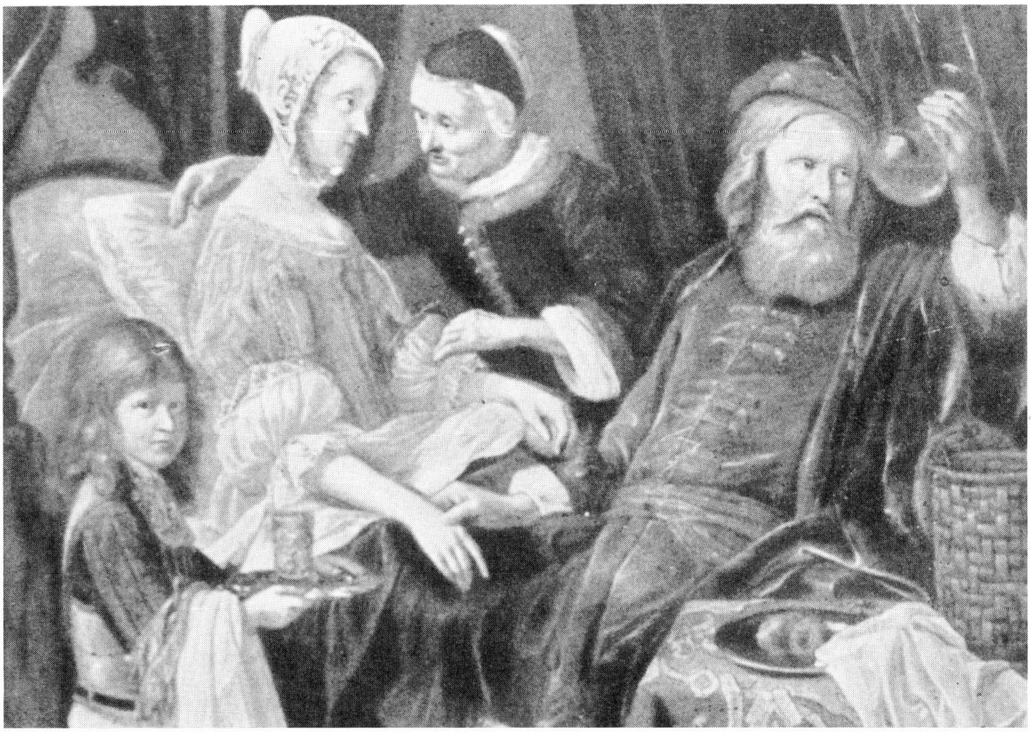

Harnschau bei einer Visite

Ausscheidungsprozesses abgibt. Aus dem Bemühen des Körpers, einmal Schädliches auszuscheiden und andererseits aus dem, was der Körper ausscheidet, weil er es durch bestimmte Krankheiten nicht mehr halten kann, hat sich auf empirischen Wege die Beurteilung des Urins mit den Mitteln der sinnlichen Wahrnehmung wie Riechen (evtl. Schmecken) und Schauen herausgebildet: die Harnschau.

Hufeland schrieb über die mittelalterliche Harnschau: »Urin ist das wichtigste Zeichen der Diagnostik zur Erkenntnis der Beschaffenheit des Blutes und der chemischen Prozesse im Körper, weil keine Sekretion in so unmittelbarer Verbindung mit der Zirkulation steht wie diese ...« Eingedenk der Tatsache, daß unsere Nieren eine Menge von 150 l Primärharn als eiweißfreies Ultrafiltrat dem Blutplasma abpressen, der dann durch glomeruläre Filtration, tubuläre Rückresorption und Exkretion zu der physiologischen 24-Std.-Menge Harn von ca. 1–1,7 l führt, ist es sehr gut vorstellbar, daß diese Ausscheidungen einige Aussagekraft über Vorgänge im Körper zulassen. Schließlich beinhaltet der Harn etwa 60 g an festen Stoffen, er enthält Hormone, Vitamine, Antigene und Antikörper, Fermente, auch Abbauprodukte der Steroidhormone u.a.m. Der Normalurin sollte klar und strohfarbig aussehen, etwas fade, aber nicht übel riechen. Das spezifische Gewicht schwankt zwischen 1005 und 1010.

Die Beurteilung des Harns beginnt mit

der Deutung des Geruches, welcher mit der Konzentration zusammenhängt. Beurteilt werden sollte zunächst relativ frischer Harn, denn zulange aufbewahrter Urin kann durch seine Zersetzung jauchig und ekelerregend riechen, ohne daß dieses auf eine Krankheit schließen läßt. Der Azetongeruch des Diabetikers ist allgemein bekannt, bei einer Blasenentzündung oder auch Darmfistel riecht Harn nach Schwefelwasserstoff, und so gibt es viele weitere Geruchsqualitäten und ihre Einordnung.

Die Harnschau kennt verschiedene Phänomene, so den *Zirkel* als kreisförmige oder spiralige Gebilde an der Oberfläche, schimmernd und meist in einer anderen Farbe als der Urin selbst. Der *Schaum*, der nicht durch Schütteln erzeugt wird, kann hell und fein bis dunkel oder bierbraun sein. Letztere Färbung wurde früher mit der schwarzen Galle in Verbindung gebracht (melanos). Das *Gewölk* deutet auf Unregelmäßigkeiten in dem Bereich hin, in dem es sich im Glas befindet, also oben oder unten. *Blasen* sind im Gegensatz zum Schaum nicht randständig; große und kleinere Blasen werden unterschieden. Auch Phänomene, die durch das Schütteln des Harns entstehen, dienen zur Beurteilung und weisen auf bestimmte Krankheitszustände hin.

Der gelbe Harn ist – wie gesagt – normal, wenn er in normaler Menge ausgeschieden, ohne Blasen- und Fadenbildung nach dem Schütteln seine normale Form wieder gewinnt. Die Beurteilung dieses Harns in Bezug auf Erkrankungen hängt dann nur von den Phänomenen der Zirkel, des Schaums, des Gewölks und der Blasen ab.

Der grüne Harn wird als Phänomen der Übersäuerung beurteilt. Hellgrün deutet in Richtung von Neuralgien, grüngelb-bräunlich, sehr einleuchtend, auf Leberstoffwechselstörungen. Der Harn grünlicher Prägung aus einer starken Fieberkrise gilt als prognostisch ungünstiges Zeichen.

Der weiße Harn, milchig oder molkig, spricht für eine Verunreinigung mit Fettröpfchen aus den Lymphgefäßen des Darmes, die in die Harnwege gekommen sind oder für eitrige Erkrankungen der Harnorgane. Der weißliche Harn mit Bodensatz zeigt den Blasenstein.

Der blaue Harn, der selten vorkommt, scheint eine Darmbezüglichkeit zu haben.

Der braune Harn kann entstehen durch Beimengen von Blut und Galle. Stinkender brauner Harn gilt als Zeichen von Abdominalstörungen.

Der schwarze Harn scheint Beziehungen zu den Meningen zu zeigen, denn im Zusammenhang mit Fieber klagt der Patient oft über Bewußtseinsstörungen.

Zur Technik der Harnschau sei gesagt, daß der Raum ausreichend beleuchtet sein muß, um die Farbe gut erkennen zu können, daß das Uringlas groß genug sein muß, um den während der Nacht angesammelten Urin vollständig aufzunehmen, und daß er sich am besten diagnostizieren läßt, wenn er nach dem Abgeben durch den Patienten nicht mehr bewegt wird. Auch der normale Urin kann Unterschiede aufweisen, die z.B. durch das Alter bedingt sind: bei Kindern weiß-milchig, bei Jugendlichen dunkler und trüb, bei

Erwachsenen gelb und klar und bei alten Leuten eher weißlich und klar. Der Grund für diese Unterschiede liegt in der verschiedenen Blutzusammensetzung bei jungen und älteren Menschen, was gleichzeitig auch mit der Verschiedenartigkeit der Temperamente nach den Säftelehren der Alten zusammenhängt, also der Entwicklung vom Sanguiniker zum Choleriker, zum Melancholiker oder Phlegmatiker oder eben zu einer der möglichen Mischformen.

Auch die Jahreszeiten üben ihren Einfluß aus auf die Zusammensetzung des Urins: im Winter reichlich und sehr hell, im Frühling gelblich und nicht so reichlich, im Sommer gelb mit feinem Bodensatz und im Herbst dem Frühling ähnlich. Verantwortlich dafür ist die Tatsache, daß uns die unterschiedlichen Jahreszeiten zu verschiedener Schweißabsonderung zwingen und somit die Blutzusammensetzung beeinflußt wird.

Eine kleine Anleihe der Harnschau, dieser Diagnoseform der sinnlichen Wahrnehmung, bei der Labordiagnostik kann hier zur Vervollständigung dienen: Bestimmung des spezifischen Gewichtes wie auch die Beurteilung des Sediments unter dem Mikroskop.

Das Institut für Volksheilkunde in Hochheim befaßt sich seit Jahren mit einem Versuch der Verifizierung der Phänomene der Harnschau, die auf der Empirie beruhen und durch ihre erstaunliche Treffsicherheit Großes in der Diagnose leisten können.

Literaturhinweise

Kloucek, P.J.: »Harnschau«, Naturheilpraxis Nr. 9, 1986, Pflaum Verlag, München.

Krack, N.: »Harnschau«, Haug Verlag, Heidelberg

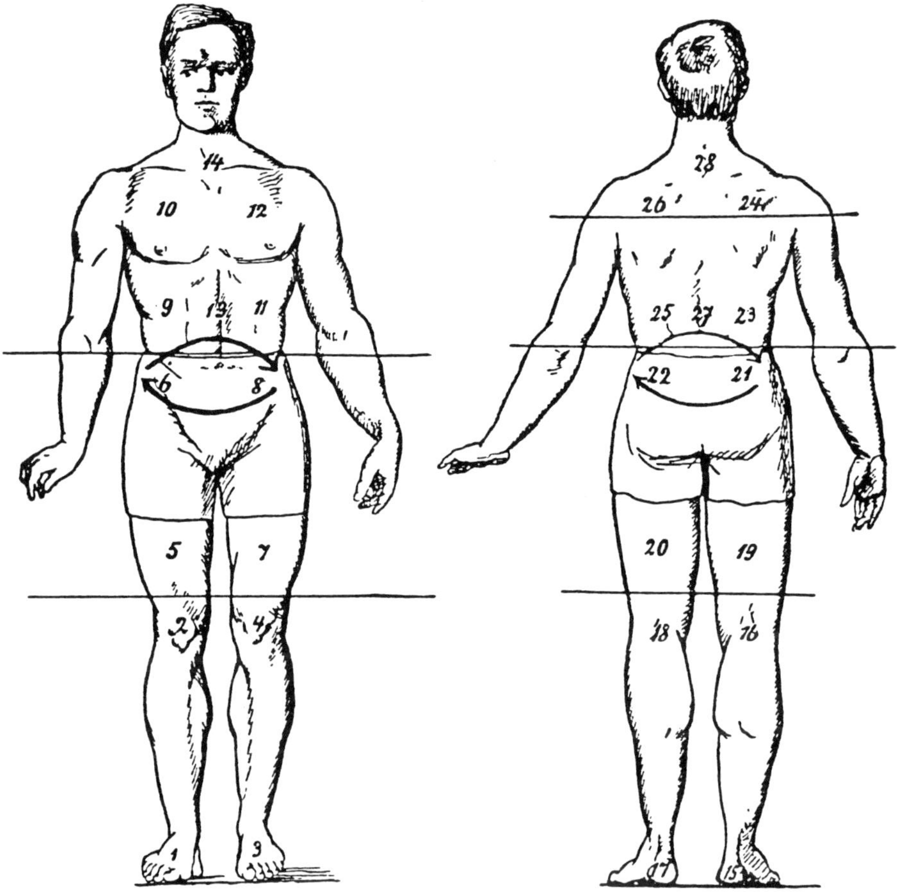
14
10
12
9
13
11
6
8
5
7
2
4
1
3
28
26
24
25
27
23
22
21
20
19
18
16
17
15

Reflexzonen – Diagnostik und Therapie

Es hat viele Vorläufer in der Entdekkung der Beziehungen zwischen Körperinnerem und Körperoberfläche gegeben, die Namen der meisten sind jedoch in Vergessenheit geraten. Erinnern sollte man an die Amerikaner W. und D. Griffin, die vor 150 Jahren ihre Beobachtungen über bestimmte Symptome bei inneren Krankheiten mit lokalisierten Reaktionen an der Wirbelsäule veröffentlichten. Auf diesen Erkenntnissen bauten die Theorien der amerikanischen Chiropraktiker und Osteopathen auf.

Die Namen der Skandinavier P. H. Ling, C. Lange und K. Faber sind mit den Arbeiten der Innen-Außen-Beziehungen des Organismus am Ende des 19. Jahrhunderts eng verbunden. Die Forschungen Heads und Mackenzies (siehe auch Kapitel Segmenttherapie) sind jedoch als Grundlagen der gesamten Reflexzonen-Erkenntnisse in diagnostischer und therapeutischer Hinsicht anzusehen. »Alle Nachfolger mußten sich an die Ausgangsbeobachtungen anlehnen, welche wie ein unverrückbarer Grundstein das ganze Gebäude in der Folgezeit tragen.« Zu ihnen gehören unter anderen der Homöopath Weihe (siehe Kap. Homöosiniatrie), dessen Methode später von mehreren Ärzten in Frankreich übernommen und in ihrer Aussage voll bestätigt wurde: G. Soulié de Morant, R. de la Fuye und Bonnet-Lemaire.

Die Neuraltherapie der Brüder Huneke, die Fußreflexzonentherapie, die modernen bioelektrischen Meßmethoden der Elektroakupunktur, die bioelektrische Funktionsdiagnostik, die Ohr- und Nasenreflexzonen, sie alle beruhen auf den gleichen Grunderkenntnissen.

Dr. Jochen Gleditsch beginnt das erste Kapitel seines Buches »Reflexzonen und Somatotopien« mit dem Satz: »Dem Menschen ist es eigen, hinter allen Erkenntnissen und Erfahrungen eine Ordnung zu suchen. Dies gilt in besonderem Maße für die Medizin, weil hier gestörte Ordnung Krankheit bedeutet.«

Auf formativ ordnende Kräfte in der Außen-Innen-Beziehung des Organismus weist der Göttinger Anatom Blechschmidt hin. Nach seiner Ansicht geht ein ordnender Einfluß von jenen Körperbereichen aus, die schon in der Embryonalzeit und -entwicklung gestaltend wirken. Dies bezieht sich hauptsächlich auf die Zellen der Körperoberfläche, denn die epitheliale Schicht der Haut ist in der Embryonalzeit der primäre Gestaltungsfaktor. Oberflächlich beginnt jeweils die Differenzierung als häutige Gliederung, ehe Strukturen von inneren Geweben ausgebildet werden. Daraus ist zu schließen, daß zwischen bestimmten Stellen der Peripherie und bestimmten inneren Organbereichen seit der Embryonalzeit enge Beziehungen bestehen, die durch entwicklungsgeschichtlich bedingte Verwandtschaft zeitlebens erhalten bleiben.

Als gemeinsames Merkmal aller Reflexzonen gilt eine funktionelle Beziehung bestimmter Punkte auf Haut oder Schleimhaut zu inneren, manchmal sogar fern liegenden Organen, die in beiden Richtungen verläuft. Diese Punkte werden erst im Falle einer Störung auffällig. Es sind also Reaktionspunkte, die erst durch eine Irritation nachzuweisen sind.

Eine Organstörung meldet diese dem entsprechenden Reflexzonenpunkt und bewirkt dessen Erregung. Die irritierten Punkte sind sogar durch veränderte Werte bei Hautwiderstandsmessungen nachweisbar. Auf umgekehrtem Wege lassen sich über diese Reaktionspunkte therapeutische Beeinflussungen der dazugehörigen Organbereiche herstellen.

Diese Therapie kann auf die verschiedenste Weise erfolgen: Die Fußreflexzonen werden durch eine Massage behandelt. An den Ohr-Punkten wird man Nadeln, ggf. auch Dauernadeln einsetzen, wobei die verschiedenen Metalle eine Rolle spielen können. Bei der Mund-Somatotopie ist die Injektionstherapie am wirkungsvollsten.

Die Punkte können auch mit Elektrostimulation, mit Einstrahlung bestimmten Lichts (Soft-Laser) an Ohr, Nase, Mund und Schädel behandelt werden. Ergebnisse der modernen Schmerzforschung haben neue Erkenntnisse über die Wirksamkeit dieser Reflexzonenbehandlungsmethoden erbracht und die naturheilkundlichen Arbeitshypothesen bestätigt. Die Endorphinforschung konnte nachweisen, daß z.B. bei einer Akupunktur-Analgesie durch periphere Stimulation Endorphine freigesetzt werden. Es wurde auch nachgewiesen, daß der Endorphinspiegel bei neurogenen Schmerzzuständen relativ niedrig ist, – er läßt sich also durch eine Reflexzonenbehandlung erheblich erhöhen.

Die zunehmenden Erkenntnisse in der Kybernetik lassen sich auch auf die Mechanismen der Reflexzonentherapien übertragen. Der peripher gesetzte Reiz ist im Sinne der kybernetischen Regelsysteme eine Information, deren Signalwirkung einen gestörten Regelkreis wieder zur Normalfunktion zurückzuführen vermag.

Segmentdiagnostik und -therapie

Die Bezeichnung »Segmenttherapie« fand der Arzt Dr. Max Kibler. Die Körpersegmente werden nach den Rückenmarksabschnitten bezeichnet, von denen sie nervlich versorgt werden. Das Segment an Körper und Extremitäten entspricht dem Ausbreitungsgebiet eines Spinalnervs in der Peripherie in Haut und Unterhautzellgewebe. Die Segmentdiagnostik und -therapie fußen auf der Erkenntnis, daß alle Teile eines Segments, die von den gleichen Nerven versorgt werden,

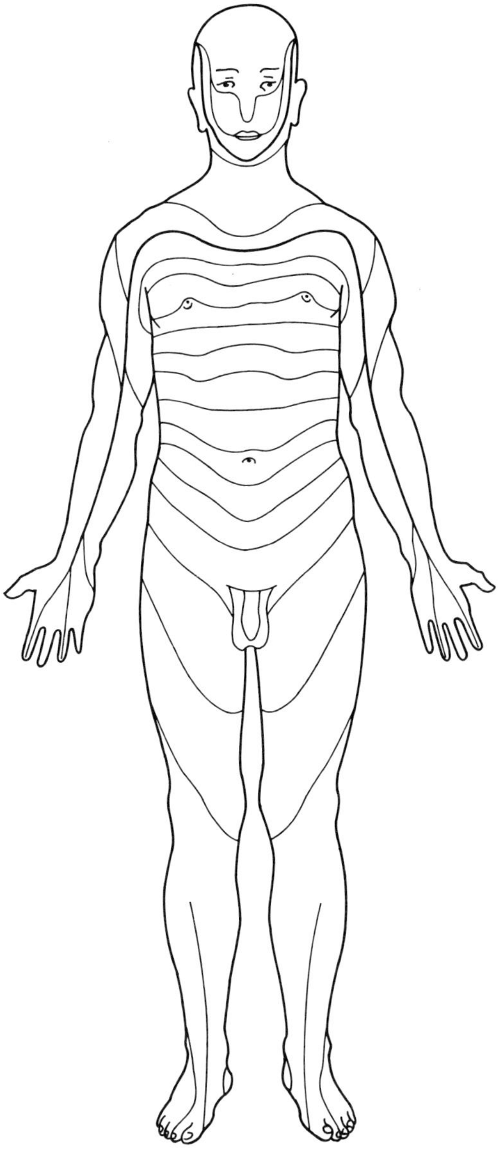

Die Dermatome des Menschen. Ventralansicht.

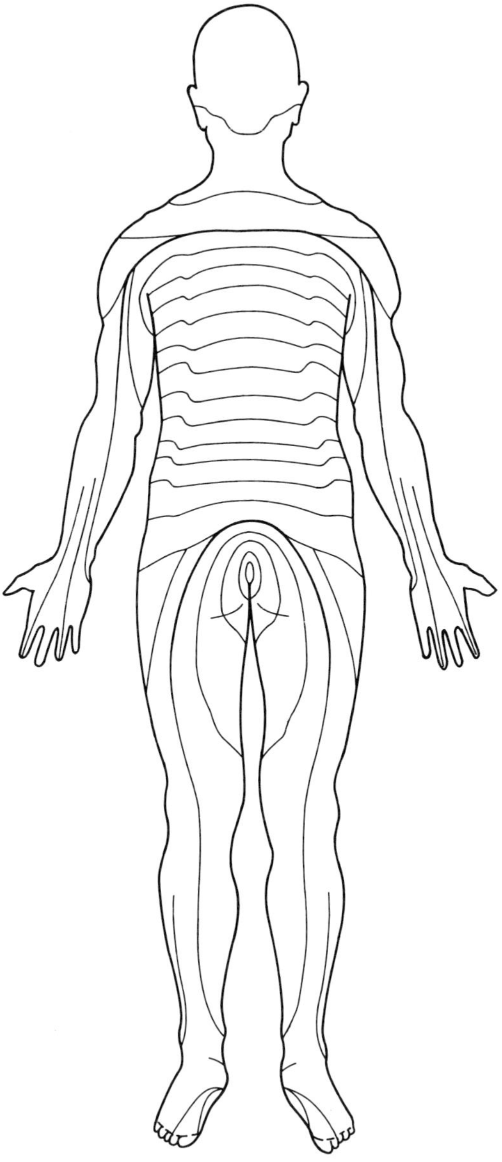

Die Dermatome des Menschen. Dorsalansicht.

auf Vorgänge innerhalb des Segments reflektorisch als Einheit antworten. Unphysiologische Dauerreize, die von den Regulationsmechanismen nicht mehr abgefangen werden können, stören die Funktion so nachhaltig, daß Krankheit entstehen kann.

Ende des vorigen Jahrhunderts entdeckten Head und Mackenzie völlig unabhängig voneinander die später nach ihnen benannten hypersensiblen und hyperalgetischen Zonen, die bei Erkrankungen innerer Organ häufig auffällige Veränderungen zeigten. Sie folgerten daraus, daß eine nervale Wechselwirkung zwischen den inneren Organen und den dazugehörenden Körperoberflächenzonen bestehen muß.

Auf der Hautoberfläche bilden sich die von Head gefundenen überempfindlichen bis schmerzhaft veränderten Areale, die man als Dermatome bezeichnet.

Das Bindegewebe zeigt als Reizantwort Spannungsveränderungen, Einziehungen und Quellungszustände. Mackenzie fand in der Muskulatur entsprechende hyperalgetische Zonen mit hypertonischen und hypertrophischen Veränderungen, die in der Tiefe als starke Muskelverspannungen spürbar werden.

Nach Dittmar antwortet auf einen Reiz innerhalb der Segmenteinheit das ganze »neuro-angio-myo-sklero-Dermatom«

Jedes Gewebe steht mit jedem anderen in Wechselwirkungsbeziehungen. Keine Erkrankung ist in Ursache und Wirkung lokal abgrenzbar, betroffen wird das Gesamtindividuum. Zum Beispiel: Der Organschmerz einer Gallenblasenentzündung führt, wie allgemein bekannt, reflektorisch zu neuralen Störungen in den zugehörigen Head'schen und Mackenzie'schen Zonen, die sich als Haut- und Muskelschmerzen und -spasmen und als Durchblutungsstörungen mit Auswirkungen auf den gesamten Stoffwechsel bemerkbar machen. Die sekundär in der Peripherie ausgelösten Schmerzen haben ihrerseits wieder negative Rückwirkung auf das Organgeschehen in der Tiefe.

Jedes erkrankte oder in seiner Funktion gestörte Organ projiziert seine Mißempfindungen in die ihm segmental zugeordneten Hautareale. Dies geschieht in um so ausgedehnterem Maße, je mehr die Erkrankung weitere benachbarte Segmente ergreift.

Die Irritation der Haut erstreckt sich auf sämtliche in ihr enthaltenen anatomischen Elemente; sie verändert pathologisch die gesamten physikalisch-chemischen Vorgänge wie den Mineral-, Flüssigkeits- und Säuren-Basen-Haushalt. Es kommt zur Gewebsaufquellung durch Ansammlung interstitiellen Wassers, wodurch das Gewebe weich und eindrückbar wird. Im weiteren Verlauf quellen die kollagenen Bindegewebsfibrillen auf, und die Haut wird hart und unverschieblich.

Für die Segmenttherapie gibt es nur eine diskutable Regel: Das persönliche Aufsuchen des irritierten Segments, wobei Augen und Hände die wichtigsten Werkzeuge sind, die durch nichts vollwertig ersetzt werden können.

Segmente sind anatomisch nicht abzugrenzen und außerdem noch individuell verschieden, so daß eine exakte Untersuchung unerläßlich ist, in welche Inspektion, Palpation, Sensibilitätsprüfung, Messung des Hautwiderstandes, Intensität des Dermographismus und Hauttemperaturmessungen eingeschlossen sein sollten.

Zur Segment-Therapie muß gesagt werden, daß es eine einzelne nicht gibt, sondern derer unzählig viele: Der heiße Aufschlag, die Wickel, alle Wärme- und Kälteanwendungen, die Schröpfkopfbehandlung, die Reiztherapie mit Zugpflastern, Blutegeln,

Massagen, – speziell die Bindegewebsmassage – die Neuraltherapie und auch die Akupunktur gehören zum uralten Erfahrungsgut der Heilkunst, mit denen man die Reflexverbindungen von der Körperoberfläche zum erkrankten Organ nutzen kann, um lindernd und heilend einzuwirken.

Literaturhinweise

Broy, J.: »Segmental-humorale Reiztherapie«, Galmeda, Düsseldorf 1973.

Dosch, P.: »Lehrbuch der Neuraltherapie«, Haug Verlag, Ulm 1980.

Gleditsch, J.P.: »Reflexzonen und Somatopien«, WBV Biologisch-medizinische Verlagsgesellschaft, Schorndorf 1983.

Kibler: »Das Störungsfeld bei Gelenkerkrankungen und inneren Krankheiten«, Hippokrates Verlag, Stuttgart 1958.

Kibler: »Segment-Therapie«, Hippokrates Verlag, Stuttgart 1950.

Ohr-Akupunktur

Über die geschichtlichen Hintergründe der Ohr-Akupunktur sind sich die Chronisten nicht ganz einig. Während die einen auf chinesische Quellen verweisen, berufen sich die europäischen Ärzte auf den französischen Mediziner Dr. Paul F. M. Nogier, der in den sechziger Jahren das erste europäische »Lehrbuch der Aurikulotherapie« verfaßte.
Tatsache ist aber, daß die Ohrmuschel in den Naturmedizinen zu allen Zeiten bei vielen Völkern besondere Bedeutung hatte. Im alten Ägypten wurden den Frauen zur Empfängnisverhütung bestimmte Punkte des Ohres gestochen. Ferner sei daran erinnert, daß fast alle Völker seit Jahrtausenden die Ohren besonders schmückten, ob aus mythischen oder medizinischen Gründen. Bei einigen afrikanischen Stämmen wurde durch das Tragen von Schmuckgegenständen eine enorme Form- und Größenveränderung des Ohrläppchens erzielt.
Viele Inderinnen tragen noch heute wertvolle Schmucksteine an genau vorgeschriebenen Stellen der Ohrmuschel und legen diese erst ab, wenn sie Witwen geworden sind.
Man vermutet, daß das Tragen von Ohrschmuck als Aphrodisiakum gilt.
Bemerkenswert sind auch die übergroßen Ohren der Buddhastatuen und der kultischen Figuren der Inkas und Azteken. Im asiatischen Raum ist das Ohr das Symbol für die Entstehung des Menschen und im übertragenen Sinn symbolisch für das Entstehen des Lebendigen und Geistigen aus dem Materiellen. Dieser Vorstellung entspricht der Ritus der alten Iraner, Sterbenden – beim Übergang vom Leben zum Tod – einen Trank ins Ohr zu tropfen.
Das äußere Ohr war aber auch in unseren Breiten von Bedeutung. Erbforscher haben sich besonders mit individuellen Form- und Größenunterschieden beschäftigt, deren charakteristische Merkmale weder von der Umgebung noch von funktionellen Faktoren abhängig waren. Es wird behauptet, daß die Form der Ohrmuschel zum Charakter und zur Intelligenz des Trägers in Beziehung stünde. Schon in der griechischen Mythologie ist von der Jupiterfalte (einem besonders ausgebildeten Ohrläppchen) als Zeichen großer Geisteskräfte die Rede.
Die Erkenntnisse der heute praktizierten Aurikulotherapie fußten – wie schon so häufig – auf einer Zufallsentdeckung des Allgemeinpraktikers Dr.

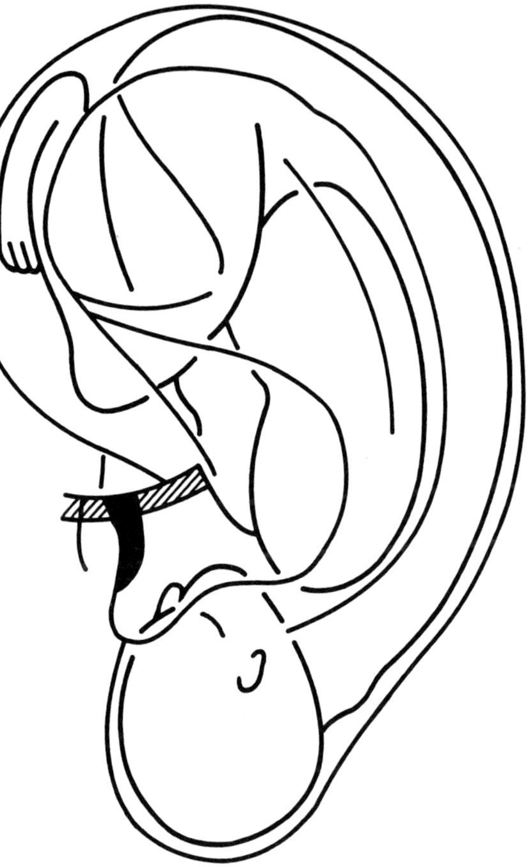

Verteilung der Organzonen in der Ohrmuschel entspricht etwa der Embryonallage im Mutterleib

Nogier aus Lyon, der an der Ohrmuschel einiger Patienten eine eigenartige Narbe entdeckte, die von einer besonderen Behandlungsart bei Ischiasentzündungen herrührte. Man hatte den oberen Teil sowie den Rand der Antihelix auf der Neuralgieseite kauterisiert (= Versengen der Hautoberfläche mit glühendem Metall oder glimmendem Holz). Die befragten Patienten sagten übereinstimmend, daß die schweren Ischiasschmerzen schnell nachgelassen hätten, während alle vorher angewendeten Behandlungsverfahren erfolglos waren.

Dr. Nogier ersetzte das recht barbarische Kauterisieren durch einfaches trockenes Stechen mit einer Näh- oder Stecknadel an den entsprechenden Punkten.

Als er sich jedoch in der medizinischen Literatur umsah, mußte er feststellen, daß er offenbar eine sehr alte Heilmethode neu entdeckt hatte. In den Schriften des Hippokrates finden sich Hinweise, daß man die außerordentlich schmerzhafte Ischiasneuralgie am Ohr lindern könne.

Es waren aber nur einzelne Ohrpunkte bekannt, ohne daß eine Syste-

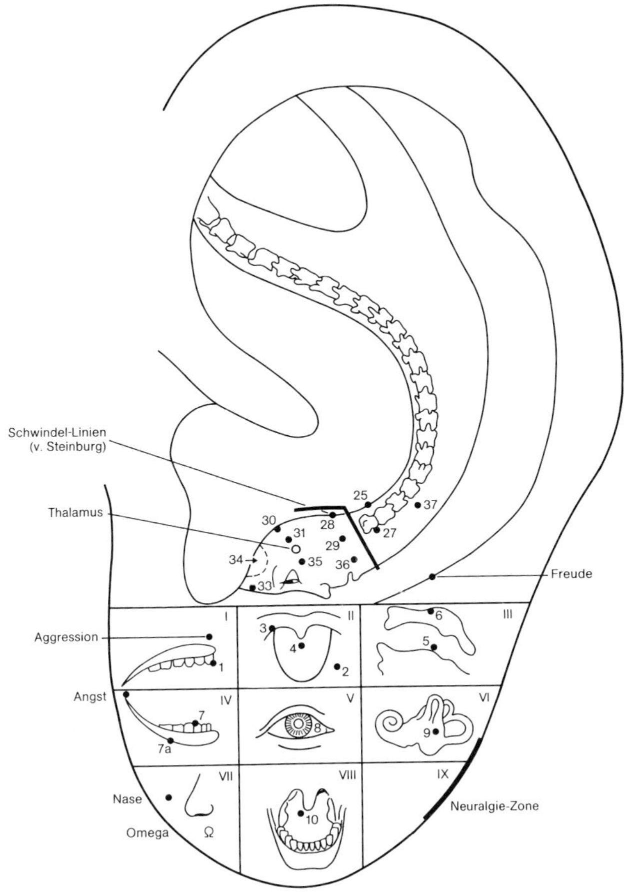

Kopforgan- und Funktionspunkte

matik daraus entwickelt worden wäre, wie sie Dr. P. Nogier aufgrund seiner langjährigen Beobachtungs- und Forschungsergebnisse erstellte.

Als physiologische Erklärung scheint es von Wichtigkeit zu sein, daß die Ohrmuschel von drei verschiedenen Nerven versorgt wird, deren Innervationsgebiete die Organe und Gewebe je eines der drei Keimblätter repräsentieren. Demnach sind die Kopforgane kaudal und die Extremitäten kranial dargestellt, wodurch sich das Bild eines auf dem Kopf stehenden Embryos ergibt so wie er im Mutterleib liegt. Jede dieser drei Projektionszonen betrifft einen bestimmten Bereich: die entodermale Zone den substanzhaften Stoffwechsel, die mesodermale den motorischen mit dem Bewegungsapparat, und die ektodermale Zone den übergeordneten Regulationsbereich mit Kopf und dem zentralen Nervensystem.

Für jede der drei Zonen fand Nogier Schlüsselpunkte, die er als Omega-Punkte (= Hauptpunkte) kennzeichnete. Der Bogen der Antihelix projiziert die gesamte Wirbelsäule. Die Projektionen der inneren Organe in

der Concha werden von der chinesischen und der französischen Schule teilweise unterschiedlich interpretiert. Nogier erkannte, daß manche Reaktionspunkte innerer Organe Korrespondenzpunkte zum zugehörigen vegetativen Nervenplexus sind.
Zur Punktsuche bedienen sich die heutigen Akupunkteure meist eines kleinen Gerätes, mit dessen Hilfe der elektrische Hautwiderstand an der Oberfläche gemessen werden kann oder einer Sonde, mit der die einzelnen Punkte auf Druckschmerzempfindlichkeit untersucht werden. Das korrekte Auffinden der jeweils wichtigen Ohr-Punkte ist nicht ganz einfach und dauert oft erheblich länger, als die eigentliche Akupunktur.
Das Spektrum der Behandlungsmöglichkeiten und der Heilung wird als sehr weit bezeichnet, chronische Schmerzzustände, langdauernde Migräne, Trigeminusneuralgien, Ischialgien, rheumatische Beschwerden, Depressions-, Angst- und Organneurosen, um nur einige zu nennen. Bei degenerativen Erkrankungen mit Organveränderungen (Krebs, Tbc, MS, Polio) stößt die Aurikolo-Medizin an ihre Grenzen.

Literaturhinweise

Bahr, F.: »Ohr-Akupunktur«, Schweizer Verlagshaus, Zürich 1976.

Buchholz, W.: »Praxis der französischen Ohrakupunktur«, Münks Verlag, Krefeld 1987.

Fleck, F.G.: »Praxis der chinesischen Ohrakupunktur«, Münks Verlag, Krefeld 1975.

Gleditsch, J.M.: »Reflexzonen und Somatopien«, WBV Biologisch-medizinische Verlagsgesellschaft, Schorndorf 1983.

König, G./Wancura, I.: »Einführung in die chinesische Ohrakupunktur«, Haug Verlag, Heidelberg 1973.

König, G./Wancura, I.: »Praxis und Theorie der neuen chinesischen Akupunktura, Bd. III: Ohr-Akupunktur, Verlag Wilhelm Maudrich, Wien, München, Bonn 1987.

Lange, G.: »Akupunktur der Ohrmuschel«, WBV Biologisch-medizinische Verlagsgesellschaft, Schorndorf 1983.

Fuß-Reflexzonentherapie

Außer der Reflexzone des Ohres dürfte die Reflexzone der Fußsohlen am bekanntesten sein. Es handelt sich hierbei um die Wiederentdeckung eines alten Heilverfahrens, da sich bereits im 16. Jahrhundert Literaturaufzeichnungen mit dem Hinweis finden, daß schon vor ca. viertausend Jahren in Indien nach einer Methode mit Druckpunkten am Fuß behandelt worden sei.
Von verschiedenen Indianerstämmen weiß man, daß sie zur Linderung großer Schmerzen reflektorische Behandlungsmethoden an den Füßen vorgenommen haben. 1582 machte ein Dr. Ball in Leipzig eine organferne Druckpunkttherapie bekannt.
1916 wurde dieses Verfahren von Dr. Fitzgerald (USA) unter der Bezeichnung »Zonentherapie« vorgestellt und fand sehr schnell in ganz Amerika Verbreitung. Um 1925 soll nach Dr. White die »Zonentherapie« dort bekannter als jedes andere manuelle Heilverfahren gewesen sein. Die Namen des Arztes William Fitzgerald und seiner Schülerin Eunice Ingham sind eng mit dieser Methode verbunden.
In Deutschland war es die Heilpraktikerin Hanne Marquardt, die alle diesbezüglichen Erkenntnisse in ein System brachte und ihre Erfahrungen an viele Therapeuten weitergegeben hat. Ihr verdanken wir die guten Dar-

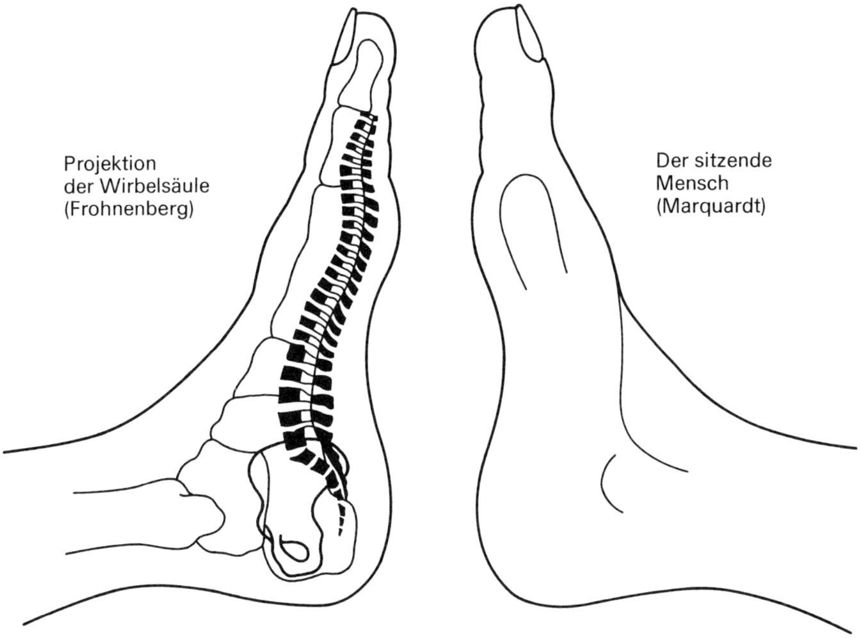

stellungen der Projektionsareale am Fuß. Genau genommen versteht man unter dem medizinischen Begriff des Reflexes nach Pschyrembel »unwillkürlich ablaufende Muskelkontraktionen, die durch äußere Reize unter Vermittlung eines Zentralorgans hervorgerufen werden«. Unter Fußreflexzonen versteht man allerdings Reaktionszonen organferner Körperareale ausgehend von inneren Organreizen und umgekehrt. Diesen Wechselbeziehungen von Innen und Außen liegen die Forschungsergebnisse von Head und Mackenzie zugrunde, die die segmentalen Zusammenhänge bestimmter Oberflächengebiete des Körpers zu inneren Organen erkannten. Das Fußreflexgebiet stellt als Tastsinnesorgan (wie das aller anderen Sinnesorgane auch) ein Projektionsfeld des gesamten Organismus dar.

Symmetrische Organe sind in den entsprechenden Zonen auf beide Füße projiziert, das Fußpaar ist also eine Einheit. Die Zeichnung veranschaulicht, wie man sich das gesamte Körperbild in verkleinertem Maßstab in den Füßen vorzustellen hat, es werden Kopf, Hals und Rumpf sichtbar. Organe in der Mitte, wie die Wirbelsäule, sind auf der Innenkante von beiden Füßen zu finden. Paarig angelegte Organe stellen sich auf den Plantarflächen in 2 Zonen je rechts und links, unpaarige nur einmal gemäß ihrer anatomischen Lage dar.
Nach Fitzgerald gibt es eine vertikale Unterteilung in 5 Zonen und 3 Querteilungslinien nach Marquardt.
Danach liegen die Organe von Kopf und Hals bis zum Schultergürtel oberhalb der 1. Horizontallinie, die durch alle Zehengrundgelenke geht. Thorax-

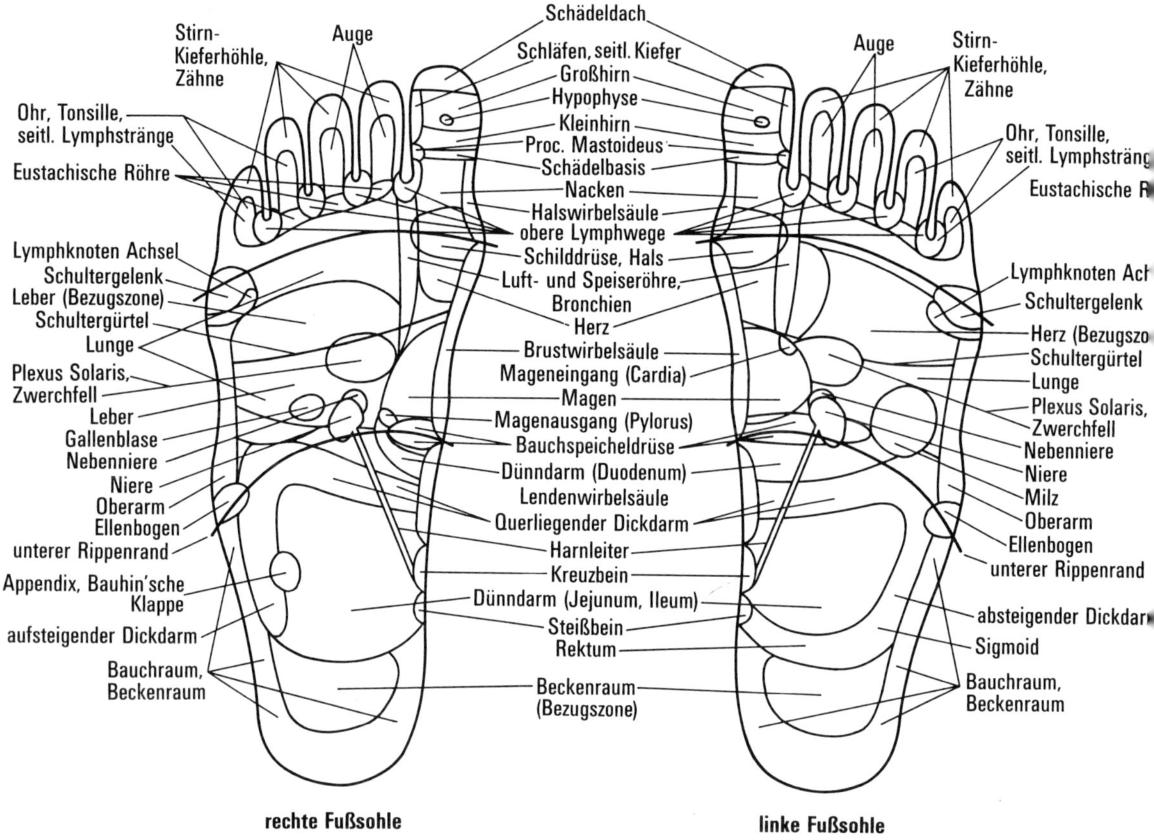

Reflexzonen der Füße nach H. Marquardt

und Oberbauchorgane sind im Mittelfeld bis zur 2. Querlinie zu finden, die ungefähr der Gürtellinie des Menschen entspricht. Auch die seitlichen Fußgebiete werden mit einbezogen. Sie gelten als Reflexgebiete von Muskeln und Nerven der unteren Extremitäten, die sich grundsätzlich auf den Fußrückseiten darstellen, während die inneren Organe auf den Fußsohlen liegen.

Die Zonen der oberen Extremitäten sind am 5. Mittelfußknochen zu erfühlen. Das meist sehr feste Gewebe der Fersenunterseite entspricht den Zonen der Beckenorgane, die seitlich bis zu den Knöchelrändern zu ertasten sind.

Die Behandlung wird am liegenden Patienten vorgenommen. Voraussetzung wie bei jeder Massage ist ein gut belüfteter, warmer, heller Raum, eine breite gut gepolsterte Liege, Knie-, Kopf- und Nackenrollen falls notwendig, eine leichte Decke, um Wärmeverluste auszugleichen. Der Behandler sitzt am Fußende. Die Füße des Patienten sollten auf der Massagebank und nicht auf den Oberschenkeln des Massierenden liegen.

Die Grifftechnik, die in der Regel aus 2 Phasen besteht, muß sehr individuell ausgeführt werden. Sie besteht in einer kurvigen Aktivität der massierenden Finger und dem Loslassen in kleinsten Gebietsabständen, wodurch ein wellenförmiger Rhythmus entsteht.

Die erste Reflexzonenmassage dauert bei einer Anfangsbehandlung ca. 30–45 Minuten, wobei durch systematisches Durchtasten aller Organzonen ein objektives Bild eines eventuell abnormen Befundes (Schmerzzonen) erstellt wird. Dabei müssen die Reaktionen des Patienten genau beobachtet werden. Eunice Ingham spricht in ihrem Buch von kristallinen Ablagerungen, die sich an Nervenendigungen befinden können und dem Patienten schon bei geringem Massagedruck starke Schmerzen verursachen. Darum ist es wichtig, während oder auch nach der Reflexzonenmassage auftretende mögliche Reaktionen mit dem Patienten zu besprechen, da diese sehr heftig sein können.

Die Behandlung sollte in der Regel 2 Anwendungen wöchentlich nicht überschreiten. Manchmal stellen sich spontane Besserungen eines Krankheitszustandes schon nach der ersten oder nur wenigen Behandlungen ein.

Kontraindziert ist die Fußzonenreflexmassage bei:

- infektiösen und fieberhaften Erkrankungen,
- akuten Venen- und Lymphdrüsenentzündungen,
- bevorstehenden Operationen
- Risikoschwangerschaften.

Die bis jetzt vorliegenden Erfahrungen haben gezeigt, daß bei schwersten Erkrankungen wie Parkinson, Multipler Sklerose und auch bei bösartigen Tumoren einige begleitende Funktionsstörungen wesentlich gebessert werden konnten:

- die Anregung der Ausscheidungsvorgänge über Haut, Nieren und Darm,
- die Verbesserung der Schließmuskelfunktion von Blase und Darm,
- die Erleichterung von schweren Schmerzzuständen.

Literaturhinweise

Gleditsch, J.M.: »Reflexzonen und Somatopien«, WBV Biologisch-medizinische Verlagsgesellschaft, Schorndorf 1983.

Ingham, E.D.: »Geschichten, die die Füße erzählen können«, Rochester/USA

Marquardt, H.: »Reflexzonenarbeit am Fuß«, Haug Verlag, Heidelberg 1983.

Sedlacek, E.: »Die Fußreflexzonen«, Maudrich Verlag, Wien, München, Bern 1986.

Hand-Reflexzonen

Die Handreflexzonen – auch ein Tastsinnesorgan – zeigen hinsichtlich ihrer Lokalisation große Übereinstimmungen mit den Reflexzonen am Fuß. Ein Vergleich beider Projektionsfelder läßt deutlich erkennen, daß z.B. die Wirbelsäule an der Hand ähnlich an der Innenkante verläuft wie am Fuß. Auch die Plazierung der Kopforgane zeigt auffallende Kongruenzen.

An der Hand sind eine Reihe von Akupunkturpunkten bekannt, die aber kaum eine Zuordnung zu bestimmten Projektionsfeldern erkennen lassen. Sie werden von J. Bischko als Satelli-

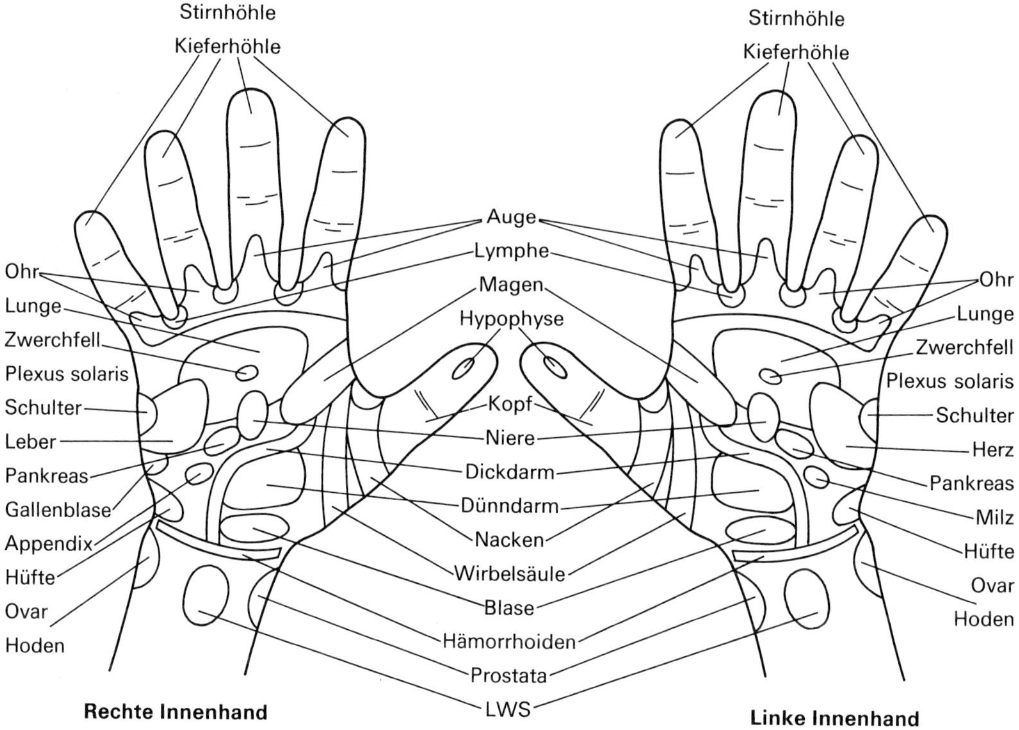

Reflexzonen der Hände

tenpunkte der Körperakupunktur bezeichnet und sind auf den Meridianpunktketten zu finden.
Am Erfolgversprechendsten scheinen die Behandlungspunkte für Lumbalbeschwerden, Halswirbelsäulenschmerzen und Ischialgien zu sein. Diagnostisch erscheint die Beurteilung zugeordneter Areale der Handinnenfläche in Bezug auf Farbe, Turgor und andere Veränderungen lohnend, wie sie auch in der Hand- und Nageldiagnostik beschrieben werden.

Literaturhinweise

Fleck, G.F.: »Die chinesische Handakupunktur«, Münks Verlag, Krefeld.
Gleditsch, J.M.: »Reflexzonen und Somatopien«, WBV Verlag, Schorndorf 1983.
Issberner-Haldane, E.: »Die medizinische Hand- u. Nageldiagnostik«, Hermann Bauer Verlag, Freiburg 1981.

Zungendiagnostik

Bei allen Völkern hat man den Veränderungen der Zungenoberfläche als Zeichen von Vorgängen im Verdauungstrakt große Beachtung geschenkt. Die alten Ärzte Asiens und Griechenlands kannten die diagnostischen Hinweise von Zungenveränderungen genau, und auch aus China und Tibet gibt es aus alter Zeit Aufzeichnungen über die Zungensymptomatik. Die Zustandsbeobachtung der Zunge muß aber exakt und kontinuierlich durchgeführt werden von Woche zu Woche, manchmal von Tag zu Tag, um die sich ändernde Beschaffenheit verfolgen zu können. Bei akuten Zuständen ist meist die ganze Zunge betroffen, während bei chronischen Erkrankungen nur organbezügliche Teilabschnitte verändert sind.

Der Gefäßreichtum der Zunge ermöglicht hier, krankhafte Funktionsveränderungen im Gebiet der Endstrombahn besonders gut beobachten zu können, da der Zungenschleimhaut auch der Pigmentgehalt anderer Stellen der Körperoberfläche fehlt. Außerdem ist die Inspektion der Zunge für den Patienten – verglichen mit anderen Untersuchungsmethoden – mit keiner Belästigung verbunden.

Wichtig sind die Beläge der Zunge, die durch farbliche Veränderungen auffallen; sie lassen diagnostische Rückschlüsse in besonderem Maße zu. Ein weißlicher Belag weist auf gastrische, ein gelblicher auf Leber-Galle, ein grau-schwärzlicher auf Niere-Blase und ein bräunlicher auf enteritische Beteiligung hin. Umgekehrt deuten Rückbildungen der Zungenveränderungen zum Normalzustand die Besserung des betreffenden Gebietes an.

Die Veränderungen der Zungenoberfläche hängen mit der irritierten Trophik bei krankhaften Zuständen und der veränderten Innervierung der Zunge zusammen, da die zu einem bestimmten Organbereich gehörigen vegetativen Nerven ebenfalls in einen veränderten Spannungszustand gelangen, wenn das Organ gestört ist. Dieses führt zur Bildung des Belages und anderen morphologischen Veränderungen.

Aus der Tatsache, daß drei verschiedene Gehirnnerven die Zunge innervieren, wird auch die diagnostische Topographie verständlicher. Dadurch wird ihre Bezogenheit zu Organsystemen verständlich.

Der vordere Teil der Zunge hat Beziehung zum Magen, der mittlere zur Leber und der hintere zum Darm. Auch die rechte und linke Seite unterliegen verschiedener Beeinflussung. Wichtig ist der Sulcus medianus, der den Zustand des ganzen Verdauungstraktes anzeigt. Weiter hinten am Zungengrund das Feld des Colons. Stark gerötete kurze Einrisse im Magenfeld lassen auf ein Ulcus schließen. Strobl hat einige Punkte zusammengefaßt, die man sich leicht einprägen kann:

- Eine reine Zunge weist auf einen gesunden Verdauungstrakt hin.
- Eine trockene Zunge tritt bei Fieber und Austrocknungserscheinungen auf.
- Zittern beim Herausstrecken finden wir bei Alkoholikern, verschiedenen Gehirnerkrankungen und bei nervösen Personen.
- Eine Vergrößerung der Zunge sehen wir bei Akromegalie und Entzündung.
- Gastritis macht einen weißlichgelben Belag auf der Zunge; das Ulcus nicht.
- Eine geschwollene Zunge mit Zahneindrücken an den Rändern und einem dicken grauen Belag deutet auf eine akute Gastritis hin.
- Dicker gelblicher bis bräunlicher Belag weist auf Leber- und Gallenerkrankungen hin, auf Stauungen im Pfortadersystem.
- Starker Belag, Blässe und ödematöse Schwellung sprechen für Urämie.
- Die rote Himbeerzunge ist bei Scharlach bekannt.
- Eine trockene, dunkelbraune bis schwärzliche Zunge spricht für Typhus.
- Abwechselnde Verfärbung und Rotwerden der Zunge sprechen für Aorteninsuffizienz.

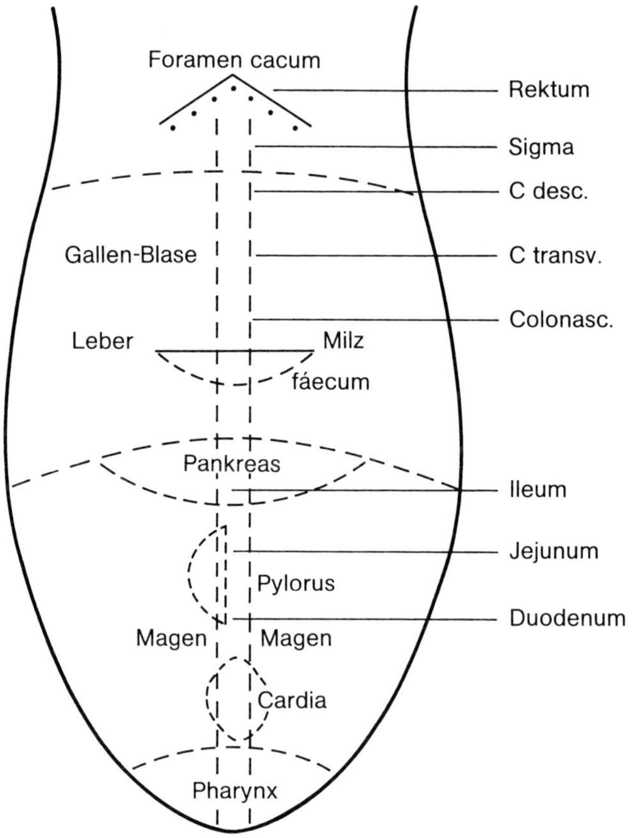

Topografie der Zunge

- Trockene Zunge mit einem roten Streifen durch die Mitte spricht für schwere Darmentzündung und Spasmen.
- Eine trockene Zunge mit vielen Einrissen weist auf Diabetes.
- Eine trockene Zunge, in der Mitte braun, die Ränder feucht und rot zeigt eine Dünn- und Dickdarmentzündung an.
- Belag an der Spitze und hellrote Ränder weisen auf Störungen in der Säurebildung hin.
- Trockene Zunge, Basis wie mit Lehm belegt, deutet auf geschwürige Prozesse im Darm.
- Ein trockenes Gefühl auf der Zunge, trotzdem sie feucht ist, tritt auf bei allgemeiner Anämie und besonders bei schlechter Durchblutung der Baucheingeweide.
- Ein gelber Zungenbelag mit Zahneindrücken und rotem Rand weist auf Leber- und Gallenleiden hin mit Ikterus, besonders auf Erkrankungen des Leberparenchyms.

Es lohnt sich also, sich vom Patienten öfters einmal die Zunge herausstrekken zu lassen.

Literaturhinweise

Deppert, K.: »Die systematische Zungensymptomatik bzw. -diagnostik«, Acta biologica Nr. 2, 1977, Pascoe, Gießen.
Gleditsch, J.M.: »Reflexzonen und Somatopien«, WBV Biologisch-medizinische Verlagsgesellschaft, Schorndorf 1983.
Jacoby, H.: »Veränderungen der Zunge in der Diagnostik des praktischen Arztes«, Schattauer Verlag, Stuttgart 1960.
Strobl, A.: »Die Zungendiagnostik als Hilfsmittel des praktischen Arztes«, Sonderdruck, Haug Verlag, Heidelberg.

Nasenreflextherapie

Das Punktsystem der äußeren Nase ist weitgehend identisch mit dem der klassischen Akupunktur und ist als eigenständige Therapie nicht sehr verbreitet.
Wie in der Ohrakupunktur ist das exakte Auffinden und Behandeln der einzelnen Punkte wesentlich für den Therapieerfolg, der dann aber überraschend schnell eintritt. Die Reaktionspunkte lassen drei verschiedene Linien erkennen: die wichtigsten liegen am seitlichen Rand der Nase und des Nasenflügels, wo sich die einzelnen Abschnitte des Bewegungsapparates spiegeln (Linie der Motorik). Die Punkte der inneren Organe verlaufen über die Mittellinie der Nase, von wo aus Herz, Lunge, Leber, Niere und Milz zu beeinflussen sind – in der klassischen Akupunktur Yin-Organe – wonach diese Linie auch als Yin-Linie bezeichnet wird.
Die sog. Yang-Linie verläuft etwa in der Mitte beider Punktketten und stellt Reaktionsfelder des Urogenital- und Verdauungstraktes dar, wie Gallenblase, Magen, Dünndarm, Dickdarm und Blase.
Einige Mittellinienpunkte sind besonders bemerkenswert: so der in der Mitte zwischen den Augenbrauen liegende sogenannte »Wunderpunkt«. Die Stimulation des Mittellinienpunktes auf der Nasenspitze kann sofortiges Erbrechen auslösen und wird bei Alkoholintoxikation benutzt.
Zwischen Nase und Oberlippe findet sich der sog. »Wiederbelebungspunkt«, der bei kollabierten Patienten durch einen kurzen, kräftigen Stich sofortige Wirkung zeigt.
All diese Punkte der äußeren Nase stammen aus der klassischen Akupunktur, während die Erforschung der inneren Nasenpunkte mit ihrer Wechselbeziehung zum Gesamtorganismus ein Verdienst des Berliner Gynäkologen W. Fließ sind, der veränderte Nasenschleimhautverhältnisse korrespondierend zu Unterleibsanomalien beobachtete.
Diese Reflexstellen sind dem Head'schen Segmentsystem zuzuordnen.
Bei der heutigen Nasenreflexzonentherapie wird die Massage der infrage kommenden Stellen mit Wattestäbchen vorgenommen, die mit ätherischen Ölen getränkt sind. N. Krack hat das Verfahren einer Vibrations-Massage entwickelt und erprobt. Es werden vier Reflexzonen unterschieden:

1. Die *Respirationszone* am Ende der mittleren Muschel, von wo aus Zwerchfell, Lunge und Bronchien bei chron. Bronchitis, Asthma bronchiale und Lungen-Emphysem zu beeinflussen sind.

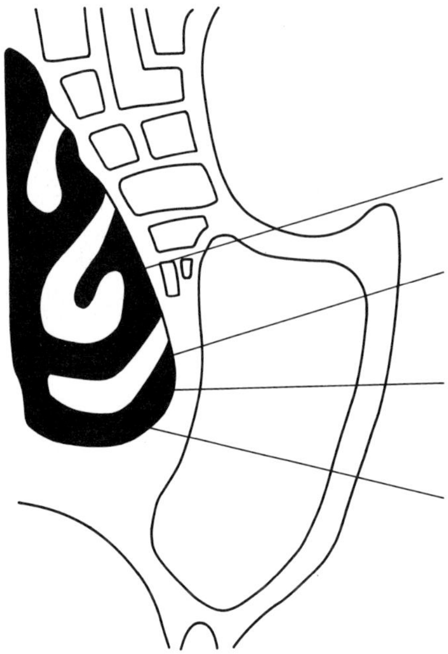

Reflexzonen der Nasenmuscheln nach Gleditsch

2. Die *Zervikal- oder Kopfzone*, die am hinteren Ende der unteren Muschel liegt, als Therapiebereich für Schwindel, Migräne und Kopfschmerzen.
3. Die *Digestionszone* im mittleren Teil der unteren Muschel mit Einflußmöglichkeiten auf den Verdauungstrakt mit Magen, Leber, Galle, Pankreas und Darm. Als Indikation werden hier Gastritis, Ulzera, Obstipation und Diarrhoe genannt.
4. Die *Urogenital-* oder Beckenzone am Kopf der unteren Muschel mit ihrer Verbindung zu den entsprechenden Organen und ihren Funktionsstörungen ist die vielleicht wichtigste, die auch zur Entdekkung der Nasenreflexzonen führte.

Literaturhinweise

Gleditsch, J.M.: »Reflexzonen und Somatopien«, WBV Biologisch-medizinische Verlagsgesellschaft, Schorndorf 1983.
Krack, N.: »Nasale Reflexzonentherapie«, Haug Verlag, Heidelberg 1975.

Ernährungstherapie

Fasten

Der Brauch des Fastens ist so alt wie die Völker dieser Erde. Immer und überall finden sich zwei Formen des Fastens: das eigentliche Heilfasten und das kultische oder religiöse Fasten, die in alten Kulturen oft ineinander übergingen aufgrund der Erfahrung, daß das Heilen des Körpers und das »Heil der Seele« unverkennbar voneinander abhängig sind. Priester, Propheten und Eingeweihte wußten seit jeher, daß strenges Fasten nicht nur den Körper von Krankheiten befreit, sondern auch den »inneren Menschen« aus quälenden, unerwünschten und hemmenden Bindungen zu lösen vermag.

Die großen Religionsstifter und Gesetzgeber, die früher alle auch Hygieniker und Ärzte waren, bauten das so notwendige vorbeugende Fasten in die jeweiligen Ritualvorschriften ihrer Religionen ein, die sich bis heute erhalten haben. Es ist sehr eindrucksvoll, die alten Kirchenvätern und streng lebenden Asketen der Geschichte zu lesen – ob es nun Eremiten, Herrscher, Mönche oder Philosophen waren –, wie sie mit häufigem Fasten und magerer Kost (Brot, Datteln, Salat und Wasser) ein fast legendäres Alter erreichten. Der Eremit Paul soll 115, St. Hieronymus fast 100 und St. Antonius 105 Jahre alt geworden sein.

Nachdem im 19. Jahrhundert die Wege des Heilfastens völlig verlassen worden waren – Buchinger spricht von dieser Zeit als einer »Stoffraffung, von Mast« –, gelang zwei amerikanischen Ärzten die Wiederentdeckung der uralten Heilmethode. Ein Dr. Tanner unterzog sich selbst einem vierzigtägigen Fasten unter der Aufsicht mehrerer Fachkollegen, um dessen therapeutische Wirksamkeit und Gefahrlosigkeit zu demonstrieren. Der zweite amerikanische Arzt war Dr. Edward H. Dewey (1840–1904), aus Meadville in Pennsylvanien, der das Voll- und Morgenfasten in die naturheilkundliche Behandlung einführte. Beide gelten als die Begründer der modernen Heilfasten-Therapie. In Deutschland haben sich besonders die Ärzte Dr. Adolf Meyer, Dr. Riedlin, Dr. Otto Buchinger u.a. um den Ausbau von Theorie und Praxis der Fastenkuren Verdienste erworben.

Die vorübergehende Enthaltsamkeit von fester und flüssiger Nahrung (außer mineral- und nährstoffreicher Getränke) leitet meist eine Besserung

und Überwindung von ernährungsbedingten Krankheitserscheinungen ein (= Umstimmung). Der Stoffwechsel muß sich nämlich ohne Nahrungszufuhr von außen zwangsläufig auf eine andere Form der Energiegewinnung umstellen. Um weiter bestehen zu können, greift er auf die im Organismus angesammelten Reserven zurück, die aus Stoffwechselschlacken und Fett-Depots bestehen. Dadurch führt das Fasten zu einer Reinigung des ganzen Körpers, wobei lebenswichtige Organe nicht belastet werden. Man hat die Fastenkur eine Operation ohne Messer genannt. Sie verbrennt nicht nur Stoffwechselschlacken, Harnsäurerückstände, Fettansammlungen, Schwarten und Verwachsungen, sondern greift auch minderwertige, im Absterben oder Zerfall befindliche Gewebe und Organe an. Das Wichtigste ist, daß unter der Nahrungskarenz alle Kräfte, die normalerweise zur Verarbeitung des täglichen Essens aufgewendet werden mußten, zum Entschlacken und Entgiften frei werden. Leber, Lunge, Nieren, Blase, Darm und Haut können ihren natürlichen Ausscheidungsfunktionen besser nachkommen. Die Ausdünstungen von Haut und Schleimhäuten sind übelriechend, die Zunge dick belegt. Das Befinden der Fastenpatienten ist sehr verschieden. Manche fühlen sich wohl und geistig ganz besonders frisch, während andere über vorübergehende Beschwerden wie Kopfweh oder Schwindel klagen. Das Hungergefühl ist nach ca. 2 Tagen völlig verschwunden. Bewegung in frischer Luft durch kleine Spaziergänge wird empfohlen.
Die Dauer einer Fastenkur richtet sich ganz nach den Erfordernissen vom angestrebten Ziel und sollte unter fachkundiger täglicher Kontrolle in einem geeigneten Kurheim durchgeführt werden, daß auch meist die Möglichkeiten der Zusatzbehandlung (Darmreinigung, unterstützende Massagen, Kneipp-Güsse, Packungen, Bäder, etc.) bietet, besonders wenn es zu Fastenkrisen kommt.
Auch muß die Rückführung zur Normal-Ernährung ganz langsam und stufenweise aufgebaut werden, was ebenfalls fachkundiger Führung bedarf.
Auf eigene Faust sollte man höchstens eine Woche fasten, vorausgesetzt man ist gesund. Wichtig hierfür ist, genügend zu trinken, am besten Mineralwasser, um den Nieren die Ausscheidungsarbeit zu erleichtern. Während einer umstimmenden Fastenkur sind Nikotin und hochprozentiger Alkohol verboten.
Die Liste der Indikationen für das Heilfasten ist lang. Abgesehen von der Reduzierung des Übergewichts sprechen Stoffwechselstörungen, chronische Entzündungen, Allergien, entzündliche Hautausschläge, Herz-Kreislauf-Leiden, Erkrankungen des Verdauungstrakts, rheumatische Beschwerden bis zu fieberhaften Infektionen (hier kurzfristiges Fasten) gut auf diese Maßnahme an.

Literaturhinweise

Brauchle, A.: »Naturheilkunde«, Mosaik Verlag, Gütersloh 1974.

Buchinger, O.: »Das Heilfasten«, Hippokrates Verlag, Stuttgart.

Minker, M./Scholz, R.: »Naturheilweisen«, Mosaik Verlag, Gütersloh 1985.

Diät

Der Diät-Begriff im ursprünglichen Sinn (vom griechischen »diaita« abgeleitet) umfaßt viel mehr als wir heute darunter verstehen. Wörtlich übersetzt mit »Lebensführung« oder »Lebensordnung« bezieht er sich nicht nur auf eine bestimmte Ernährungsform oder gar Schonkost im Krankheitsfall, wie er heute meist verstanden wird.

Schon die alten Ägypter wußten, daß bestimmte Ernährungsweisen Krankheit und Gesundheit beeinflussen konnten. In Überlieferungen der Benediktiner-Mönche finden sich Diätvorschriften (500 n. Chr.) wie auch in den Heilanleitungen der Äbtissin Hildegard von Bingen (1098–1179). Auch Paracelsus (1491–1541) bezeichnet die Diät als eine der wichtigsten Grundsätze für die Heilung. In der Kneipp-Therapie ist die Diätetik bis heute eine der fünf Säulen der Naturheilkunde.

Eine zu Heilzwecken verordnete Diät sollte nur vorübergehend eingehalten werden, bis die beabsichtigte Besserung erreicht ist. Meistens bewirkt die Diät eine Umstimmung des Gesamtstoffwechsels, eine Entlastung erkrankter Organe, die nach einer Erholungspause die Selbstheilungskräfte wieder mobilisiert und zur normalen Funktion zurückfinden läßt.

Ständig eingehaltene Schonkost wird von der Naturheilkunde abgelehnt, mit Ausnahme bei chronisch Kranken, die an Diabetes oder anderen Stoffwechselstörungen leiden; hierbei sind diätetische Ge- und Verbote meist lebenslänglich zu befolgen, ohne die es zu einer drastischen Verschlechterung der Situation kommen würde. Hier kann eine ständig eingehaltene Diät lebensverlängernd sein.

Ernährungsumstellungen entlasten oder unterstützen besonders die Verdauungsorgane, je nachdem. Bei einem trägen, in seiner Peristaltik gehemmten Darm kann durch die Gabe von genügend Ballaststoffen (erhöhter Dehnungsreiz), die Darmtätigkeit spürbar verbessert werden.

Diätpläne zur Eigenanwendung sind mit einiger Vorsicht zu betrachten. Sie sollten mit dem Behandler abgesprochen werden, besonders wenn es sich um den Abbau von Übergewicht handelt. Einige dieser Diäten lassen ein ausgewogenes System vermissen und stützen sich auf die Zufuhr großer Mengen einseitiger Nährstoffe (Protein-Diäten mit viel Eiweiß- und Fettanteilen), was auf die Dauer gesundheitsschädlich ist.

Die meisten Schlankheits-Diäten sind vernünftig und ausgewogen in ihrer Zusammensetzung. Sie erzielen ihre Wirkung durch die Zufuhr einer geringeren Brennstoffmenge (in Kalorien oder Joule berechnet) als der Körperstoffwechsel verbrennt. Leider sind die schönen Erfolge der Gewichtsabnahme nicht von Dauer, da man übersieht, daß die kybernetische Regelung des Nahrungsbedarfes unter einer Reduktionsdiät einen neuen erniedrigten Soll-Wert festsetzt, der auch nach Beendigung der Diät praktisch nicht überschritten werden dürfte.

Es seien hier einige Diätformen vorgestellt, die einen bestimmten Bekanntheitsgrad haben, und die von ihren Vertretern zu therapeutischen Zwekken durchgeführt werden.

Die Haysche Trennkost

Der amerikanische Arzt Dr. Howard Hay wollte nicht schlank werden, sondern gesund. Er wurde beides. Die Diät, die er gegen sein Nierenleiden entwickelt hatte, erwies sich gleichzeitig als ausgezeichnete Schlankheitskur. Hay ging dabei von der Überlegung aus, daß eine gesunde Ernährung vom richtigen Verhältnis zwischen säurebildender und basenbildender Nahrung abhängig ist, das er mit 2 zu 8 bezifferte. Das heißt, daß der größte Teil aus basenbildenden Stoffen wie Gemüsen, Salaten, frischen Früchten u.ä. zu bestehen habe. Er trennte – daher Trenn-Kost – scharf die Eiweiße von den Kohlehydraten bei den einzelnen Mahlzeiten.
Nach seiner Darlegung führt die allgemein gemischte Ernährung zu Darmgärung und Völlegefühl.
Der Patient sollte zu Beginn dieser Umstellung zunächst entsäuert werden. Das bedeutet über ca. 2–3 Wochen eine Ernährung, die sich nur aus Milch, Gemüse und Obst zusammensetzt.
Die Erfolgsanzeigen der mit der Hayschen Trennkost geheilten Fälle sind sehr umfangreich. An der Spitze stehen Nierenerkrankungen. Die ausführlichen Diätanweisungen mit Rezeptvorschlägen finden sich bei *Dr. Ludwig und Ilse Walb:* »Die Haysche Trennkost«, Haug-Verlag, Heidelberg 1971.

Schroth-Kur

Die Laien-Kurmethode des Fuhrmannes Johann Schroth (1798) wird bis heute praktiziert. Sie gilt in modifizierter Form noch immer als Roßkur, die mit radikaler Entschlackung und Entgiftung des Organismus eine Gewichtsabnahme bringt.
Schroth entwickelte seine Heilmethode aus eigener Naturbeobachtung. Erkrankte Tiere, so sah er, verweigern jegliche Nahrungsaufnahme – offensichtlich um den kranken Organismus von der Verdauungsarbeit zu entlasten. Diese Erfahrungen schienen ihm auch auf den kranken Menschen anwendbar.
Er selbst hatte ein versteiftes Knie mit feuchtwarmen Umschlägen erfolgreich behandelt. Nahrungsentzug, z.T. sogar Flüssigkeitsentzug in Verbindung mit der Anwendung von feuchter Wärme bilden die Grundlagen der Schroth-Kur. Die feuchten Packungen sind mit der Massage der Hauptteil dieser Kur, die nur stationär in entsprechenden Kuranstalten unter medizinischer Betreuung durchgeführt werden sollte. Die Ernährung ist fetteiweiß- und kochsalzfrei und auf ca. 700 Kalorien täglich reduziert. Trinktage wechseln mit Trockentagen. Weinliebhaber sind erfreut darüber, daß an den Trinktagen ab nachmittags 1/8 l Glühwein und 1 l Wein getrunken werden kann. Es kommt bei dieser 3–4 wöchentlichen Kur zu einer Gewebsdrainage, bei der die Ablagerungen aus dem Bindegewebe über Haut und Nieren ausgeschieden werden (der übel riechende Schweiß und die Verfärbung der Wickeltücher machen das deutlich).
Die Indikationen für eine Schroth-Kur umfassen alle chronischen Erkrankungen wir Nebenhöhlenentzündungen, chron. Mandelentzündungen, Nierenbecken- und Blasenentzündungen, rheumatische Affektionen,

Gicht, Steinleiden, degenerative Gelenkerkrankungen u.v.a. Gegenanzeigen wären Herzerkrankungen, Schilddrüsenüberfunktionen, Lebererkrankungen, eingeschränkte Nierenfunktion, Diabetes, Leukämie, Tbc.

Die Mayr-Kur

Der österreichische Arzt Dr. Franz Xaver Mayr aus der Steiermark entwickelte eine spezielle Diät, die den Patienten im Rahmen einer Kur nur in Scheiben geschnittene trockene Semmeln gestattet. Die Kur kann sich je nach Befunderhebung von wenigen Tagen bis zu 3 Wochen ausdehnen. Zu der Befunderhebung hat Mayr ein ganz spezielles System erarbeitet, das ihm schon im Vorfeld zur Erkennung bestimmter Erkrankungen des Verdauungsapparates dient, lange bevor diese mit klinischen Untersuchungsmethoden erfaßt werden können.
Er geht davon aus, daß Störungen im Bereich des Verdauungstraktes eine veränderte Körperhaltung zur Folge haben, die er als Ausweichhaltung bezeichnet, und deren Charakteristika diagnostische Rückschlüsse zulassen.
Meist beginnt die Kur mit Teefasten, dem sich die Milch-Semmel-Kur anschließt. Außerdem wird eine Tastmassage des Bauches vorgenommen, bei welcher bestimmte Darmabschnitte durch Druck bewegt werden.
Alle diese Maßnahmen sollen die völlige Reinigung des Darmes bewirken.
Die Therapie eignet sich nicht zur Selbstbehandlung, da die genaue Diagnose, die Dauer des Teefastens und der Semmel-Kur sowie die erforderliche Bauchbehandlung von einem speziell ausgebildeten Therapeuten durchgeführt werden sollte.

Immer wieder wird nach einer Krebs-Diät gefragt, sei es als Prophylaxe oder im akuten Fall.
Die vorbeugenden diätetischen Maßnahmen hierfür sind im Abschnitt »Vollwertkost« zu finden.
Im Stadium der manifesten Erkrankung sind Ernährungsumstellungen durchaus sinnvoll und notwendig, um dem Organismus zusätzliche toxische Belastungen zu ersparen. Es sei in diesem Zusammenhang auf das Buch von Professor Dr. Werner Zabel »Die interne Krebstherapie und die Ernährung des Krebskranken« verwiesen, das im Bircher-Benner Verlag Bad Homburg und Zürich erschienen ist.
Die Diätetik ist heute eine wissenschaftlich anerkannte Fachrichtung der Ernährungsphysiologie, deren Anwendung zur Behandlung oder auch zur Vorbeugung bestimmter Zivilisationserscheinungen wie erhöhtem Blutdruck, Arteriosklerose, Herzinfarkt oder Stoffwechselerkrankungen unumgänglich ist, nur sollte der Therapieansatz immer vom ganzheitlichen Prinzip ausgehen.

Literaturhinweise

Anemüller, H.: »Das Grunddiätsystem«, Hippokrates Verlag, Stuttgart 1983.
Beckmann, P.: »Gesundheitsreserven«, Herder Bücherei, Freiburg 1975.
Brauchle, A.: »Naturheilkunde«, Mosaik Verlag, Gütersloh 1974.
Holtmeier, H.-J.: »Diät bei Übergewicht und gesunde Ernährung«, Thieme Verlag, Stuttgart.
Karl, J.: »Therapie-Konzepte«, Tibor Marczell Verlag, München 1979.
Mayr, F.X.: »Wann ist unser Verdauungsapparat in Ordnung?«, Verlag Neues Leben, Goisern/Österr. 1954.
Minker, M.: »Naturheilweisen«, Mosaik Verlag, München 1985.

Rauch, E.: »Die Darmreinigung«, Haug Verlag, Heidelberg 1972.
Schwarz, R.: »Heilmethoden der Außenseiter«, Bertelsmann Verlag, München 1975.
Walb, L.: »Die Haysche Trenn-Kost«, Haug Verlag, Heidelberg 1971.

Vollwertkost

Wie die Bedeutung des Wortes ausdrücken will, handelt es sich bei dieser Ernährungsform darum, allen Nahrungsmitteln möglichst den »vollen Wert« zu belassen, denn wer sich mit natürlichen und ursprünglichen Nahrungsmitteln versorgt, führt dem Körper nicht nur sättigende, sondern hochwertige »*Lebens*«-mittel zu. Im Sinne der Ganzheitsmedizin galt in der Naturheilkunde eine ausgewogene Ernährung als eine der wichtigsten Voraussetzungen für die Gesundheit. Es finden sich in fast allen alten heilkundlichen Aufzeichnungen Hinweise auf die Bedeutung gesunden Essens. In neuerer Zeit sind die Namen des Schweizer Naturarztes Dr. Maximilian Bircher-Benner (1867–1939), und der Ernährungsforscher Are Waerlandt (1867–1955) und Werner Kollath (1892–1970) mit einer Reformbewegung auf dem Gebiet naturbelassener Ernährungsweisen eng verbunden.

Ihre Ursache haben diese Bestrebungen in den völlig veränderten Bearbeitungsmethoden der Nahrungsmittel. Im Zuge der Technisierung hat sich eine industrielle Nahrungsmittelerzeugung entwickelt, deren Hauptinteressen zweifellos kommerziell orientiert sind.

Hier wird geschält, zerkleinert, zermahlen, konserviert, raffiniert, getrocknet, gefärbt, verschönt, hocherhitzt, tiefgekühlt, vakuumverpackt, damit sich alles recht lange hält. Daß dabei die Inhaltsstoffe stark verändert und viele Vitalanteile völlig zerstört werden, dürfte klar sein. Vor hundert Jahren gelangten die Produkte der Bauern ohne Zwischenschaltung industrieller Verarbeitung in die Küchen der Verbraucher.

Professor Kollath hat nachgewiesen, daß die zwar kalorienreiche aber vitalstoffarme Industrienahrung über lange Zeit zu schweren Gesundheitsstörungen, die er als »Mesotrophie« und als Vorstufe vieler Degenerationserkrankungen bezeichnet, führt. Es kommt zu einer Verarmung an Vitaminen und Mineralien, die auch durch medikamentöse Verabreichung nicht adäquat auszugleichen ist. Es fehlen die Begleit- und Ballast-Stoffe – auch die fermentative Veränderung ist groß.

Nach dem Leitsatz von Kollath: »Laßt unsere Nahrung so natürlich wie möglich«, sollte bei der Zubereitung sorgfältig darauf geachtet werden, daß die wertvollen, natürlichen Inhaltsstoffe unverändert bleiben.

Nach Dr. M.O. Bruker sollten alle Auszugsmehlprodukte im Brot und anderen Nährmitteln durch Vollkornprodukte ersetzt werden. Ein gewisser Teil der Nahrung soll in naturbelassener Form genossen werden. Dieser sogenannte Frischkostanteil besteht zu etwa ⅔ aus rohen, als Salate zubereiteten Gemüsen, und zu ⅓ aus rohem Obst. Falls die Mahlzeit auch gekochte Bestandteile enthält, sollte die Frischkost zuerst gegessen werden. Unabdingbar ist der täglich zu verzehrende Frischkornbrei, der aus einer Mischung von Roggen und Weizen

Die Ordnung unserer Nahrung nach Prof. Kollath

	Lebensmittel			**Nahrungsmittel**		
	a) natürlich	b) mechanisch verändert	c) fermentativ verändert	d) erhitzt	e) konserviert	f) präpariert
Pflanzenreich	1a) Samen I Nüsse Mandeln	1b) Öle	1c) Eigenfermente: Hefe Bakterien	1d) Gebäcke I Brot aus Vollmehl bis Feinm.	1e) Gebäcke II Konditorwaren kuchen	1–2f) Pflanzl. Präparate Kunstfette, Stärke, Eiweiß, Zucker, Auszugsmehl, Grieß, Makkaroni, Nudeln
Pflanzenreich	2a) Samen II Getreide	2b) Mahlprod. Vollmehl Schrote	Breie: 2c) ungekocht Vollkorn Vollschrot Vollmehl	Breie: 2d) gekocht	2e) Dauerbackwaren Konfekt Schokolade	
Pflanzenreich	3a) Früchte	3b) Salate I Naturtrübe Säfte	3c) Gärsäfte	3d) Gemüse II	3e) Fruchtkonserven Marmeladen	3–4f) Aromastoffe Fruchtzucker Vitamine Wuchsstoffe Fermente Nährsalze
Pflanzenreich	4a) Gemüse	4b) Salate II	4c) Gärgemüse Sauerkraut	4d) Gemüse III	4e) Gemüsekonserven	
Tierreich	5a) Eier	5b) Blut	Fleisch: 5c) Schabefleisch	Fleisch: 5d) erhitztes	5e) Tierkonserven	5f) Tierpräparate
Tierreich	6a) Milch	6b) Milchprodukte	6c) Gärmilch	6d) gekochte Milch	6e) Milchkonserven	6f) Milchpräparate
Getränke	7a) Quellwasser	7b) Leitungswasser	7c) Gärgetränke Wein, Bier	7d) Extrakte Teearten Brühe	7e) Gemische Kunstwein Liköre	7f) Destillate künstl. Mineralwasser Branntwein

(oder mehrerer Getreidearten) frisch geschrotet, angesetzt, und vor dem Verzehr mit frischen Früchten, Milch oder Sahne, Nüssen etc. angereichert wird.

Als Fette kommen nur naturbelassene, kaltgepreßte Öle und Naturbutter (oder Diätmargarine aus dem Reformhaus) zur Verwendung. Fabrikzucker sollte drastisch eingeschränkt und nur zum Würzen benutzt werden.

Auf Fabriknahrungsmittel wie Konserven, industriell hergestellte Fette, Fertigerzeugnisse der Nährmittel- und Backwarenhersteller ist nur in Notfällen zurückzugreifen. Frischmilch und Frischkäsesorten ergänzen eine gesunde Vollwertkost.

Literaturhinweise

Bruker, M.O.: »Unsere Nahrung unser Schicksal«, bioverlag gesundleben, Dreieich.

Buchinger, O.: »Roh- und vegetarische Kost«, Wilkens Verlag, Hannover.

Kollath, W.: »Die Ernährung als Naturwissenschaft«, Haug Verlag, Heidelberg 1967.

Kollath, W.: »Die Ordnung unserer Nahrung«, Haug Verlag, Heidelberg 1977.

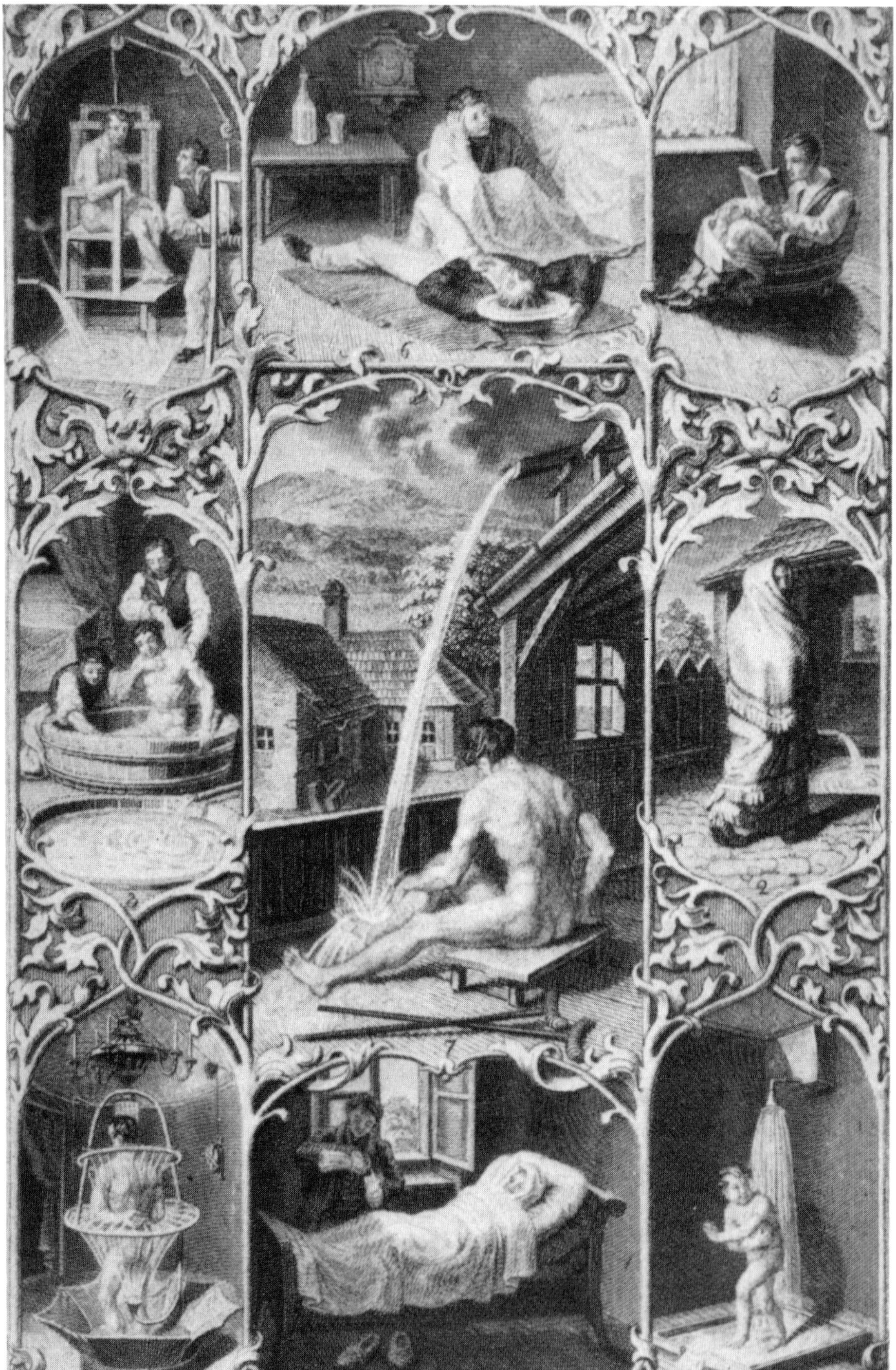

Hydro- und Balneotherapie

Die Wasserheilkunde beginnt natürlich vor den oft zitierten alten Römern – aber eben von ihnen haben wir die meisten Überlieferungen. Nennen wir es vielleicht besser Badekultur, was uns aus zahlreichen Ausgrabungen bekannt ist. Wir können davon ausgehen, daß man im alten Rom die kunstvollen und technisch versierten Badeanlagen nicht nur zur Lust, sondern ebenso zwecks Hygiene und Therapie errichtete.

Dann war es – dies kann hier nur von der Geschichte des Badewesens in Deutschland gesagt werden – ruhig bis ins Mittelalter; von dort aber haben wir viele Berichte über eine Blüte des Badewesens, besonders zur Zeit der Gotik. Die Badestuben, in denen geschwitzt, geschröpft und zu Ader gelassen wurde, erfreuten sich großen Zulaufs. Sie waren vielleicht in etwa vergleichbar mit unseren heutigen Saunen und Fitneßcentren – so etwas wie Orte der Geselligkeit und auch Ausdruck der Lebensfreude. Allerdings sind Exzesse nicht ausgeblieben, Völlerei und Verstoß gegen das Gebot der Keuschheit. Dies war nicht der einzige Grund, daß gegen Ende des Mittelalters das Badewesen herunterkam und verwaiste: es waren vielmehr die großen Seuchen wie Aussatz (Lepra), Pest (14. Jahrhundert) und später im 16. Jahrhundert die Syphilis, die endgültig für Jahrhunderte das Ganze zum Erliegen brachten.

Zaghafte Anfänge der Wiederbelebung zeigten sich im 18. Jahrhundert durch Dr. med. Johann Hahn und seinen Sohn Siegmund Hahn – heute genannt die »Wasserhähne«. Letzterer lebte von 1696 bis 1773 und hat ein genaues System der Wasseranwendung erarbeitet. Tägliche Waschungen, kalte Sitz- und Fußbäder oder ein kühles Ganzbad wurden von ihm verordnet – mit kräftigem Abtrocknen und Nachreiben zur Wiedererwärmung. Von Medikamenten hielt er nicht viel – »Hunger und Wasser kurieren den Fetten und den Gichtigen«. Eine Diät war ihm wichtig, ebenso frische Luft. Man tut allen, die sich mit Wasserkuren befaßt haben, keine Schmach an, wenn man sagt, daß aber doch erst Vinzenz Prießnitz (1799–1851) als der eigentliche Begründer der modernen Wasserheilkunde gelten kann. In Gräfenberg bei Freiwald – heute in der CSSR gelegen – errichtete der Bauer Prießnitz bereits in jungen Jahren eine Kuranstalt, die sich eines heute unvorstellbaren Zulaufs erfreute. Bewe-

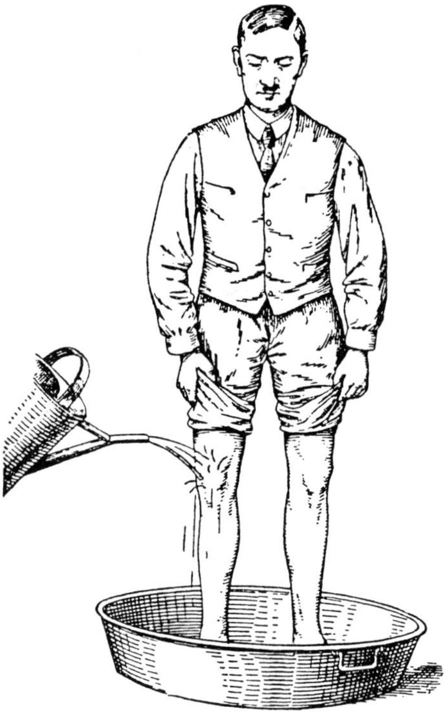

Der Kniegu ß

gung, Licht- und Luftbäder, einfache gemischte Kost und natürlich das Wasser (Unterwasserabreibungen, Umschläge, Packungen zum Schwitzen) waren die Eckpfeiler seiner Therapie. Viele Ärzte suchten ihn ebenfalls auf, reich und arm kam zu ihm. Prießnitz selbst soll derb und einfach gewesen sein. In zahlreichen Städten entstanden Prießnitz-Vereine, die sich für gesunde Lebensweise engagierten und die Lehre verbreiteten. Nach anfänglichen Anfeindungen (Neid der benachbarten Ärzte) wurden ihm später zahlreiche Ehrungen und Anerkennung zuteil. Der kalte Prießnitzumschlag ist bis heute ein einfaches Hausmittel und der »Fachverband Deutscher Heilpraktiker« hat eine Medaille zu Ehren seines Erfinders gestiftet, die für besondere Verdienste um die Naturheilkunde verliehen wird: Die Prießnitzmedaille.

Einen weiteren starken Impuls – den stärksten und nachhaltigsten bis zum heutigen Tag – erhielt die Hydrotherapie schließlich durch den katholischen Pfarrer Sebastian Kneipp. Als Sohn armer Webersleute 1821 im Schwäbischen geboren, erkrankte er während seines Theologiestudiums an Lungentuberkulose. Es fiel ihm vermutlich in der Münchner Staatsbibliothek ein Buch von S. Hahn in die Hände und er begann an sich selbst »herumzudoktern«. Bädern in der Donau im Winter schreibt er u.a. zu, daß er genas. Er wurde immerhin 76 Jahre alt.

Kneipps Ganzheitsdenken war zu seiner Zeit nicht selbstverständlich. Doch erkannte er als Seelsorger die Not seiner »Schafe« auch im Körperlichen und kümmerte sich folgerichtig um beides. Natürlich führte das zu Konflikten mit den Ärzten einerseits und seinem vorgesetzten Bischof andererseits. Kneipp, ein ausgeglichenes harmonisches Naturell, konnte beides überwinden, seine Erfolge mit der Gießkanne gaben ihm recht. Nicht nur das Buch »Meine Wasserheilkunde«, in welchem er sein System von Waschungen, Wickeln, Bädern, Güssen und Dämpfen beschreibt, wurde ein absoluter Bestseller; auch sein »So sollt ihr leben«, in welchem er den Patienten die Leviten las und sie zur natürlichen einfachen Kost und Lebensweise anhielt, wurde so etwas wie eine Bibel.

Geschätzt vom Volk und geehrt vom Papst hinterließ Kneipp ein großes Vermächtnis. Bad Wörishofen (mit dem Sebastianum, einer Stätte seines

Wirkens) und unzählige Kneippkurorte zeugen von der Lebendigkeit der Kuren. Es ist heute auch keineswegs sein Name nur mit kaltem Wasser verbunden, auch wenn er persönlich dasselbe noch rigoros verabreicht hat. Es fand in den letzten Jahrzehnten ein Wandel und eine Anpassung an die veränderten Konstitutionen der Kranken statt. Warme und wechselwarme Applikationen sind ebenso häufig; der heiße Heublumensack ist fester Bestandteil der Therapie ebenso wie Diät und Gymnastik.

Nicht übersehen darf man auch die Synthese »Wasser-Kräuter«, die Kneipp stets angestrebt hat. Neben der Wiederbelebung des Kräuterteetrinkens sind es vor allem die Badezusätze, die verwendet werden. Zinnkraut für die Blase, Fichtennadel bei Bronchitis, Rosmarin bei niedrigem Blutdruck und schlechter Hautdurchblutung, Heublumen bei Rheuma, Baldrian bei Schlaflosigkeit, Lavendel bei Nervenschwäche usw.

Der Begriff der Ordnungstherapie wurde in den Kneippkurorten zum festen Begriff: mit ihm ist die Ordnung der Lebensweise gemeint, Regelmäßigkeit und Rhythmik in Arbeit und Freizeit, Essen und Fasten, Ruhe und Bewegen. So entstand in den Kneippkuren ein System, Gesunden eine Vorbeugung, Kranken ein Therapie zu bieten. Auch spielt der Begriff der »Abhärtung« bei Kneipp eine große Rolle – die Verweichlichung als eine Ursache für erhöhte Krankheitsanfälligkeit sollte vermieden werden.

Neben der Kneipptherapie, wie sie heute bei uns praktiziert wird, darf aber die allgemeine Balneologie, die Bäderheilkunde, nicht zu kurz in ihrer Wirkung kommen. Wie eingangs erwähnt, gab es hier fast zu allen Zeiten eine große Tradition – wobei es allerdings zuweilen schwierig ist zu sagen, wo der kultische und wo der therapeutische Gebrauch des Wassers im Vordergrund steht. Dieses Element der Schöpfungsgeschichte war immer auch heiliges Symbol für Lebenskraft, Reinheit und Läuterung. Die religiöse Taufe spricht ebenso dafür wie das Bad im Ganges und das jüdische Bad am Vorabend des Sabbat. Badekuren als gesellschaftliches Ereignis sind reichlich beschrieben worden. Heute stellt sich das nüchterner dar: die Krankenkassen genehmigen dem Arbeitnehmer eine Kur und je nach Krankheit wird er in den zuständigen Badeort geschickt: Herz-Kreislauf z.B. nach Bad Nauheim, Bewegungsapparat-Rheuma nach Wildbad im Schwarzwald oder ins Moorbad nach Bad Aibling (Obb.). Überall hat man neben modernen Badeabteilungen sich um ein optimales diagnostisches und therapeutisches Instrumentarium bemüht, um in vier Wochen den Kurgast zu betreuen. Der Begriff der Rehabilitation steht heute für die meisten Bäder im Vordergrund.

Moor, Schwefel und Mineralien sind neben dem thermischen Reiz die Komponenten, die über die Haut zur Resorption gelangen. Den wohltuenden und heilenden Einfluß von Meeresbädern kennen heute die meisten von uns aus dem Urlaub. Umstimmung, evtl. über eine sog. Reaktion, d.h. Verschlimmerung aller Symptome, ist ein wichtiger Faktor der Badekuren. Wird ein lymphatisches, ständig erkältetes Kind an die Nordsee geschickt, muß mit diesem Effekt gerechnet werden – nach Überwindung der Erstreaktionen wird man aber mit einer Verringerung der Anfälligkeit rechnen dürfen. – Hautkrankheiten werden erfolgreich mit Schwefelbädern behandelt – wir haben in der Bundesrepublik solche Quellen, aber auch das italienische Ischia ist bekannt. Moorbäder werden gerne aufgesucht bei Frauenleiden (Sitzbäder) und den schon erwähnten Belastungen des Bewegungsapparates. Erstaunliche Erfolge werden in Israel erzielt: die Überkonzentration des Toten Meeres mit Salz (Magnesium und Brom) wirkt günstig bei der schwer beeinflußbaren Schuppenflechte. Und ohne auch nur irgendwie eine vollständige Liste aller balneologischen Möglichkeiten erstellen zu können, müssen noch die Lehmbäder im Heilsystem des Pastor Emanuel Felke aufgeführt sein.

Nicht unerwähnt soll schließlich auch das Überwärmungsbad nach Maria Schlenz bleiben, das dann von Prof. Dr. med. H. Lampert weiterentwickelt wurde. Die Hausfrau und Mutter M. Schlenz (1881–1946) fand heraus, daß bei schwer heilbaren Krankheiten ein über 1 bis 2 Stunden gehendes, langsam an die Grenze des Erträglichen gesteigertes Vollbad künstlich Fieber erzeugen kann. Voraussetzung ist allerdings, daß der Körper völlig, d.h. auch mit dem größten Teil des Kopfes im Wasser ist und nur Augen, Mund und Nase frei herausschauen. Dadurch hat der Körper keine Verdunstungsmöglichkeit über das Schwitzen, die Wärme wird gestaut und es erfolgt ein Temperaturanstieg. In diesem Bad haben wir eine der stärksten Umstimmungsmaßnahmen überhaupt.

Das Lebenselement Wasser gehört zu den Säulen der Naturheilkunde. Seine gezielte und gekonnte Anwendung, vorbeugend beim Gesunden und therapeutisch beim Kranken, ist ein unverzichtbarer Bestandteil natürlichen Lebens und Heilens.

Literaturhinweise

Brauchle, A./Groh, W.: »Zur Geschichte der Physiotherapie«, Haug Verlag, Heidelberg 1971.

Brauchle, A.: »Das große Buch der Naturheilkunde«, Prisma Verlag, Gütersloh 1957/77.

Fey, Ch./Lampert, H.: »Hydrotherapie«, Haug Verlag, Heidelberg.

Gillert, O.: »Hydrotherapie und Balneotherapie in Theorie und Praxis«, Pflaum Verlag, München 1978.

Gillmann, H.: »Physikalische Therapie«, Georg Thieme Verlag, Stuttgart 1972.

Kleinschrod, F.: »Kneippkur und Heublumenkur«, Verlag Ludwig Auer, Donauwörth 1912.

Kneipp, S.: »Meine Wasserkur«, Josef Kösel Verlag, Kempten 1889.

Kneipp, S.: »So sollt ihr leben«, Josef Kösel Verlag, Kempten 1889.

Schlenz, M.: »Die Schlenzkur«, Inn-Verlag, Innsbruck.

Vogler, P.: »Physiotherapie«, Georg Thieme Verlag, Stuttgart 1975.

Manuelle Therapie

Massage

Die Massage zählt mit Sicherheit zu den ältesten Behandlungsmethoden, die es gibt. Sie wurde zu allen Zeiten und in allen Kulturkreisen praktiziert, und so ist es bis zum heutigen Tage geblieben. Man versteht darunter eine mehr oder weniger kräftige Bearbeitung der Haut, des darunter gelegenen Bindegewebes und der Muskulatur, ebenso der Gelenke durch verschiedenartig angesetzte Handgriffe. Sie wird in der Krankenbehandlung meist als Teilanwendung durchgeführt, in der Körperpflege und beim Sport auch als Vollmassage.
Man unterscheidet verschiedene Massagewirkungen:

Die örtliche Wirkung auf Haut und Bindegewebe

Die obersten Epithelschichten der Haut werden abgeschilfert, Talg- und Schweißdrüsen an ihren Öffnungen gereinigt, so daß die Drüsenfunktion sich verbessert, dadurch wird die Haut weich und geschmeidig. Bei alten Leuten, deren Haut sich oft rauh anfühlt, ist dies besonders auffallend. Es kommt zu einer vorübergehenden Erhöhung der Hauttemperatur um ca. 2°, was auf die Reibungswärme und die bessere Durchblutung zurückzuführen ist.
Die Massage entleert zunächst die Hautgefäße, wie man an an der Blässe, die nach dem einleitenden Streichen auftritt, erkennen kann, die danach aber von einer Rötung abgelöst wird. Lampert weist darauf hin, daß Kneten, Klopfen und Reiben meist Hautröte erzeugt, normales Streichen weniger.

Die Wirkung auf die Muskulatur

Nachgewiesen ist eine durch Massage erzielte Steigerung der Arbeitsleistung der Muskulatur, die dadurch zustande kommt, daß die Zahl der Muskelkontraktionen zunimmt und erst langsam kleiner wird.
Massagen machen den Muskel ausdauernder, leistungsfähiger und flinker. Der ermüdete Muskel erholt sich unter einer Massage von 5 Minuten besser als bei 15 Minuten Ruhe. Durch eine 5-Minuten-Massage läßt sich die Leistung eines ermüdeten Muskels um das Fünffache erhöhen, was durch den schnelleren Abtransport der Kohlen- und Milchsäure sowie eine Verbesserung der Zirkulation erzielt wird.
Auch ist festgestellt worden (Pemberton), daß die Wirkung von Massage

auf den Säure-Basen-Gehalt des Muskelgewebes völlig anders ist als die durch Wärme oder aktive Bewegung. Während sich bei aktiver Bewegung eine Ansäuerung, bei Wärmeeinwirkung eine Alkalisierung im Muskelgewebe feststellen läßt, kommt es durch eine intensive Massage zu keiner Milchsäureproduktion und Azidose, wie sonst schon nach der geringsten körperlichen Betätigung. Auch in den Gelenken wird der Stoffwechsel durch die Massage beeinflußt.

Einwirkung auf Lymph- und Blutbahnen

Der Lymphstrom läßt sich durch die große Ausdehnung des Lymphgefäßsystems in der Haut knapp unterhalb des Epithels schon durch leichtes Streichen stark beeinflussen. Die Richtung des Lymphstromes bestimmt die Massagerichtung. Da die Einflußnahme auf das Lymphsystem durch eine gezielte Massage sich zu einem Sonderzweig, der Lymphdrainage-Behandlung, entwickelt hat, wird ihr ein eigenes Kapitel gewidmet.
Auf den Blutkreislauf ist die Wirkung einer Massage so auffällig, daß man sich fast fragen möchte, ob die Beeinflussung der Organe direkt durch die Massage oder über den veränderten Kreislauf entsteht. Die Massage wirkt auf die kleinen Arterien und Arteriolen. Es läßt sich mikroskopisch eine bessere Füllung der Kapillaren – eine aktive Hyperämisierung – und eine Entleerung der Kapillarvenen beobachten.
Auf einen pathologischen Kreislauf wirkt Massage immer ausgleichend. Man nimmt an, daß die Gefäßerweiterungen und Gefäßveränderungen durch Stoffe hervorgerufen werden, die durch die Massage im Gewebe frei werden.
Lampert konnte beobachten, daß eine Verlangsamung der Pulsfrequenz in der Ruhe nach einer Massage eintritt, es kommt jedoch immer auf die vegetative Ausgangslage an. Bereits 1894 wurde durch Mitchell eine Erhöhung der Erythrozytenzahl beim Anämischen sowie beim Gesunden erkannt. Die Leukozytenzahl steigt ebenfalls absolut und relativ, übrigens bei einer Bauchmassage mehr noch als bei einer allgemeinen Körpermassage.

Einwirkung auf die Organe

Nach den ersten Vollmassagen vermehrt sich auch beim Gesunden die Harnmenge. Stoffe, die durch die Massage aus den Muskeln ausgepreßt werden, gelangen auf dem Blutwege zu den Nieren und steigern deren Tätigkeit.
Eine Bauchmassage aktiviert die Funktion von Leber, Galle und Bauchspeicheldrüse, ferner ist eine Zunahme der Magenperistaltik zu beobachten, der Dünndarmtonus steigt, die Passage wird erheblich beschleunigt.
Die physiologische Wirkung der Massage ist zusammengefaßt folgende:
- Die Venen werden entleert, Kapillaren erweitert.
- Blutstromgeschwindigkeit wird erhöht.
- Die Muskulatur wird schneller von Ermüdungsstoffen befreit und dadurch leistungsfähiger.
- Der Lymphstrom wird angeregt.
- Der Stoffwechsel in den Gelenken wird aktiviert.

- Milchsäureausscheidung und Harnmenge werden vermehrt.
- Der Blutzuckerspiegel wird gesenkt.
- Die Darmperistaltik wird angeregt.

Zur Technik

Die Massage wird am günstigsten morgens in einem hellen, luftigen, gut erwärmten Raum auf einer festen Unterlage (Massagebank) durchgeführt. Wichtig ist die vorschriftsmäßige Lagerung des Patienten, da die Muskulatur entspannt sein soll. In Rückenlage sollte man ein Kissen unter den Kopf oder eine Rolle in den Nacken legen. Eine Rolle in die Kniekehlen entspannt die Oberschenkelmuskulatur.
Der Körper des Patienten sollte weder zu kalt noch zu erhitzt sein. Eine Ganzmassage kann ca. 30 Minuten dauern. Die moderne Massagetechnik unterscheidet sich wesentlich von der früherer Jahre, da man sie heute stärker am Befund ausrichtet. Die Handflächen müssen zu einem feinen Tastsinn erzogen werden. Grundsätzlich massiert man die Gliedmaßen immer in zentripetaler Richtung, um den Venen- und Lymphstrom herzwärts zu treiben. Die einzelnen Massagegriffe kann man wie folgt einteilen:

1. Einleitende Griffe (großflächig)
2. ausstreichende Griffe
3. erwärmende Griffe
4. Lockerungen
5. Klopfungen
6. Zirkelungen

Die Be-Handlung, wie das Wort es sagt, hat in der naturheilkundlichen Praxis zumindest als Teilanwendung ihren festen Platz. Stellt sie doch zwischen Patient und Behandler einen unmittelbaren Kontakt her, der eine gute Ausgangsbasis für weitere Therapiemaßnahmen darstellt.

Bindegewebs-Massage

Auch die Bindegewebsmassage in der heute bekannten Form ist ein relativ junger Zweig einer speziellen manuellen Behandlung. Die Krankengymnastin Elisabeth Dicke hat diese Therapie durch eine eigene schwere Beinerkrankung unter der bedrohlichen Aussicht auf eine Amputation an sich selbst erprobt und später weiterentwickelt. Sie versuchte in ihrer Verzweiflung, die aufgetretenen Kreuz- und Rückenbeschwerden durch heftiges Streichen an Beckenkamm und Kreuzbein zu beeinflussen, wodurch im kranken, gefühllosen Bein ein Wärmeempfinden, begleitet von Kribbeln und Stechen, eintrat. Sie hat diese schwere, monatelang andauernde Krankheit sowie ihre Wiederherstellung nach drei bangen Monaten sehr anschaulich in ihrem Buch: »Meine Bindegewebsmassage« beschrieben.
1938 traf Frau Dicke mit den Ärzten Teirich-Leube und Kohlrausch zusammen, die sich für das neue Verfahren interessierten und gemeinsam an der Medizinischen Universität Freiburg die therapeutischen Möglichkeiten der Bindegewebsmassage und ihre Wirkungsweise erforschten.
Dabei stellte sich heraus, daß bei der Anwendung nicht nur eine Stoffwechselanregung und Entschlackung des Unterhautbindegewebes erfolgte, sondern in der Hauptsache eine Auslösung nervös-reflektorischer Reaktionen. Die ziehende Strichtechnik des Unterhautgewebes beeinflußt das

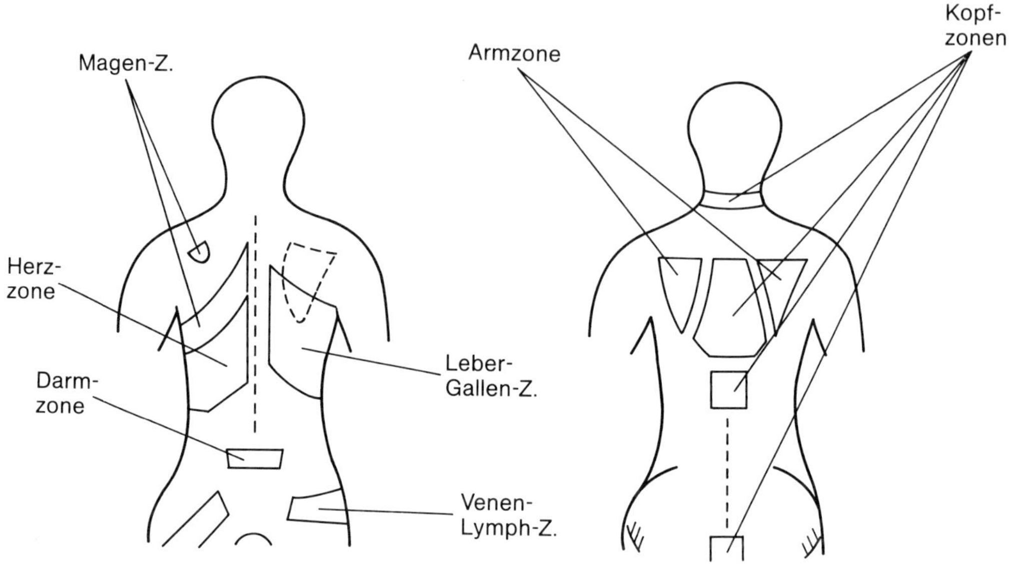

Die Zonen der Organbezüglichkeit

vegetative Nervensystem und ist damit eine stark reflektorisch wirkende Behandlung ganz ähnlich wie die Nervenpunkt-Massage.

Man erkannte, daß viele Beschwerden und Störungen gerade innerer Krankheiten mit der Bindegewebsmassage erfolgreich behandelt werden konnten.

- Magen- und Darmstörungen nach Entzündungen.
- Leber- und Gallenbeschwerden nach Hepatitis.
- Arterielle Durchblutungsstörung.
- Venenerkrankungen.
- Herzbeschwerden bei Koronarinsuffizienz, u.a.m.

Auch alle Beschwerden im orthopädischen Bereich, die von Minderdurchblutungszuständen begleitet werden, wie Nachwirkungen von Frakturen und Luxationen sowie Steifigkeits- und Schmerzzustände, konnten günstig beeinflußt und sogar beseitigt werden. Auch auf neurologischem Gebiet wie bei Parästhesien, Neuralgien und schlaffen Lähmungen hat sich die Anwendung der Bindegewebsmassage hervorragend bewährt.

Gleichzeitig bieten die sicht- und fühlbaren Veränderungen im Bindegewebe aufschlußreiche diagnostische Möglichkeiten. Bei genauer Untersuchung sind die Spannungen im Bereich der einzelnen Zonen entweder erhöht oder erniedrigt. Die Beziehungen von Haut und Unterhaut, von Unterhaut und Muskelfaszie geben hinsichtlich ihrer Verschieblichkeit beim Tastbefund wichtige diagnostische Hinweise. Die Veränderungen der Spannungszustände des Gewebes erscheinen als eingezogene oder auch aufgequollene Bezirke.

Die Grundlage für eine Bindegewebsbehandlung ist der Tastbefund des Gewebes, der sorgsam erhoben werden muß.

1. Die Haut muß auf ihren Flüssigkeitsgehalt und ihren Turgor abgetastet werden.
2. Die Unterhaut muß man nach eventuellen Rheumaknötchen absuchen.
3. Die Muskeln werden durch leichtes Kneten auf Spannungsveränderungen überprüft.

Die Technik besteht aus verschieden ausgeführten Griffen:
- Finger-Technik
- Daumen-Technik
- Anhaken
- Ziehen.

Das Fingerspitzenstreichen wird so rasch und leicht gemacht, daß keine Falte vor der Fingerkuppe aufgeschoben wird. Beim DICKE-Strich schiebt man eine kleine Falte vor dem Finger her. Man macht nicht nur lange Striche, sondern auch kurze in derselben Richtung. Der Anhackgriff wird außen am Oberarm, entlang des Rippenbogens, an der Streckseite des Oberschenkels und beim sitzenden Patienten neben den Dornfortsätzen gemacht. Im allgemeinen massiert man 2–3 mal die Woche 10–15 Minuten. Die Behandlung sollte beim Patienten ein charakteristisches Schneidegefühl auslösen, das nicht oberflächlich, sondern tief innen entsteht. Es ist eine nervös-reflektorisch beabsichtigte Wirkung.
Die Haut reagiert nach der Behandlung mit einer Rötung und später evtl. mit einer Quaddelbildung. Einige Patienten berichten, daß sie anschließend von einer großen Müdigkeit befallen werden, andere fühlen sich im Gegenteil munter und angeregt. Der Behandlungserfolg ist von der kontinuierlichen Anwendung der Massagen abhängig, da die vegetative Reaktionslage möglichst rasch umgestimmt werden sollte.

Literaturhinweise

Dicke, E./Schliack: »Bindegewebsmassage«, Hippokrates Verlag, Stuttgart 1968.
Sedlacek, E.: »Heilmassage bei internen Erkrankungen«, K.F. Haug Verlag, Ulm 1963.
Teirich-Leube, H.: »Grundriß der Bindegewebsmassage«, Gustav Fischer Verlag, Stuttgart 1972.

Manuelle Lymphdrainage

Dieser Zweig eines speziellen Massageverfahrens ist verhältnismäßig jung. Im Gegensatz zu vielen anderen Anwendungen in der Naturheilkunde, die auf eine Jahrhunderte zurückliegende Geschichte verweisen können, ist die Therapie der manuellen Lymphdrainage knappe 50 Jahre alt.
Entdeckt hat sie der dänische Physiotherapeut und Philosoph Dr. Emil Vodder in Cannes als praktisch tätiger Masseur in seinem Institut für physikalische Therapie. Ihm fiel auf, daß vieler seiner sich dort zur Kur aufhaltenden Patienten, die ihre chronischen Erkältungskrankheiten auskurieren wollten, bei Katarrhen der oberen Luftwege stark angeschwollene Halslymphknoten hatten.
Bei einem jungen Mann mit ständig rezidivierenden Nasennebenhöhleninfekten und chronischer Mandelentzündung machte er den Versuch einer Behandlung: er begann die derb angeschwollenen Halslymphknoten mit vorsichtig drehenden Pumpbewegungen sanft zu massieren. Vodder hatte

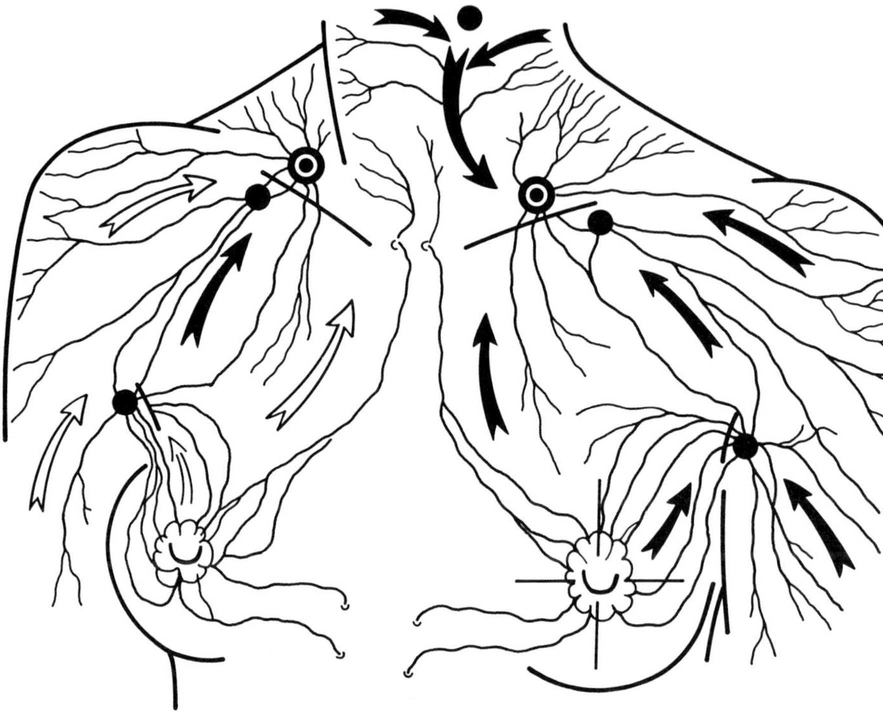

Der Lymphfluß im Brust-Schulter-Bereich

die Idee, daß möglicherweise die gestauten Halsdrüsenketten das Abflußsystem der Schleimhäute, der Haut und der Drüsen selbst blockieren und dadurch einen Ausheilungsprozeß verhindern könnten.
Damit hatte er für die damalige Zeit einen Kunstfehler begangen, denn es galt als strenge Kontraindikation, Lymphdrüsen zu massieren, um nicht, wie man glaubte, Krankheitskeime weiter zu transportieren. Aber der Erfolg gab Vodder recht. Nach 10 Behandlungen dieser Art war sein Patient von allen Beschwerden befreit und hatte auch keinen Rückfall mehr. »Es war sehr riskant«, gab Vodder später zu, »aber ich hatte Erfolg!«
Als praktizierender Physiotherapeut hatte Vodder sich in seinem Institut in Cannes schon längere Zeit mit der Funktion des Lymphsystems befaßt, als darüber noch relativ wenig bekannt war. Er glaubte an die »heilende Kraft des Lymphe«. Die Behandlungserfolge ermutigten ihn, daraus eine spezielle Technik zu entwickeln, die er als »Lymphdrainage-Massage« bezeichnete.
Das Besondere daran sind auspumpende, entleerende Kreisbewegungen mit sehr geringer Druckauflage der Finger (40 mmHg) über den Lymphknoten und dem Gewebe. Die neue Massagetechnik wurde von der Fachwelt als Außenseitermethode abgelehnt, woran der Erfinder wohl nicht ganz unschuldig war, da er sie als Universaltherapie für fast alle Krankheiten propagierte und sie zusätzlich mit

philosophischem Gedankengut verband. 1958 wurde die Manuelle Lymphdrainage erstmalig in Deutschland vorgestellt, 1968 eine Gesellschaft die »Deutsche Gesellschaft für Lymphologie« gegründet, um die Lymphdrainage in ihrer Wirkung wissenschaftlich zu erforschen und weiterzuentwickeln. 1971 entstand in Walchsee/Österreich ein selbständiges Lehrinstitut.

Das Therapiekonzept der Manuellen Lymphdrainage hat zum Ziel, das gestörte Gleichgewicht zwischen lymphatischer Transportkapazität und lymphpflichtiger Last wieder herzustellen. Krankheiten, die von Ödembildungen begleitet werden, sind auf Störungen des Fließgleichgewichtes zurückzuführen, so daß der Lymphgefäßmechanismus seine Aufgabe nicht mehr erfüllen kann. Da der Massagedruck bei den Behandlungen verhältnismäßig gering ist, werden durch die sanften Bewegungen Rezeptoren angesprochen, die eine Gewebsdrainage in Gang setzen. Die Technik der anzuwendenden Griffe ist sehr viel diffiziler als bei der klassischen Massage. Man unterscheidet:

1. Stehende Kreisbewegungsgriffe (auf gleicher Stelle oder spiralförmig fortschreitend).
2. Pumpgriffe, bei denen sich Daumen und Finger zusammen in gleicher Richtung bewegen.
3. Schöpfgriffe, bei denen das rotierende Handgelenk eine korkenzieherähnliche Bewegung auf die Finger ausübt.
4. Drehgriffe, die sich aus verschiedenen Bewegungsabläufen zusammensetzen, wobei die Haut verschoben wird.

Es hat sich im Verlauf der Zeit ein fester Bereich für die Behandlung der Manuellen Lymphdrainage entwikkelt, in den hauptsächlich Lymphstauungen mit ödematösen Abflußbehinderungen gehören.

- Leichte Lymphödeme.
- Hämangische Überschuß-Ödeme bei lymphodynamischer Insuffizienz.
- Ödeme bei rheumatisch-degenerativen Leiden in den Gelenkkapseln, Sehnen und Bändern.
- Ödeme nach Verletzungen.
- Blutergüsse nach Traumen, Knochenbruch- und Gelenkverletzungen, nach Gipsabnahme.
- Schleimhautkatarrhe der oberen Atemwege.

Einschränkungen (Kontraindikationen):

- Alle akuten bakteriellen Entzündungen.
- Akute Allergien (Asthma und Ekzeme).
- Kardiale Ödeme.
- Krebsmetastasen.

Ein Schwerpunktgebiet ist die lymphologische Nachsorge von Krebspatienten zur Verhütung sekundärer Lymphödeme nach operativen Eingriffen.

Es gibt allerdings auch Stimmen, die z.B. bei dem gefürchteten »dicken Arm« nach Brustkrebsoperationen, vor einer Lymphdrainage wegen einer angenommenen Verschleppung und Aktivierung von Krebszellen warnen.

Literaturhinweise

Asdonk, J.: »Die physikalische Lymphdrainage und Ödemtherapie der Feldbergklinik«, Zeitschrift für Lymphologie Bd. VII/1, 1983.

Hohmeister, R.: »Therapeutische Lymphdrainage«, Gazette Médicinale, Heft 12/1984, Basel.
Kurz, I.: Band 2. Therapie I, 1986, Band 3. Therapie II, Krankheitslehre, 1984.
Trettin, H.: »Der Weg der Manuellen Lymphdrainage nach Kuhnke/Asdonk«, Zeitschrift für Lymphologie Bd. VII/1, 1983.
Wittlinger, G./Wittlinger, H.: Band 1. Grundkurs, 1987.
»Einführung in die Manuelle Lymphdrainage nach Dr. Voider«, Haug Verlag, Heidelberg.

Chiropraktik

Zur Begriffsbestimmung: »chiro« – vom griechischen Wortstamm »cheir« = Hand abgeleitet – bezeichnet eine Therapie, die mit gezielten Handgriffen Fehlstellungen am Bewegungsapparat, vornehmlich der Wirbelsäule, zu beheben versucht.
Den Begriff der »Chiropraktik« hat die Schulmedizin zur Abgrenzung gegen die Heilpraktiker, die ursprünglichen Vertreter dieser Therapie, mit der Bezeichnung der »Manuellen Therapie« bzw. der »Chirotherapie« belegt. Im Grunde aber handelt es sich aber um sehr ähnliche Vorgehensweisen. Es gibt in beiden Berufsgruppen qualifizierte Therapeuten dieser Behandlungsmethode.
Interessanterweise ist es dieser Therapieform so ergangen wie noch einigen anderen, daß sie in ihren Anfängen zu den Außenseitermethoden gehörte, seit ca. 10 Jahren jedoch Eingang in die Schulmedizin gefunden hat, da verschiedene Universitäten Lehraufträge für »Chirotherapie« erteilten.
Die Anfänge dieser Behandlungsweise, – das Wort »be-handeln« sagt es, – müssen schon frühesten Kulturkreisen bekannt gewesen sein. Hippokrates und Galen haben sie beschrieben,

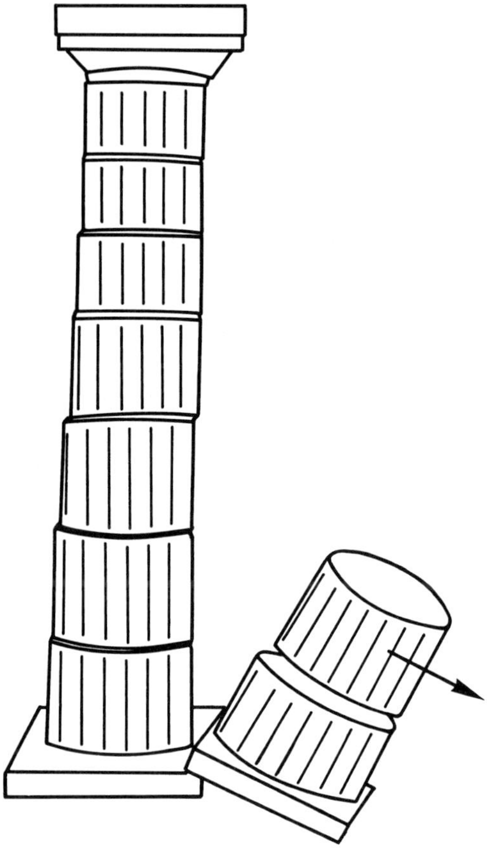

Statikprobleme der Wirbelsäule

wonach in späterer Zeit griechische Manipulationstechniken illustriert worden sind. Auch in der römischen Geschichte werden manuelle Praktiken an Patienten erwähnt.
Es handelt sich offenbar um ein altes bei vielen Völkern praktiziertes Verfahren, das seinem Gehalt und seinem Behandlungsziel nach zu den naturgemäßen Heilweisen gerechnet werden muß. Im Mittelalter war die Kunst der »Knochensetzer« reine Volksmedizin. Ende des 17. Jahrhunderts gelangten die »bone-setters« (Knochenheiler) in England sogar am Hof zu großem Ansehen.

Aus Amerika wird im Jahre 1895 berichtet, daß der Amerikaner D.D. Palmer aus Davonport einen Neger durch Einrenkung der Halswirbelsäule von seiner Schwerhörigkeit befreit habe, was in der Zeit ausschließlicher Organbetrachtung für sehr unwahrscheinlich galt. Auch der Arzt Dr. Atkinson hatte ähnliche Beobachtungen gemacht, und er ermutigte Palmer, seine Erfahrungen und Behandlungsformen in ein System zu bringen. Ein Patient von Palmer, ein Geistlicher, gab der neuen Heilbehandlung den Namen »Chiropraktik«.

Palmer selbst war Kolonialwarenhändler, Magnetopath und darüber hinaus außerordentlich geschäftstüchtig. Er gründete Schulen für Chiropraktik und machte die Ausbildung zu einem lukrativen Erwerbszweig. Etwa 40 000 »Doktoren der Chiropraktik« aus 60 verschiedenen Schulen üben heute in den Vereinigten Staaten ihre Tätigkeit aus, in zum Teil inzwischen staatlich anerkannten Schulen mit 4jährigen Lehrgängen sorgfältig und gut ausgebildet. Die ersten in Deutschland tätigen Chiropraktiker kamen von den amerikanischen Schulen, wurden jedoch in ihrer Heimat trotz der guten Vorbereitung nicht entsprechend anerkannt.

Das Kernstück der Palmerschen Lehre besagt, daß durch kleine Verschiebungen der einzelnen Wirbel gegeneinander (sog. Verrenkungen oder Subluxationen) Nerveneinengungen zustande kommen können. Die zwischen den Wirbelkörpern befindlichen Öffnungen für den Austritt der Nerven verengen und verkleinern sich im Falle einer Wirbelverschiebung, so daß ein Druck auf den austretenden Nerv entstehen kann, der sich sowohl örtlich als auch ausstrahlend in dem betreffenden Körpergebiet auswirken kann, welches von diesem Nerven versorgt wird. So können ganz entfernt von der Wirbelsäule Schmerzen und Organstörungen auftreten, deren Zusammenhang mit dem Ursprungsort zunächst nicht auf der Hand zu liegen scheint.

Die Chiropraktik ist eine funktionelle Therapie. Sie geht davon aus, daß ein Gelenk erst sinnvoll durch seine Funktionen wird. Dieses ist wiederum erst gewährleistet, wenn die einzelnen Gelenkteile in einer gesunden Relation zueinander stehen. Die Therapie der Chiropraktik will einzig und allein bei Fehlstellungen von Gelenkteilen zueinander, diese in eine gesunde Relation bringen, damit bei normaler Kaspelspannung und gesunden Besaftungsverhältnissen wieder eine ungestörte Funktion des Gelenks gewährleistet ist. Funktionsstörungen, die primär auf anderen Ursachen als falschen Relationen der Gelenkteile zueinander beruhen, wie z.B. Durchblutungsstörungen, Nervenleiden, materielle Knochenveränderungen, sind nur sekundär und bedingt Indikationen für die Chiropraktik.

Ein hoher Anteil der heutigen Menschen leidet an Störungen und schmerzhaften Erkrankungen im Bereich der Wirbelsäule, die infolge des weitverzweigten Nervengeflechts auf andere Körperbereiche und Organe ausstrahlen.

Unsere Wirbelsäule ist aufgrund ihrer Konstruktion sehr störanfällig. Allein die Aufrichtung derselben in die Senkrechte birgt schon einen Teil der Problematik in sich. Der Aufbau des

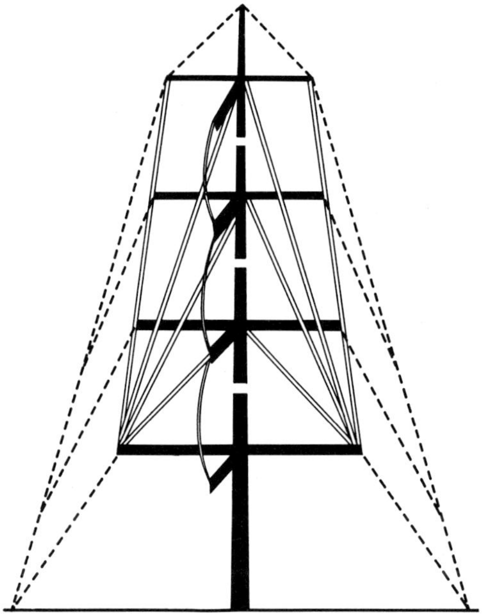

Schema vom Aufbau der Rückenmuskeln unter dem Bilde eines Schiffsmastes (nach Benninghoff-Görttler).

Rückgrats wird gern mit dem Bild eines Mastes verglichen, der in das Becken eingepflanzt ist.

Die Biegsamkeit entsteht durch einzeln miteinander verbundenen Glieder, die Wirbel. Die Muskeln spannen die Wirbelsäule (sie sind in der Zeichnung als Seilzüge angedeutet). Man unterscheidet kurze Züge, die von einer Rahe zu anderen ziehen und solche, die vom Rahenende schräg zum Mast ziehen. Die Unterteilung in 34 Segmente ermöglicht die Beweglichkeit im Zustand eines labilen Gleichgewichts, das durch die Verbindung der einzelnen Teile der Wirbelsäule mit der sie umgebenden Muskulatur hergestellt wird und dadurch unserem aufrechten Gang die Stütze gibt.

Durch dynamische Veränderungen der Statik erreicht die Wirbelsäule ihre funktionellen Möglichkeiten.

Statischen Fehlbelastungen im Sinne von Druck- und Zugbeanspruchungen sind in erster Linie die elastischen Zwischenstücke, die Bandscheiben ausgesetzt. Jede lang andauernde Fehlhaltung und Fehlbelastung bringt eine Verkürzung im entsprechenden Muskelgebiet und damit häufig den Schmerz.

Die Chiropraktik oder Chirotherapie hat eine Reihe von ganz gezielten Handgriffen entwickelt. Mit ihrer sachgemäßen Anwendung lassen sich Bewegungsstörungen und -einschränkungen an der Wirbelsäule und den Extremitäten beheben. Vor jeder chiropraktischen Behandlung muß die genaue Diagnose einer Störung am Bewegungsapparat ermittelt werden, wozu die verschiedensten Untersuchungsmethoden zur Verfügung stehen:

1. Inspektion und Palpation der Wirbelsäule (Hautwiderstandsmessung, Dermographismus etc ...)
2. Prüfung von Statik und Dynamik der Wirbelsäule (nach funktionellen Gesichtspunkten).
3. Röntgenbefund.
4. Laboruntersuchung.
5. Neurologische Untersuchung.

Mit dieser diagnostischen Übersicht kann man sich ein Bild verschaffen, ob im vorliegenden Fall eine chiropraktische Therapie angezeigt ist oder nicht. Die Chiropraktik hat sich – aufbauend auf der Tradition der »Knochenrichter« in der BRD in den letzten 40 Jahren aus ihrem Schattendasein herausentwickelt. Zunächst war in den 30er Jahren G.A. Zimmers Buch »Chiropraktik« (Eigenverlag, Dresden) eine der seltenen Veröffentlichungen. Der Hamburger Heilpraktiker Werner Peper hat dann im Jahr 1953 eine Art Standardwerk »Technik der Chiropraktik« herausgebracht, das bis heute zur Primärliteratur gerechnet werden muß. Das sehr informative Werk beschreibt in knapper Darstellung und anschaulichen Bildern die wichtigsten Griffe. Der Münchner Heilpraktiker Norbert Seidl stellte schließlich 1981 ein kleines Buch »Chiropraktik und Osteopathie« mit präziser Grifftechnik vor, ebenso wie der Wuppertaler Heilpraktiker Friedrich Heinze sein Buch »Gezielte Repositionstherapie« herausbrachte. Das Interesse beim Patienten für Chiropraktik ist da, zumal der gekonnte Griff Patienten schon oft – nach langen Fehlbehandlungen mit den unterschiedlichsten Therapien – in wenigen Minuten nachhaltig von ihren Leiden befreit hat.

Literaturhinweise

Hartman, L.: »Lehrbuch der Osteopathie«, Richard Pflaum Verlag, München 1997.

Peper, W.: »Technik der Chiropraktik«, Haug Verlag, Heidelberg.

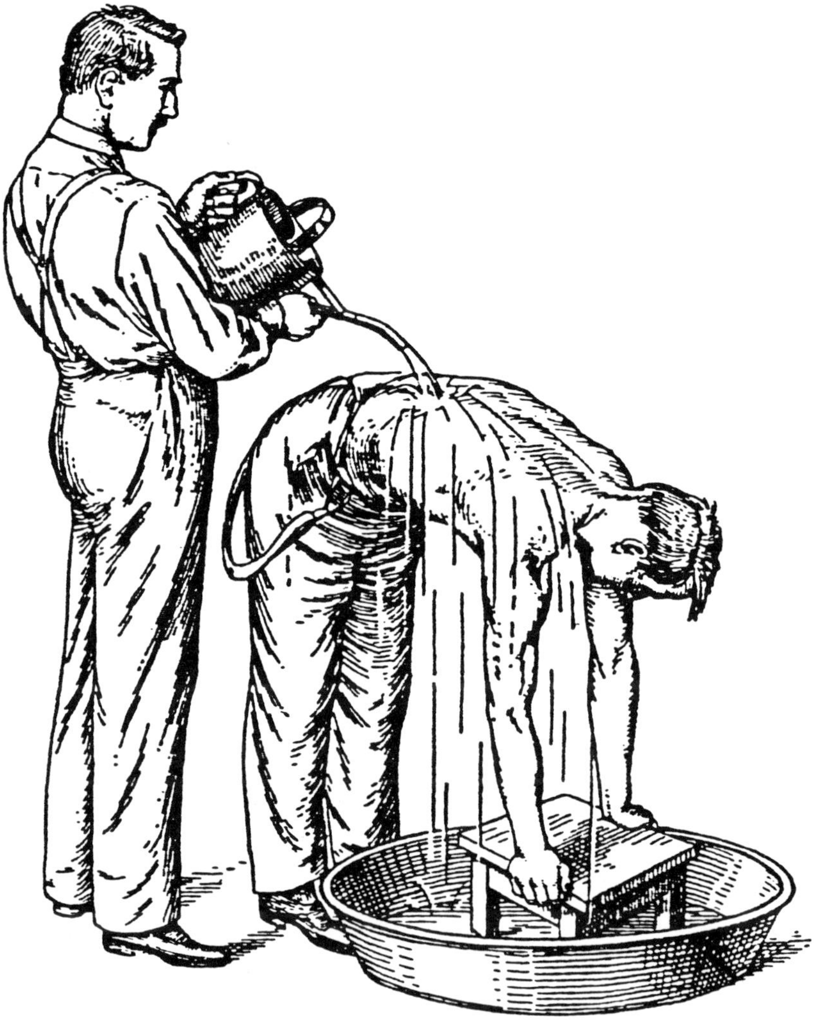

Ableitungs- und Ausleitungsverfahren

Darm – Niere – Haut – Schleimhaut

Der Darm

Die beste Therapie ist die Gesunderhaltung, die in erster Linie durch eine richtige Ernährung, ausgewogen, nicht denaturiert und ausreichend mit sogenannten Ballaststoffen versehen, gewährt wird. Der Ballaststoffreichtum ist wegen des täglich nötigen entgiftenden Stuhlgangs unerläßlich. Wichtig sind auch reichlich Obst mit Cellulose und Schalen – soweit wie möglich Rohkost, Salate, Gemüse mit Cellulose und Semicellulosen, von denen wir nicht zuletzt aus der neueren Forschung wissen, daß sie nicht nur Giftstoffe binden und dann ausscheiden, sondern auch eine mitregulierende Fähigkeit im Cholesterinstoffwechsel haben. Dieses gilt auch für die Schalen des Getreides, so daß der möglichst tägliche Verzehr von Vollkornbrei oder Müsli sehr gesund ist. Ein übriges tun Sauermilch-Produkte, auch milchsaures Gemüse nach Kuhl. Auf diese Weise kann die Darmflora gesund und ausreichend erhalten bleiben, damit nicht die weitverbreitete und gefürchtete Dysbakterie entsteht. Wenn man den Darm zur weiteren Entgiftung anregen will, so wäre die nächste Stufe, noch relativ natürlich, das Trinken von Sauerkraut- oder Hollundersaft. Auch mild laxierende Maßnahmen wie ein Tee (ohne Sennes!) können als therapeutische Maßnahme von Segen sein. Kurzfristig, etwa zur gründlichen Darmentleerung bei einer Fastenkur oder einer akuten Krankheit, kann auch Sennes Verwendung finden. Selbstverständlich ist darauf zu achten, daß keine Störung im Elektrolyt-Haushalt auftritt. Auch durch Gebrauch des zu Unrecht in Vergessenheit geratenen Klistiers kann der Darm als Entgiftungsventil verstärkt eingesetzt werden.

Die Niere

Auch hier ist eine vernünftige Lebensweise und eine physiologische Ausscheidung über die Nieren die beste Vorbeugung und Therapie. Es darf nicht zu spärlich getrunken werden, weil sonst zuwenig Neutralflüssigkeit in den Körper gelangt. Dabei muß man sich klarmachen, daß z.B. Milch oder Obst- und Gemüsesäfte Nahrungsmittel, keine Spülmittel sind, ebenso wie Kaffee oder schwarzer Tee, die zwar beliebte Genußmittel darstellen, aber zuwenig Neutralflüssigkeit hergeben, wie dies z.B. bei Kräutertees, Wasser und eventuell Mineralwässern der Fall ist. Es gilt also ausreichend zu trinken, hauptsächlich Wasser in Form von Mineral- oder Heilwässern, wobei man darauf achten sollte, daß auch die Mineralwässer wegen ihrer spezifischen mineralischen Zusammensetzung immer einmal gewechselt werden sollten. Selbstverständlich sind alkoholische Getränke, auch das beliebte »Spülmittel« Bier, nicht als vorteilhaft anzusehen. Für eine therapeutische Steigerung der entgiftenden Funktion der Niere hält die Phytotherapie eine reiche Auswahl von Pflanzen für uns bereit. Sowohl eine Mischung aus harntreibenden Pflanzen – wie auch die Pflanzen einzeln – als Tee eingesetzt, haben eine gute Wirkung. Das gleiche gilt für Säfte wie z.B. Selleriesaft, Birkensaft, Wacholdersaft oder Löwenzahnsaft. Bei kurmäßiger Anwendung sollte man jede Woche einen anderen Saft trinken. Die Wirkung kann noch gesteigert werden durch Pflanzentinkturen und Urtinkturen, in deren Mittelpunkt sicher Pflanzen wie z.B. die Goldrute stehen.

Die Haut

Wieder gilt es, zunächst vom Natürlichen auszugehen und dem Gesunderhaltenden. Für die Haut sind es die Luft, das Licht und das Wasser. Eine Steigerung der Entgiftungsfunktion der Haut ist auch durch Hautöle zu erreichen, z.B. Rosmarin- oder Lavendelöl. Die stärkste Entgiftung der Haut ist durch das Schwitzen zu erreichen, passiv durch Sauna und Schwitzbäder, oder aber noch besser durch aktive körperliche Arbeit und Sport. Zusätzliche schweißtreibende Tees verstärken die Wirkung. Brennessel- oder Brunnenkressesäfte steigern speziell die Hautentgiftung und auch Sarsaparilla darf in diesem Zusammenhang nicht vergessen werden. Speziell naturheilkundliche Hautreizmethoden werden in anderen Kapiteln besprochen.

Die Schleimhaut

Noch mehr als für Darm, Niere und Haut kommt es bei der Entgiftung über die Schleimhäute, z.B. der Lunge, auf eine gesunde Lebensweise an. Im Bereich der Lungenfunktion kann man nicht wie in dem des Darmes durch Fasten eine Reinigung oder Erneuerung herbeiführen. Entscheidend für die gesunde Entgiftung ist eine gute Luftqualität, möglichst regelmäßig und immer, mindestens aber so oft als möglich. Klimawechsel und Reizklima sind gute therapeutische Ansatzpunkte. Atmung ist Bewegung und sie wird sinnvoll unterstützt durch strenges Gehen, Wandern, Dauerlauf und Sport jeglicher Art. Es gibt mehrere Schulen der Atemtherapie. Sie alle zielen auf eine Intensivierung der Atemwirkung ab und darauf, daß man nicht mutwillig atmet, sondern daß »es atmet«. Therapeutische Maßnahmen wie die Aerosoltherapie mit ätherischen Ölen oder auch Salzen können ausgleichend, dämpfend, heilend und lösend wirken – eine Art ins Haus geholte Klimatherapie.

Literaturhinweise

Aschner, B.: »Lehrbuch der Konstitutionstherapie«, Hippokrates Verlag, Stuttgart 1986.

Rausch, E.: »Blut- und Säfte-Reinigung«, Haug Verlag, Heidelberg.

Aderlaß

Als Therapieform ist der Aderlaß aus der heutigen Medizin fast völlig verschwunden. Dabei galt er in den verschiedensten Systemen der Heilkunst vom Altertum über das Mittelalter bis in die Neuzeit hinein als wirksames und zuverlässiges Mittel bei Zuständen, die heute medikamentös behandelt werden wie z.B. Schwindel, Ohrensausen.

Die Blutentziehungen haben mit Sicherheit bei allen alten Völkern zu den wichtigsten Behandlungsverfahren gehört. Es hat aber schon damals außer Befürwortern auch Gegner des Aderlasses gegeben, was wohl weniger die Methode als ihren Mißbrauch betraf. Die indische Medizin hat eine große Anzahl von Indikationen und Kontraindikationen überliefert. Bei Hippokrates finden sich ebenfalls in den einzelnen Schriften Hinweise über Technik und Anwendungsbereiche des Aderlasses. Galen (129 n. Chr.) räumt in seinem 20bändigen Werk dem Aderlaß eine hervorragende Stellung ein.

Immer wird auf lange begründete Erfahrungen, auf die zuverlässig bessernde Wirkung dieser Therapie hingewiesen.

Paracelsus (1493–1541) hat sich gegen das unmäßige Aderlassen ausgesprochen, wie es eine Zeitlang praktiziert wurde und am Ende des 16. Jahrhunderts unter dem italienischen Arzt Botalli zu einem regelrechten »Vampirismus« ausartete. Die Medizingeschichte des Aderlasses mit ihrem auf und ab liest sich sehr interessant.

Nach 1860 war der Aderlaß aus der ärztlichen Therapie fast völlig verschwunden, da die Humoralpathologie von der Zellularpathologie abgelöst wurde.

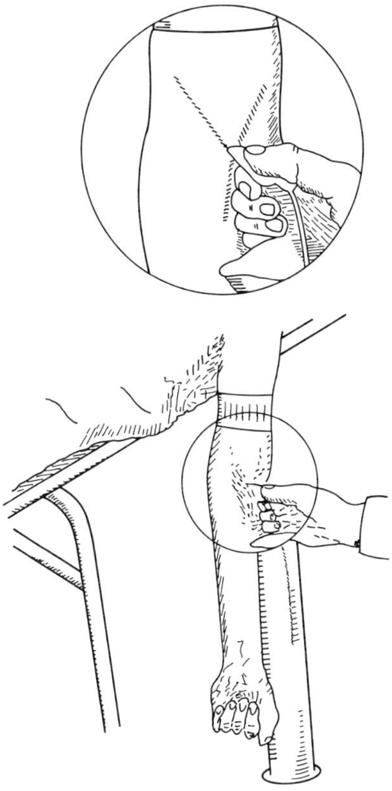

Der Aderlaß in der Ellenbeuge

Die Wiederentdeckung ist dem Wiener Arzt Bernhard Aschner (1883–1960) zu verdanken, der sich, von den traditionellen Behandlungsmethoden der Schulmedizin unbefriedigt, den Werken der großen Ärzte der Vergangenheit (Hippokrates, Galen, Paracelsus u.v.a.) zuwandte und ihre Heilmethoden zu neuem Leben erweckte. Aufgrund seiner Erfahrungen und Veröffentlichungen haben seither viele Ärzte in allen Ländern den Aderlaß und andere konstitutionstherapeutische Methoden wieder aufgenommen und über verblüffend andauernde, vorher nicht beobachtete Erfolge berichtet.

Die erste Wirkung eines Aderlasses besteht in der Schaffung eines leeren Raumes, in den das verbleibende Blut nachstürzt. Im Kreislauf wirkt die mitreißende Kraft beschleunigend auf die Strömungsgeschwindigkeit und überträgt sich auf den ganzen Organismus. Verbrennungsschlacken, Ermüdungsgifte, Toxine und Abbauprodukte werden in dem schnelleren Fluß der Strömungen mitgerissen und den natürlichen Ausscheidungswegen zugeführt.

Jedem größeren Blutverlust folgen einige wichtige physiologische Regulationen: Es kommt durch die Kontraktion der peripheren Gefäße zu einer Leerung der Blutspeicher, so daß das Herz über mehr Blut verfügt.

Das Knochenmark beantwortet die Reizung des Blutverlustes mit vermehrter Erythrozyten- und Leukozytenbildung, also einer Vergrößerung der Abwehrbereitschaft. Die gleichzeitige Thrombozytenanhäufung verhindert weitere Blutverluste.

Aderlässe bewirken also eine Anregung zur Leistungssteigerung der blutbildenden Zentren und eine Beschleunigung der Säfteumlaufgeschwindigkeit. Dieser Zustand hält über viele Monate an.

Der Blutentzug greift in vegetativ-hormonale Abläufe ein und bringt fehlgesteuerte Organfunktionen, oft sogar seelische Entgleisungen wieder ins Gleichgewicht. Seine Anwendungsbreite umfaßt alle Zustände, die mit arteriellem Hochdruck einhergehen (klimakterische, nephritische, arteriosklerotische Hypertonien), Gefäßspasmen und alle daraus resultierenden Krankheitszustände wie Kopfweh, Schwindel, Ohrensausen, Schweißausbrüche, Nasenbluten, Asthma, Neigung zu Entzündungen innerer Organe, Hepatitis, Cholecystitis, Pericarditis, Adnexitis, ferner Psychosen und Depressionen, die durch Kongestionen und Hyperämien entstanden sind. Es gibt kaum ein Krankheitsbild, das nicht lokale Stauungen im Gefolge hat, so daß die Blutentziehung allein oder als unterstützende Maßnahme wegen ihrer entlastenden, verteilenden und ableitenden Wirkung zu empfehlen wäre.

Der Aderlaß kann überall ausgeführt werden, wo Venen an der Oberfläche fühl- oder sichtbar sind. Als klassische Stelle galt früher wie heute auch noch die Ellenbogenbeuge. Die Technik dürfte dem Geübten keine Schwierigkeiten bieten.

Der Patient sollte bequem liegen und der Arm über die Kante der Liege steil herabhängen. Oberhalb der Aderlaßstelle wird der Arm mit einer Binde oder besser noch mit einem einfach geknoteten Gummischlauch gestaut. Normalerweise entnimmt man ca. 200–300 ml Blut, es kommt auf die genau zu beobachtende Reaktion des Patienten an. Bleibt der Puls relativ konstant und stabil in Frequenz und Volumen und das Gesicht gut durchblutet, kann man die vorgesehene Menge in den Meßtopf ablaufen lassen, andernfalls bei Gesichtsblässe, Ohnmachtsanwandlungen oder Veränderungen des Pulses sollte man den Aderlaß unterbrechen. Auch das Körpergewicht des Patienten muß berücksichtigt werden. Anfangs geht man über eine Blutentnahme von 200 ml möglichst nicht hinaus. Vor Beendigung des Aderlasses öffnet man die Stauung, damit das restliche gestaute Blut ablaufen kann. Man vermeidet damit Hämatome und evtl. Parästhesien im Arm. Die Einstichstelle wird mit einem Tupfer abgedrückt und der Arm erhoben, bis die Blutung steht, anschließend ein Verband oder Pflaster angelegt. Der Patient sollte noch eine Zeit lang liegen bleiben. Der Aderlaß ist sicher nicht jedem Patienten zuzutrauen, aber in der Hand eines erfahrenen Therapeuten ist er ein großes und wirksames Kunstmittel!

Literaturhinweise

Abele, E.W./Stiefvater: »Aschner-Fibel«, Haug Verlag, Heidelberg 1964.

Aschner, B.: »Die Technik der Konstitutionstherapie«, Haug Verlag, Heidelberg 1961.

Scharfbillig, Ch.: »Der rote Aderlaß«, Haug Verlag, Heidelberg 1966.

Blutegel

Die Anwendung von Blutegeln in der Heilkunde ist vermutlich so alt wie die Heilkunst selbst. Erste Erwähnung findet sie bereits in den Sanskrit-Aufzeichnungen Indiens vor 3000 Jahren. Für das Abendland scheint Themision von Ladoica (1. Jahrh. v. Chr.) die Blutegeltherapie begründet zu haben, während sie im Orient schon einige Jahrhunderte früher nachzuweisen ist. Im Mittelalter gehörten Blutegel zum therapeutischen Rüstzeug der bedeutendsten Chirurgen, und später (1772–1830) unter dem französischen Kliniker Broussais erreichte diese Behandlungsweise einen geradezu stürmischen Höhepunkt. Die Blutegeleinfuhr nach Frankreich stieg in den Jahren von 1827–1850 von jährl. 33,6 Mio. auf 100 Mio. Stück. Wenn man die damals geringe Bevölkerungszahl berücksichtigt, war das ein enorm hoher »Pro-Kopf-Verbrauch«. Sogar die Mode spiegelte mit Blutegelmustern auf Damenkleidern, den sog. »Robes à la Broussais«, die damalige Beliebtheit der Tierchen wieder. Leider hat diese bewährte naturheilkundliche Methode unter dem Einfluß der Chemotherapie und vielleicht auch durch ihre Zeitaufwendigkeit zwar an Boden, jedoch nicht an Bedeutung verloren. Bei vielen Therapeuten hat sie noch ihren festen Platz.

Der Blutegel, Hirudo medic. und Hirudo offic., ein schwarz-bräunlich, wurmartiges, ca. 3–5 cm langes Tier, sondert beim Biß ein Sekret, das Hirudin, ab.

1884 wurden von John B. Haycraft in Birmingham die Untersuchungen über die wirksamen Sekrete des medizinischen Blutegels experimentell begonnen.

Man wußte, daß die vom Egel gesetzten Bißwunden schwer zu stillen waren und daß das aufgenommene Blut im Egeldarm nicht gerinnt. Haycraft kam zu dem Ergebnis: »Die Substanz ist kein Ferment, sie ist in Wasser und Kochsalzlösung löslich, sie ist temperaturstabil, sie ist unlöslich in Chloroform, Äther und Alkohol. Der Blutegel sezerniert eine Flüssigkeit, welche das Blutferment zerstört, ohne wahrnehmbare Veränderungen in der Blutbeschaffenheit selbst zu machen.«

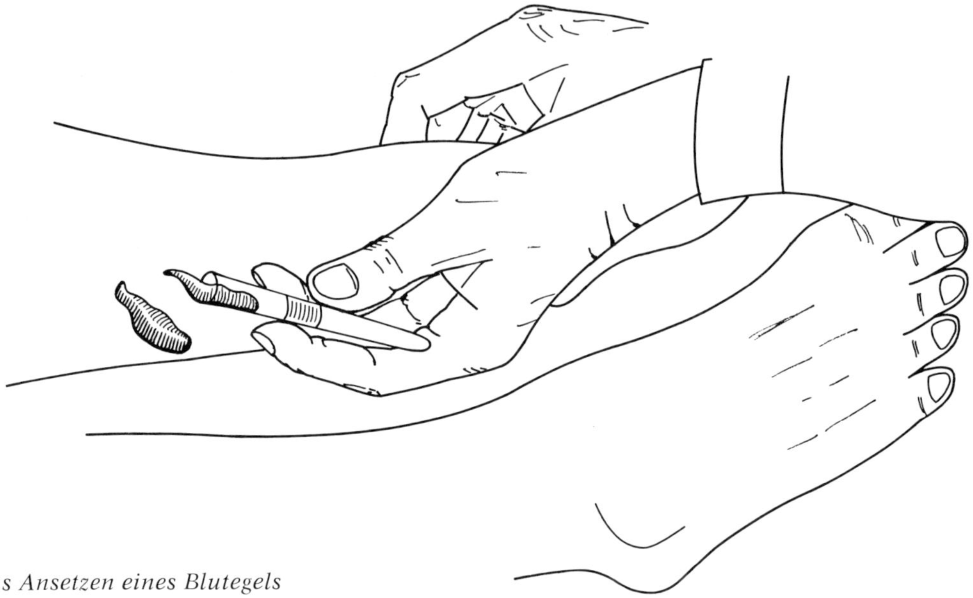

Das Ansetzen eines Blutegels

Später wurde auf der Basis der Haycraftschen Ergebnisse versucht, den gerinnungshemmenden Stoff isoliert – also chemisch rein – darzustellen, was schließlich Friedrich Franz 1903 gelang. Er nannte die Substanz »Hirudin«. Später erst erklärte sich seine Gerinnungshemmung. Es wirkt als Antithrombokinase, d.h. daß schon die Vorstufe der im Blutserum vorhandenen gerinnungsfördernden Substanz ausgeschaltet wird, womit sich die lange Nachblutungszeit erklären läßt.

Bei intramuskulärer Verabreichung von Hirudin ließ sich eine stark diuretische Reaktion beobachten. Bottenberg hat die Wirkungen des Hirudins durch den Blutegel zusammengefaßt:

1. *Gerinnungshemmend*, – über viele Stunden findet ein langsamer Blutabfluß statt.
2. *Lymphstrombeschleunigend* – aus Blut und Geweben strömt Lymphe vermehrt in die Gewebsspalten und kommt mit dem Blutabfluß zur Ausscheidung. Beide Einflüsse verringern die Zirkulationsschwierigkeiten durch Abfluß aus den Stauseen gedrosselter Venentätigkeit.
3. *Antithrombotisch* – Weitere Thrombenbildung wird verhütet, die Emboliegefahr dadurch vermindert.
4. *Immunisierend* – Die Belebung der Leukozytenbildung und -wanderung hebt die giftbindende und bakterientötende Kraft der Säfte.
5. *Gefäßkrampflösend* – Schmerzen lassen nach, eine Umstimmung der örtlichen Gefäßfunktionen bedeutet oft die Einleitung wirklicher Heilung.

Die Technik ist relativ einfach, verlangt aber unter Berücksichtigung der sehr empfindlichen Tiere, die man über die Apotheke beziehen kann, einen erheblichen Zeitaufwand, der auch mit schuld daran sein dürfte, daß diese wirksame Heilmethode relativ wenig praktiziert wird.

Josef Karl meint dazu in seinem Buch »Therapiekonzepte«: »Das Schwierigste an der ganzen Bluteheltherapie ist oft, den Patienten überhaupt für die in seinen Augen greusliche Prozedur zu gewinnen. Denn es gibt wenige Leute, die sich vor Egeln nicht ekeln«.

Das Anlegen der Tiere sollte bei dem im Bett liegenden Patienten an einer mit gut warmen Wasserkompressen temperierten Haut erfolgen. Alle Salbenreste sind zu entfernen, auch darf die Haut weder mit Seife gewaschen noch desinfiziert werden, da die Egel gegen Chemikalien sehr empfindlich sind und deshalb nicht anbeißen würden. Es ist auch darauf zu achten, daß der Patient während der Behandlung warm gehalten wird. Wichtig ist die ständige Kontrolle der saugenden Egel, um ein Überwandern zu verhindern. Die Saugzeit kann zwischen 15 Minuten und einer Stunde betragen. Ein bedeutender Punkt der Behandlung ist die Dauer und die Stärke der Nachblutung, die zu versorgen und zu kontrollieren ist.

Der häufigste Anwendungsbereich dürfte bei den latenten und akuten Thrombophlebitiden der Beine sein, die mit Stauungserscheinungen, Druckschmerzhaftigkeit und örtlicher Erhöhung der Hauttemperatur einhergehen.

Angesetzt werden die Egel niemals direkt über einer Vene, Krampfader, einem Ulcus, sondern im benachbarten, unversehrten Hautgebiet. Die Ansatzpunkte müssen genau auspalpiert werden. Der Blutegel wird nur an gut durchbluteten Hautstellen angesetzt. Bei blasser, kalter, oder gar bläulich verfärbter Haut muß der Ansatzpunkt am Übergang zum gesunden, normal durchbluteten Gewebe erfolgen.

Bei Stauungserscheinungen des Oberbauches ist die Ansatzstelle meist der untere rechte Rippenrand, wodurch eine Entstauung des Leber- und Pfortadergebietes bewirkt wird.

Der Blutegel ist als »Spezialist« überall da einzusetzen, wo durch eine örtliche Anstauung ein Organgebiet aus dem feinen biologischen Zusammenspiel des Körperhaushalts herausfällt, wie wir es z.B. bei Erscheinungsbildern der Entzündung kennen. Die Wirksamkeit des Egels greift an der gestörten Gefäßfunktion an und bringt eine Entlastung für den entzündlichen Prozeß. Durch den mit der Nachblutung verbundenen »Aderlaß« und das eingebrachte Sekret kann es zu einer Umstimmung des gesamten Organismus kommen. Kein chemisch isolierter Stoff, auch nicht das isolierte Hirudin vermag das zu leisten, was der Blutegel in seiner Gesamtwirkung auf den kranken Organismus zustande bringt.

Das Indikationsgebiet reicht über den bekannten Einsatz bei Thrombosen und Entzündungsprozessen aller Art wie Mittelohrentzündungen, Furunkel, Mandelentzündungen mit Abszeßbildung hinaus bis zu Stauungszuständen der Leber, »vegetativer Dystonie« und Hyperthyreose.

Literaturhinweise

Abele, U./Stiefvater, E.W.: »Aschner-Fibel«, Haug Verlag, Heidelberg 1964.

Bottenberg, H.: »Die Blutegelbehandlung«, Hippokrates Verlag, Stuttgart 1948.

Karl, J.: »Therapiekonzepte für Naturheilkunde«, Marczell Verlag, München 1983.

Kuppe, K-O.: »Der Blutegel in der ärztlichen Praxis«, Hippokrates Verlag, Stuttgart 1955.

Schröpfen

Die medizinische Kunst des Schröpfens läßt sich bis in die vorchristliche Zeit zurückverfolgen. Man kannte die heilenden Kräfte des Schröpfens in der chinesischen Medizin, in der Ayurveda-Medizin Indiens, aber auch in Ägypten und Griechenland. Der älteste Zeugnis der Schröpfkunst ist ein ärztliches Siegel aus Mesopotamien (3300 v. Chr.), das drei Schröpfköpfe darstellt.

Heute gehört die Schröpfmethode zwar noch zum Volkswissen und wird beispielsweise in Syrien und Griechenland in ländlichen Gegenden meist von heilkundigen Frauen noch ausgeübt, in Deutschland aber ist das alte Verfahren fast vollständig in Vergessenheit geraten. Lediglich von Heilpraktikern wird die Kunst des Schröpfens tradiert und weiterentwickelt. Hier hat sie allerdings ihren festen Platz unter den Methoden der Ganzheitsmedizin. Schröpfen gehört zu den uralten Reflextherapien, deren Ort der Diagnostik gleichzeitig auch der der Therapie ist. Dieser Ort ist im wesentlichen die Haut und das Unterhautgewebe der segmentalen Gliederung des Rückens. Die Kunst des Schröpfens beginnt bei der Auswahl der geeigneten Hautbezirke für den Schröpfvorgang.

Lange bevor Head und Mackenzie den viscera-cutanen Reflex wissenschaftlich nachwiesen, hatten sich die alten Behandler das empirische Wissen über den Zusammenhang von Hautveränderungen und erkrankten Organbereichen zum Segen der Patienten zunutze gemacht. Die Schröpftherapie basiert zunächst auf einer sensiblen Diagnostik der paravertebralen Haut und Muskulatur des Rükkens.

Der geübte Tastsinn fahndet nach gelotischen Veränderungen, sulzigen Erhebungen, Ödemen und schlecht durchbluteten Reflexbezirken. Dabei wird ähnlich der chinesischen Akupunktur zwischen Energieüberfüllung und -unterversorgung unterschieden. Über einer »heißen« gelotischen, übervollen Zone wird blutig geschröpft, ein minder durchbluteter Bereich wird trocken geschröpft.

Bei der blutigen Schröpfung wird die Haut der ausgewählten Stelle leicht skarifiziert. Sodann wird in dem Schröpfkopf, einer Glasglocke, ein Unterdruck hergestellt, indem man etwas getränkte Watte in dem Gefäß abbrennt. Die aufgesetzte Glocke saugt, wenn sich die Luft in ihr abkühlt, die Haut kreisförmig abgegrenzt an und fördert den Austritt von Blut und Lymphe.

Bei der trockenen Schröpfung wird die Haut nicht angeritzt, sondern der Schröpfkopf in gleicher Weise auf die unverletzte Haut gesetzt. Dabei kommt es, wie bei der blutigen Methode, zum Reißen kleiner Blutgefäße und zur Bildung von Extravasalen. Da minder versorgte Gefäße porös sind, wird hier die Reaktion besonders deutlich sichtbar sein.

Man beendet den Schröpfvorgang, sobald die hämatomähnliche Hautverfärbung erscheint, beziehungsweise sobald kein Blut mehr aus der geritzten Haut in das Glasgefäß austritt.

Die Schröpfbehandlung zeigt gute therapeutische Erfolge, wenn funktionelle Störungen von Organsystemen vorliegen. Schwere Degenerationen

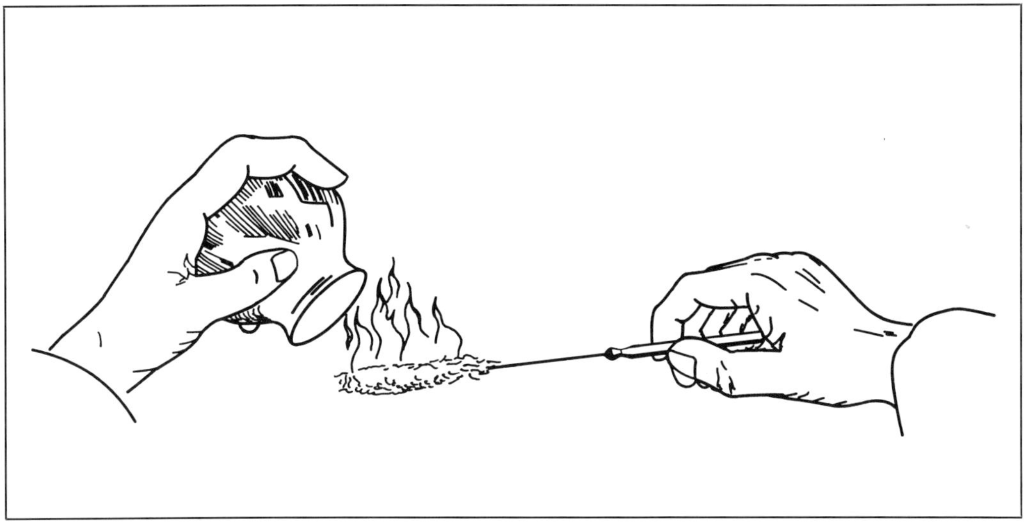

Evakuierung einer Schröpfglocke

und zerstörte Organe können selbstverständlich auch durch Schröpfen nicht mehr in ihren ursprünglichen Zustand gebracht werden. Der spezifische Schröpfreiz wirkt im Sinne einer Reflexzonenbehandlung: Schröpft man beispielsweise die gelotische Veränderung der paravertebralen Leberzone eines an Leberstauungen leidenden Patienten, so kommt es bei der blutigen Entleerung der Schröpfzone gleichzeitig zu einer Regulierung der Gefäßsituation im erkrankten Organbereich.

Schröpfen ist somit nichts anderes als ein Versuch, einen gestörten Regelkreis im erkrankten Körper wieder zu normalisieren. Dieser Regelkreis stellt im Sinne Pischingers eine Verbindung zwischen den auf einen Körper einwirkenden äußeren Reizen und der einzelnen differenzierten Organzelle dar, die von der sie umgebenen vegetativen Basis, dem sogenannten Milieu, abhängig ist.

Schröpfen ist eine Heilmethode, die direkt in die Regulierung des Milieus eingreift und die Selbstheilungstendenzen des Körpers anregt und fördert.

Dennoch ist Schröpfen keineswegs eine Allheilmethode. Sie kann von anderen naturheilkundlichen Heilverfahren unterstützt, ergänzt oder manchmal auch ersetzt werden. Ist der Erkrankte nicht bereit, die krankmachenden Lebensumstände zu ändern, so kann auch die gezielte Kunst des Schröpfens keine vollständige Heilung herbeiführen.

Literaturhinweise

Abele, J.: »Lehrbuch der Schröpfkopfbehandlung«, Haug Verlag, Heidelberg 1982.

Aschner, B.: »Technik der Konstitutionstherapie«, Haug Verlag, Heidelberg 1961.

Mozer, H.: »Brennpunkte der Krankheiten«, Haug Verlag, Heidelberg 1975.

Pischinger, A.: »Das System der Grundregulation«, Haug Verlag, Heidelberg.

Baunscheidtieren

Das Baunscheidtieren ist ein Naturheilverfahren zur Ableitung von toxischen Krankheitsstoffen über die Haut. Es erfreute sich im 19. Jahrhundert großer Beliebtheit bei der Bevölkerung und gehörte zum Hausmittelschatz. Das einfache, handliche Verfahren geht auf Carl Baunscheidt, einen technischen Erfinder seiner Zeit, zurück (1809–1873).
Inspiriert von der chinesischen Akupunkturmedizin und der alten Säftelehre, der Humoralpathologie, entwickelte er das Instrumentarium, fast schmerzlos ein Heilexanthem zu erzeugen. Er kombinierte einen physikalischen und einen chemischen Reiz der Haut mittels eines kleinen, mit 33 Nadeln besetzten Schneppers und einem speziellen Öl, dessen Zusammensetzung bis in die heutige Zeit umstritten ist. Nach Baunscheidts Angaben enthielt es Rainfarnöl, Schwarzpfefferöl, Olivenöl sowie Knochenöl, jedoch nicht das vermutete giftige Crotonöl.
Mit dem Schnepper werden »künstliche Poren« in die gefäßlose Oberhaut gedrückt, ohne daß bei kunstgerechter Anwendung Blutungen entstehen. In die perforierte Haut wird das Baunscheidtöl vorsichtig eingerieben und bewirkt alsbald einen künstlichen Bläschenausschlag, der entsprechend der Reizstärke nach einigen Tagen wieder abheilt. In seltenen Fällen kommt es dabei zunächst zu bräunlichen Pigmentierungen, die sich jedoch nach einiger Zeit wieder zurückbilden. Mit dem künstlichen Exanthem können erhebliche Mengen von Lymphflüssigkeit oder in manchen Fällen auch eitrige Sekrete ausgeschieden werden, die nach wiederholtem Baunscheidtieren abnehmen. Setzt man von vornherein einen geringeren physikalischen Reiz, so entstehen lediglich kleine Quaddeln auf der Haut. Diese mildere Form hat sich heute durchgesetzt.
Entscheidend für den therapeutischen Erfolg des Baunscheidtismus ist die Dosierung des Hautreizes. Er sollte langsam gesteigert werden und druckschmerzhafte Körperstellen mit besonderer Aufmerksamkeit einschließen. Von den alten Heilpraktikern wird immer wieder darauf hingewiesen, daß der Patient nach der Baunscheidtbehandlung jegliche Kälte und Feuchtigkeit meiden und ausruhen sollte. Vorzugsweise wird die Behandlung paravertebral ausgeführt; darüber hinaus gibt es jedoch kaum eine

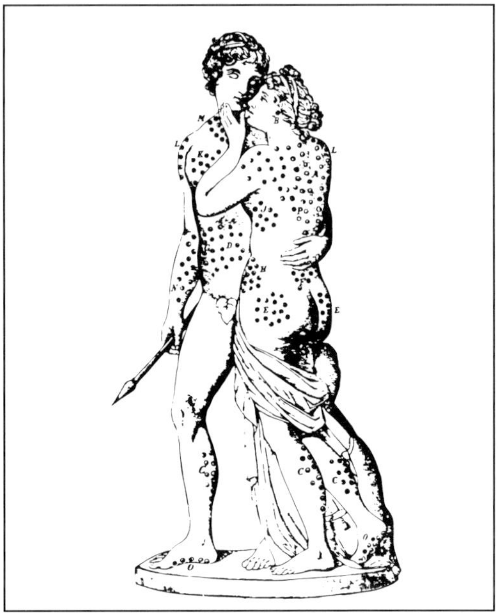

Das Baunscheidt-Exanthem

Stelle des Körpers, die nicht baunscheidtiert werden könnte.
Der therapeutische Wirkungskreis des Baunscheidtismus ist sehr groß: es können sowohl chronische als auch akute Erkrankungen günstig behandelt werden. Erfahrungsgemäß bessern sich unter dem Einfluß der Baunscheidttherapie gichtische Stoffwechselentgleisungen, rheumatoide Schmerzzustände, aber auch entzündliche und degenerative Organerkrankungen. Nach der Behandlung wird häufig nicht nur eine Schmerzlinderung im körperlichen Bereich, sondern auch gesteigertes psychisches Wohlbefinden erzielt.
Bei sinnvoller Dosierung des Hautreizes durch das Baunscheidtieren können auch sehr geschwächte Kranke und Kinder behandelt werden. Darüber hinaus ist die Methode auch prophylaktisch einzusetzen, was ihre besondere Bedeutung unter den Naturheilverfahren unterstreicht. Eingeordnet in die Reihe anderer Ganzheitstherapien gilt das Baunscheidtieren als großes Ableitungsmittel auf die Haut und gleichzeitig als Reflexheilverfahren. Die gesteigerte Ausscheidungstätigkeit der Haut wurde als Selbstheilungstendenz des Organismus bei ungünstiger Säftezusammensetzung gewertet.
Baunscheidtieren bedeutet, die Haut als das zentrale Organ der Vermittlung von äußeren Reizen und innerem Organismus zu betrachten. So stellt sich eine enge Verwandtschaft zu anderen Hautreiztherapien, wie Hydrotherapie, Luft- und Sonnenbaden, heiße und kalte Wickel usw. her. Als Hautreiztherapie und Reflexbehandlung löst das Baunscheidtieren zunächst in den behandelten Hautbezirken eine starke Hyperämie aus, die auch das darunterliegende Gewebe ergreift und sich reflexzonenmäßig in entsprechende Organbereiche fortsetzt. Der anschließende Heilausschlag setzt einen kräftigen Reiz auf das drainierende Lymphsystem und bietet dem Körper eine verstärkte Ausscheidungsmöglichkeit an. Gleichzeitig wird das gesamte vegetative Steuerungssystem unspezifisch angeregt.
Obwohl das Baunscheidtieren gute therapeutische Erfolge ermöglicht und durch kunstgerechte Anwendung niemals der Gesundheitszustand von Patienten verschlechtert wurde, ist die Methode weitgehend in Vergessenheit geraten. Systematisch wird sie heute nur noch von Heilpraktikern eingesetzt. Gemäß den Erfahrungen der alten naturheilkundlichen Behandler ergänzt man diese Hautreiztherapie häufig mit anderen Möglichkeiten der Naturheilkunde, wie beispielsweise Frischkosternährung und Heilschlaf. Im allgemeinen werden heute eher kleine Reize beim Baunscheidtieren bevorzugt und die prophylaktischen Möglichkeiten verbesserter Durchblutung und vegetativer Umstimmung ausgeschöpft.

Literaturhinweise

Abele, U./Stiefvater, E.W.: »Aschner-Fibel«, Haug Verlag, Heidelberg 1977.
Aschner, B.: »Die Technik der Konstitutionstherapie«, Haug Verlag, Heidelberg 1961.
Dosch, T.: »Carl Baunscheidt und der Baunscheidtismus«, Haug Verlag, Heidelberg 1978.
Kirschner, Georg: »Baunscheidt – die Akupunktur des Westens«, Genf 1976.

Kanthariden-Pflaster

Die Heilung von Krankheiten durch Brandblasenbildung ist sehr wahrscheinlich durch Zufall entdeckt worden. Menschen haben durch eine Verbrennung mit Feuer, glühendem Metall, kochendem Wasser oder scharfen Mitteln anschließend an die Abheilung der Blasenbildung ihre Gicht, ihr Rheuma, ihre Gelenkschmerzen oder Neuralgien verloren. Vorher quälende entzündliche oder ständig schmerzhafte Krankheitszustände besserten sich schlagartig. Es sind aus Kriegszeiten Fälle bekannt, in denen durch Hautverbrennungen mit Blasenbildung eine hoffnungslos kavernöse Lungentuberkulose ausgeheilt wurde. Aus einem Hochofenwerk mit Eisengießerei berichtet ein Werksarzt, daß schwere rheumatische Zustände und chronische Gelenkleiden bei Arbeitern, die sich umfangreiche Verbrennungen zugezogen hatten, völlig verschwanden und auch nicht wieder auftraten.

Die alte indische Medizin hat die künstliche Blasensetzung als Therapie gekannt, allerdings nicht durch Kanthariden (spanische Fliegen). Aus der Asche verschiedener Pflanzenteile wurde eine ätzende und blasenziehende Lauge bereitet. Man verwendete Hahnenfuß, einzelne Clematisarten, Giftsumach, Wolfsmilch und Seidelbastrinde als blasenziehende Mittel. Auch Meerrettich, Pfeffer und Senf können bei intensiver Anwendung Blasen erzeugen.

Es ist überliefert, daß Paracelsus (1493–1541) sehr häufig blasenziehende Medikamente benutzte, u.a. bei Gicht und Epilepsie. In besonders aussichtslosen Fällen hat er mit diesen Kuren öfter Erfolg gehabt. Auch Hufeland (1762–1836) beschreibt diese Heilmethode als eine der wirksamsten überhaupt, ohne die er als Arzt nicht auskommen hätte können und wollen. In seinem 20bändigen Archiv für Arzneikunde findet man eine Fülle von Abhandlungen über »Vesicantien« als hervorragendes und zuverlässiges Mittel bei den verschiedensten Krankheiten, besonders wenn das innere Leiden eine Folge unterdrückter Sekretion oder Exkretion war. Am häufigsten kommt das bei Rheumatismus nach ungenügender Hautatmung vor. Mit der Blasenbildung wird die innere krankhafte Tätigkeit an die Oberfläche gezogen und durch Ableitung auf die Haut aufgehoben. Auch bei Asthma, Angina pectoris, Gelenkrheuma, Lumbago und Ischias hat sich diese Behandlung bewährt.

Von allen Mitteln, die eine Blasenbildung auf der Haut verursachen, ist das Canthariden- oder Spanischfliegenpflaster das wirksamste und bequemste. Man bezieht es als fertig aufgezogenes Klebepflaster oder als harziges Stangenpflaster aus der Apotheke. Meist legt man das Pflaster unmittelbar am oder in der Nähe des erkrankten Ortes an. Nach Art und Umfang der Erkrankung richtet sich die Größe des Pflasters, das normalerweise maximal 5 × 5 cm groß sein sollte.

Bei Ischias legt man 3 cm breite Streifen am Nervenverlauf entlang. Das Pflaster wird mit Zellstoff gut abgedeckt. Der Patient muß wissen, daß es darunter unangenehm heiß werden kann, er das Pflaster aber keinesfalls selbst vorzeitig entfernen darf. Im allgemeinen bleibt die Packung 24

Stunden liegen. Bei Frauen und Kindern, die eine empfindlichere Haut haben, auch bei blonden oder rothaarigen Menschen genügt eine Applikation von 6–12 Stunden. Je länger das Pflaster liegt, desto stärker ist die seröse Exsudation und auch die Heilwirkung. Am nächsten Tag wird das Pflaster vorsichtig abgenommen und die entstandene Blasenhaut mit ihren Rändern sauber abpräpariert. Aschner empfiehlt das Aufstechen der Blase und das Absaugen des Serums und das Liegenlassen der Blasenhaut auf der Wunde. Die sehr empfindliche Stelle verbindet man mit kühlender Wachssalbe (Ceratum Cetacei).
Die Wirkung des Cantharidenpflasters ist in der Tat verblüffend. Sollte sie sich nicht gleich einstellen, muß man die Pflasterung wiederholen oder dafür sorgen, daß die Wunde weiterhin Sekret absondert. Es handelt sich bei diesem erweiterten Verfahren um eine Art Reizkörpertherapie mit Dauerdrainage, die auch in hartnäckigen Fällen erfolgversprechend ist, so z.B. bei Gelenkprozessen durch die Auflösung alter Vernarbungen, die Aufsaugung von Exsudaten und die Ausschwemmung abgelagerter Stoffwechselreste, durch die Lösung chronischer Spasmen und damit die Beendigung ständig wiederkehrender Schmerzzustände. Im Rahmen der Konstitutionstherapie nennt Aschner die Vorteile der Kantharidenpflasterbehandlung:

1. Derivierende Wirkung.
2. Antiphlogistische Wirkung.
3. Schmerzstillende und krampflösende Wirkung (z.B. bei Gallenkoliken).
4. Zerteilende u. auflösende Wirkung.

»Es ist erstaunlich, daß man ein so einfaches und selbstverständliches Mittel seitens der Klinik so vollkommen vergessen konnte ...«, sagte Aschner.

Literaturhinweise

Abele, U./Stiefvater, E.W.: »Aschner-Fibel«, Haug Verlag, Heidelberg 1977.
Aschner, B.: »Die Technik der Konstitutionstherapie«, Haug Verlag, Heidelberg 1961.
Scharfbillig, Ch.: »Der rote Aderlaß/ Der weiße Aderlaß«, Arkana Verlag.

Rödern

Wir haben es hier mit keinem »großem Verfahren« zu tun, allerdings mit einer Naturheilmaßnahme für ein breites Indikationsspektrum. Die Methode war nie übermäßig bekannt und droht in neuerer Zeit gar in Vergessenheit zu geraten.
Die Therapie hat ihren Namen von dem Wuppertaler Arzt Dr. med. Heinrich Röder, der sie vor dem 1. Weltkrieg durch Zufall entdeckte; er hantierte mit kleinen Bier'schen Saugglocken, wie man sie seinerzeit zur Furunkelbehandlung benutzte. Eine Frau kam in seine Praxis und klagte über gelbliche übelriechende Mandelpföpfe und ob er sie nicht entfernen könnte. Mit den kleinen Glasglocken, verbunden mit Schlauch und Gummiball, entfernte er diese saugend. Die Patientin kam nach einigen Tagen wieder und bat um Wiederholung der Prozedur; es hätte ihr dies so gut getan und sie wäre fast schlagartig von monatelangen Magenkrämpfen befreit. (Wir haben hier eine augenfällige

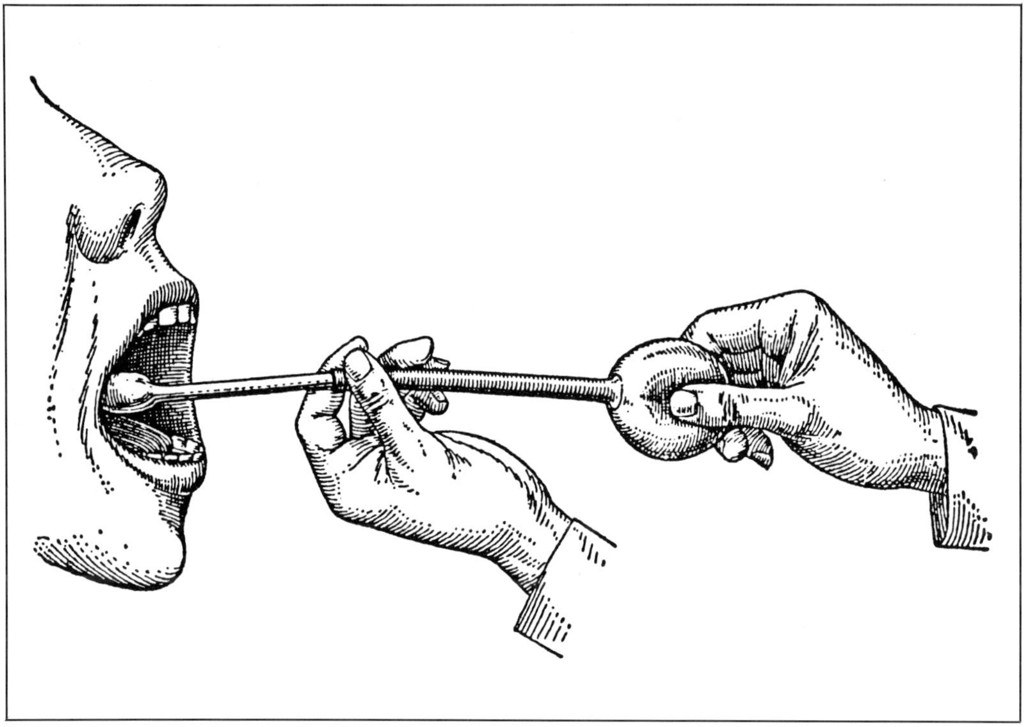

Röder'sche Mandelabsaugung

Parallele zur Entdeckung der Neuraltherapie durch die Gebrüder Hunekke!) Röder starb bereits 1918 mit 52 Jahren ganz plötzlich an einem durch den Krieg vernachlässigten Darmleiden.

Otto Buchinger, der weltberühmte Fastenarzt in Bad Pyrmont und später in Überlingen am Bodensee, übernahm die Methode, mit der Röder umfangreich und erfolgreich therapierte. Er schrieb ein kleines, heute vergriffenes Büchlein und machte das Mandelabsaugen bei den Fastenden zur täglichen Begleittherapie. Er stellte fest, daß es zur Entgiftung wesentlich beiträgt, wenn man den Lymphfluß der Tonsillen durch das Absaugen kräftig anregt.

Die Technik der Methode besteht aus vier Vorgängen. Zum ersten werden die Gaumenmandeln mit einem Glasröhrchen abgesaugt. Verschieden große Röhrchen sollen individuell auf die Größe der Tonsillen abgestimmt sein. Der Vorgang ist als saugend-melkend zu umschreiben. Aus den Lakunen und Krypten der Tonsillen werden dadurch Substanzen herausbefördert und der Lymphfluß angeregt. – Anschließend wird eine Mandelmassage mit dem wattearmierten Zeigefinger durchgeführt, die Watte mit Echinacea- oder Arnikatinktur getränkt. Beide Mandeln werden sanft und leicht massiert. Der Brechreiz des Patienten setzt der Aktivität allerdings gewisse Grenzen! – Der dritte Akt be-

trifft die Rachenmandel: mittels eines speziellen gebogenen Hakens gelangt man bei Übung und Geschicklichkeit über der Zunge hinter dem Zäpfchen senkrecht in den Fornix, den sog. »Rachenkamin« und an die Rachenmandel, die ebenfalls leicht massiert wird.
Der vierte und letzte Vorgang schließlich betrifft das Massieren des unteren Nasenganges. Bekanntlich ist dieser der längste und hat eine Verbindung zum Rachen. Mit einer Wattesonde und getränkt mit entsprechenden ätherischen Ölen wird dieser gut ausmassiert.
Die Methode bewirkt, daß die Tonsillen funktionsfähig erhalten und vor einer Herausnahme bewahrt bleiben. Schließlich ist die Tonsillektomie einer der häufigsten Operationen in der BRD. Außerdem ist in relativ wenigen Fällen nach der Operation das Problem beseitigt noch gar der Patient zufrieden: Seitenstranganginen und Verlagerung in die Nasennebenhöhlen sind häufig. Zum anderen – und da haben wir wieder eine Parallele zur Neuraltherapie, die die Mandeln »abspritzt« – soll verhindert werden, daß die Tonsillen zum Fokus für alle möglichen chronischen Krankheiten verkommen: Herz, Nieren und besonders die Gelenke sind bei chronischer Tonsilleninsuffizienz immer gefährdet und sind ja auch mit ein Grund für die häufigen Operationen. Als Gegenindikationen gilt die akut entzündete Gaumenmandel oder gar der Mandelabszeß.

Literaturhinweise

Buchinger, O.: »Die Rödermethode«, Bruno Wilkens Verlag, Hannover 1947.
Zilch, M.J.: »Lymphsystem und Lymphatismus«, Johann-Ambrosius-Barth-Verlag, München 1963.

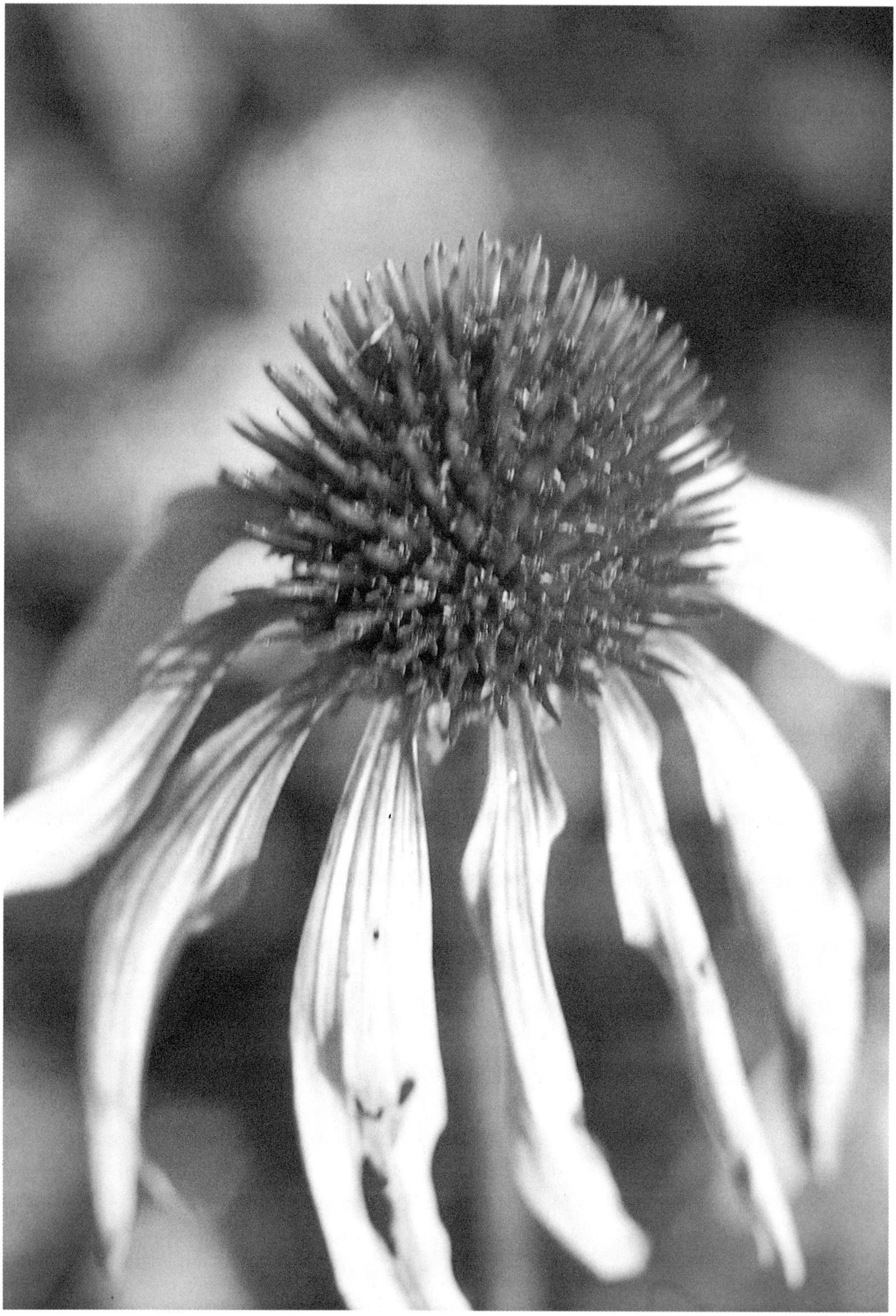

Unspezifische Reiztherapie

Eigenblutbehandlung

Die Anwendung von Eigenblut zu therapeutischen Zwecken ist eine Umstimmungsbehandlung. In früheren Zeiten, in denen die Zusammenhänge des körperlichen Abwehrsystems noch nicht klar und wenig erforscht waren, hatte man herausgefunden, daß bei Transfusionen bestimmte Spenderblutsorten sich nicht mit dem Blut des Empfängers vertrugen, während die Eiweißstoffe des eigenen Blutes – entnommen und an anderen Stellen injiziert – ohne weiteres vertragen wurden.
Durch diese unspezifische Behandlungsweise wird die Selbstregulation des Organismus angesprochen. Das gesamte Abwehrsystem soll dadurch zu stärkerer Aktivität gereizt werden. Tatsache ist, daß nach einer Eigenblut-Behandlung die Zahl der Leukozyten im Blut meßbar ansteigt. Man nimmt an, daß die im Blut befindlichen Eiweißstoffe durch den kurzen Aufenthalt außerhalb des Körpers geringfügig verändert werden und dann im Organismus eine schwache Abstoßungsreaktion bewirken. Diese ist offenbar ausreichend, um die an der Immunabwehr beteiligten Zellen zu mobilisieren, was sich äußerst günstig auf z.B. chronische Erkrankungen auswirkt. Dies zeigt sich nicht selten in einer kurzfristigen Verschlimmerung bestehender Krankheitssymptome, der sog. Erstreaktion.
Dem Patienten wird eine kleine Menge Blut aus der Armvene entnommen und anschließend meist in den Gesäßmuskel kontralateral eingespritzt. Dieses muß mehrmals wiederholt werden und geht – je nach Krankheitsbild – mit Unterbrechungen über einen längeren Zeitraum.
Manchmal empfiehlt es sich, Eigenblut-Behandlungen im anfallfreien Zeitraum durchzuführen, so z.B. bei allergischen Erkrankungen, wie dem Heuschnupfen, wo man die Therapie in den Wintermonaten einsetzt.
Unter bestimmten Umständen hat es sich als günstig erwiesen, dem entnommenen Blut (auch aus dem Ohrläppchen oder der Fingerbeere) ein homöopathisches oder pflanzliches Medikament hinzuzufügen, bevor es reinjiziert wird. Bei Allergien wird als Zusatz oft Ameisensäure in entsprechender Aufbereitung verwendet, was die beabsichtigte Umstimmung noch verstärkt.
Die Anreicherung mit Sauerstoff ist in

den Kapiteln »Hämatogene Oxydationstherapie« und »Ozontherapie« gesondert abgehandelt.
Der Katalog der Indikationen für eine Eigenblutbehandlung ist lang, bevorzugte Gebiete sind chronische Erkrankungen verschiedenster Art, besonders Allergien, Bronchialasthma, hartnäckige Hauterkrankungen, Heuschnupfen und der gesamte rheumatische Formenkreis, außer den autoagressiven Erkrankungen.
Die Menge angewendeten Blutes kann unterschiedlich sein und richtet sich nach der Krankheit und der Konstitution des Patienten. Oft wird die Eigenblutbehandlung in der Menge ansteigend (auch als Auto-Sanguis-Stufentherapie) eingesetzt.

Literaturhinweise

Aschner, B.: »Die Technik der Konstitutionstherapie«, Haug Verlag, Heidelberg 1961.
Heel: »Die Auto-Sanguis-Stufentherapie«, Heel Kompendium, Baden-Baden.
Körfgen/Zimmermann: »Hautkrankheiten und ihre biologische Behandlung«
Schoeller, H.: »Grundlagen der Umstimmungstherapie«, Physikalische Medizin und Rehabilitation Nr. 8, 1969.
Theegarten, W.: »Die Behandlung mit dem Eigenblut und die Potenzierung desselben«, Kolb Verlag, Mettmann 1977.

Eigenharnbehandlung

Vor einiger Zeit vernahm man einen Bericht über eine Kinderärztin in Amerika, die in New York schwere schadstoffbedingte allergische Zustände bei Kindern und Jugendlichen mit einer recht ungewöhnlichen Desensibilisierungsmethode erfolgreich behandelte, nämlich mit einer Eigenharn-Therapie.
Man versteht darunter die Applikation kleinster Mengen frischen, keimfrei gemachten Eigenharns per Injektion, um auf krankhafte Prozesse im Organismus umstimmend einzuwirken.
In der heutigen Zeit mag diese Anwendung eher ungewöhnlich erscheinen, sie kann jedoch auf eine sehr lange Geschichte zurückblicken. In ihren Arzneibüchern berichten bereits Plinius und Galen über ihre Erfahrungen damit. Weiter ist der Literatur zu entnehmen, daß der Eigenharn als Heilmittel schon vor 2000 Jahren verwendet worden ist.
1714 findet sich eine ausführliche Aufzeichnung über die Anwendung von Eigenharn in der »Heylsamen Dreckapotheke«.
In der Volkmedizin und der Naturheilkunde hat man sich ständig mit der Auto-Uro-Therapie und ihren Wirkungen beschäftigt. Es gibt Berichte, daß bei Berufserkrankungen, z.B. bei Haut- und Gewebeläsionen von Wäscherinnen, Eigenharnanwendungen genutzt wurden wie auch bei Sonnenbrand und Frostbeulen. Hier wurde der verdünnte Harn äußerlich aufgetragen oder zu Waschungen verwendet.
1902 erschien eine wissenschaftliche Arbeit (Schattenfroh), die den Nachweis von Lysinen (Antigenen) im Harn erbrachte. Vor dem ersten Weltkrieg war die therapeutische Anwendung des Harns in Form von Injektionen in vielen Ländern Europas und in Amerika bekannt und erfolgreich, doch durch den zweiten Weltkrieg und die zunehmende Entwicklung der chemisch-therapeutischen Methoden in der Medizin geriet die Auto-Uro-

Therapie ziemlich in Vergessenheit. In Deutschland war es Kurt Herz, der zur Verbreitung und Erforschung dieser Therapieform viel beigetragen hat. Durch ihn wurde bekannt, daß der Harn eine Reihe von Wirkstoffen enthält, zu denen Vitamine, Hormone, Antigene und Antikörper, Fermente und Auxone gehören.

Herz machte die ersten Versuche bei Schwangerschaftstoxikosen, deren Ursachen er in dem mangelnden Anpassungsvermögen der Frauen an die Umstellung bei der Schwangerschaft vermutete. Der Nachweis von stark erhöhten Hormonanteilen im Schwangerenharn brachte ihn auf den Gedanken, die toxischen Erscheinungen seien auf Störungen im Hormonhaushalt zurückzuführen. Diese unverbraucht ausgeschiedenen Hormone brachten bei Reinjektion einen schlagartigen Erfolg zur Besserung und Normalisierung. Auch bei autotoxischen Hauterkrankungen sowie bei asthmatischen Zuständen konnte die Eigenharn-Therapie gute Ergebnisse erzielen.

Die Vorurteile gegen eine Behandlung mit Urin sind sicherlich eher gefühlsmäßig und ästhetisch bedingt. Man glaubt außerdem, daß ausgeschiedene Stoffe zu Therapiezwecken nicht tauglich sein könnten, da bisher nur die pathologischen Bestandteile des Harns bei bestimmten Krankheiten untersucht und beschrieben worden sind. Mit den Heilfaktoren des Harns hat man sich kaum auseinandergesetzt.

Man sollte daran denken, daß in der Medizin viele Medikamente tierischer oder bakterieller Herkunft sind.

Eine exakte Technik schließt die Gefahr der Infizierung bei der Eigenharntherapie aus. Nach Dr. Herz wird Katheterurin oder ganz frischer Urin entnommen, der in einem sterilen Reagensglas aufzufangen ist. Zu 5 ml Harn gibt man mit der Pipette 1 Tropfen reine Karbolsäure sowie 1 Tr. Phenol. Bei starker Sedimentierung des Harns sollte auch noch filtriert werden. Injiziert wird subcutan oder – weil weniger schmerzhaft – intramuskulär. Zunächst 0,5 ml am 1. Tag, dann langsam ansteigend um jeweils 0,5 ml. Sehr häufig tritt eine anhaltende Besserung schon nach 2–3 Injektionen ein. Bei therapieresistenten Fällen kann man diese Methode schätzen lernen.

Trotz der angeführten Vorteile hat die Eigenharntherapie zu gunsten der Eigenblutbehandlung an Terrain verloren. Auch bei ordnungsgemäßer Anwendung kann es bei der Auto-Uro-Therapie gelegentlich zu lokalen Gewebsreizungen kommen.

Literaturhinweise

Herz, K.: »Eigenharnbehandlung«, Haug Verlag, Heidelberg 1977.

Organotherapien

Die Zelltherapie zielt auf die Regenerationsfähigkeit des Organismus ab. Regeneration bedeutet Wiederherstellung, – ein Vorgang, den die Natur im gesunden Organismus ständig selbst vollzieht und welcher Ausdruck des Lebens ist. Der menschliche Körper besteht aus ca. 70 Milliarden Zellen, und seine Gesundheit hängt davon ab, wie intakt und leistungsfähig die einzelnen Zellen im Gesamtverband sind, ob eine ausreichende Menge und richtige Zusammensetzung lebenswichtiger Bausteine zur Verfügung stehen, wie Amino- und Nukleinsäuren, Enzyme, Spurenelemente und die anderen Bestandteile für einen gut funktionierenden Zellstoffwechsel.

Mit dem zunehmenden Alter der Menschen lassen ihre Zellstoffwechselfunktionen nach. Verschlackung und Abbau als Degenerationserscheinungen verlangsamen die normalen Regenerationskräfte oder blockieren sie bei manchen Krankheiten fast ganz.

Regenerationstherapie bedeutet die Wiederherstellung einer gesunden Struktur der Zellen, die erschöpft, geschädigt oder verschlackt waren. Die Zelle regeneriert sich meist von selbst, wenn man sie einmal von dem befreit ist, was sie krank und funktionsuntüchtig gemacht hat oder zum anderen – wie bei der Zelltherapie – wenn man zuführt, was fehlt und was eine gesunde, vitale, also normale Organfunktion wieder in Gang setzt.

Erfunden hat die Zelltherapie der deutsche Chirurg Prof. Dr. H. Küttner, Ordinarius der Universität Breslau, der zum erstenmal 1912 vor der Breslauer Chirurgischen Gesellschaft über »Verimpfung anstelle der Transplantation hochwertiger Organe« referierte.

Bekannt wurde diese Methode durch den Schweizer Chirurgen Prof. Niehans, der 1931 einer Patientin, der bei einer Operation die Nebenschilddrüsen verletzt wurden und die dadurch in eine lebensbedrohliche Tetanie geriet, den Brei einer zerkleinerten Nebenschilddrüse in den Brustmuskel injizierte und die dadurch augenblicklich von ihrer Tetanie befreit wurde, völlig genas und Jahrzehnte gesund weiterlebte.

Dieses Ereignis war so spektakulär und glich fast einem Wunder, was der Zelltherapie auch bis heute noch ein wenig anhaftet und zusammen mit der Magie des großen Preises diesem Verfahren nicht nur Bewunderung, sondern ebenso Ablehnung beschert, besonders von der sog. wissenschaftlichen Medizin. Einige Glieder in der Kette der Wirkungsweise sind in der Tat »wissenschaftlich« noch nicht letztendlich geklärt, was im Zusammenhang mit beobachteten Risiken durch fehlerhafte Anwendung 1987 zu einem vorübergehenden Verbot von Zelltherapeutika durch das BGA führte.

Die Zelltherapie hat viele Gesichter:

1. Frischzellen

Sie sind das Basismaterial der Originalmethode nach Professor Dr. Paul Niehans. Organe frischgeschlachteter, embryonaler Tiere (meist Bergschafe) werden zerkleinert und mit einer Lösung aufbereitet. Diese Organbreis dienen als Injektionsmaterial.

2. Eiszellen

Das Zellmaterial wird mit minus 75 Grad schockgefrostet und bis zur Verwendung tiefgekühlt aufbewahrt. Während dieser Zeit können jederzeit notwendige Kontrollen durchgeführt werden. Bei Bedarf wird das Material in wenigen Minuten aufgetaut und sofort implantiert.

3. Trockenzellen

Die sogenannte lyophilisierte Methode, bei der die Organe sofort nach der Gewinnung durch ein Gefriertrocknungsverfahren in Ampullen konserviert werden. Mit diesen Aufbereitungen arbeitete Prof. Niehans bereits 1949. Die lyophilisierten Zellen kommen mit den Frostzellen am häufigsten zur Anwendung.

4. Das Bogomoletz-Serum
wird benannt nach dem russischen Professor Alexander Bogomoletz, der in Kiew das Meschnikoff-Institut geleitet hat. Bei der Entwicklung des Serums war ursprünglich an ein Medikament zur Krebsbekämpfung gedacht. Die Grundsubstanzen werden aus dem Knochenmark, den Lymphdrüsen und der Milz gewonnen.

5. Die Serum-Therapie nach Dr. med. Fritz Wiedemann, die eine Weiterentwicklung des russischen Bogomoletz-Serums darstellt, deren Regenerationswirkung über das Bindegewebe erfolgt.

6. Die Regeneresen-Behandlung, bei der nur spezielle Zellteile, die als Bausteine für Zellkern und Zellplasma (Ribonukleinsäure) isoliert Verwendung finden.

7. Die Zytoplasmatische Therapie
Hierbei handelt es sich um das in der Zelle enthaltene Plasma ohne Zellkern, das sog. Protoplasma, in welchem Eiweißstoffe, Kohlenhydrate und Fette zusammen mit Wasser die Grundsubstanz der Zelle bilden. Diese auf chemischen Weg isolierten Zellinhaltsstoffe werden ebenfalls in Lösungen injiziert.

Die unterschiedlichen »Zelltherapien« zielen auf eine Reparatur der kleinsten lebensfähigen Einheit des Organismus, die Zelle, ab. Mit den Organzellen bzw. Organseren wird das geschwächte oder erkrankte Organ direkt behandelt – nach dem Grundsatz des Paracelsus, der schon Anfang des 16. Jahrhunderts lehrte: Herz heilt Herz, Niere heilt Niere, Milz heilt Milz. Sogar im Altertum wurden solche medizinischen Übertragungsversuche unternommen, scheiterten aber, weil man damals keine Kenntnisse von Sterilität und Immunreaktionen hatte. Heute beobachtet man, daß das embryonale bzw. fetale Gewebe offensichtlich kaum eine Immunreaktion hervorruft, da das ungeborene Schaf oder Kalb selbst noch keine Immunmuster gebildet hat, weil es noch voll unter dem Immunschutz der Mutter lebt. Bei dem Zellmaterial spielt demnach die Artspezifität keine Rolle, so daß die vorhandene Organspezifität therapeutisch risikoarm genutzt werden kann. Die Zellen und das Gewebe des Spendertieres werden unmittelbar vom Injektionsort durch weiße Blutzellen (Phagozyten), die aus dem Blut des Patienten kommen, abtransportiert. Die Zellbausteine wandern zu artverwandten Organen und Geweben, wo sie eingebaut und zur Reparaturausführung der geschädigten Zellen verwendet werden. Der Organismus verfügt über die Fähigkeit der Erkennung und der gezielten Verwertung implantierten Zellmaterials. Je größer das Bedürfnis des erkrankten Organs nach ›Ersatzteilen‹ ist, um so mehr Zellmaterial wird dorthin gebracht – wie unter anderem Isotopenmessungen bei der Wanderung radioaktiv markierten Zellmaterials ergeben haben. Die Zell-Therapeuten sprechen hier von »reparativer Regeneration.«

Heute stehen Präparate für Gelenke,

Haut, Herz, Gehirn, Nerven, endokrine Drüsen zur biologischen und wirkungsvollen Regenerationstherapie zur Verfügung. Als Hauptindikationsgruppen für die Zell-Therapie gelten:

- Unterfunktion innersekretorischer Drüsen.
- Vorzeitige Verschleiß- und Abbauerscheinungen mit Vitalitätsverlust.
- Chronisch-degenerative Erkrankungen des Stütz- und Gefäßsystems.
- Degenerative Organerkrankungen.
- Entwicklungsstörungen im Kindesalter.

Literaturhinweise

Block, S.: »Wissenschaftliche Fundamente der Frischzellen-Therapie«, Biologische Medizin Nr. 3, 1984.

Dittmar, F.: »Gesundheit und Lebenskraft durch Zelltherapie«, W. Hädicke Verlag, Weil der Stadt.

Dyckerhoff: »Regeneresen«, Müller Verlag, Göppingen.

Schwarz, R.: »Heilmethoden der Außenseiter«, Bertelsmann Verlag, Wien 1975.

Wiedemann, F.: »Biologisch leben, biologisch heilen«, Kiepenheuer & Witsch, Köln 1978.

Wiedemann, F.: »Bogomoletz-Kuren«, Heidenheimer Verlagsanstalt 1954.

Neuraltherapie

Bei der Entdeckung der Neuraltherapie stand – wie schon so häufig – der Zufall Pate, hier in Form eines Versehens. Die Brüder Ferdinand und Walter Huneke versuchten jahrelang, ihrer häufig migränekranken Schwester über die schlimmsten Schmerzanfälle hinwegzuhelfen, allerdings mit nur geringem Erfolg. Bei einer Schmerz-Attacke spritzten sie versuchsweise ein neues Rheumamittel langsam in die Vene, ohne viel Hoffnung auf einen Erfolg. Doch zu ihrer großen Überraschung besserten sich bereits während der Injektion die quälendsten Beschwerden des Schwindels und Brechreizes, der Kopfschmerzen und des Augenflimmerns. Und die Besserung war nicht nur vorübergehend, sondern hielt an. Es konnte sich also nicht um eine reine Schmerzbetäubung gehandelt haben, auch Suggestiv-Wirkung schloß aus.

Als die beiden Ärzte der Sache auf den Grund gingen, mußten sie feststellen, daß das verwendete Mittel einen Procainzusatz enthielt, der nur zur schmerzlosen intramuskulären Injektion enthalten war und von dem sie bei ihrer versehentlichen intravenösen Injektion damals befürchten mußten, daß es zu Hirnlähmungen kommen könnte, was aber nun widerlegt war. Die Brüder Huneke hatten durch ihren Irrtum herausgefunden, daß Procain nicht nur als Schmerzbetäubungs- sondern auch als Heilmittel wirkte. Die Ergebnisse der anschließenden Versuche, die sie 3 Jahre lang mit verschiedensten Zusätzen u.a. auch mit Coffein an sich selbst unternahmen, um Wirkungen und Ungefährlichkeit zu testen, veröffentlichten sie 1928 in einer Arbeit: »Unbekannte Fernwirkungen der Lokalanästhesie« – die Heilung über das Nervensystem, die heute unter dem Namen »Neuraltherapie« überall bekannt ist.

Nach Speranski ist Krankheit »Reizbeantwortung des Organismus unter dem führenden Einfluß des Nervensystems«. Inzwischen weiß man, »daß Wege zur Krankheit und zurück zur Heilung auf Nervenbahnen verlaufen, auch daß Procain oder andere Neuraltherapeutika in der Lage sind, bei richtiger Anwendung am Ort der Störung vegetative Fehlsteuerungen zu beseitigen«.

Krankheiten sind nach Pischinger Folgen von Störungen im vegetativen Grundsystem. Hier werden alle wichtigen Funktionen wie Durchblutung,

Temperatur, Zellatmung und Stoffwechsel geregelt. Untersuchungen durch die Wiener Professoren Fleischhacker, Kellner, Pischinger und Stacher bewiesen, daß Entzündungen, Verletzungen, Fremdkörper, Bakterienherde und Narben in diesem Regulationsmechanismus Störungen verursachen können und den gesamten Gesundheitszustand u.U. schwer belasten.

In der ersten Zeit der Neuraltherapie wurde nur im Bereich der Erkrankung selbst – im Sinne der Segmenttherapie – behandelt, die auch als Teil der Neuraltherapie anzusehen ist und womit sich gute Heilerfolge erzielen lassen, wie z.B. bei Neuralgien, Rheuma, Ischias, Lumbago, chronischen Kopfschmerzen. Die sog. Quaddelbehandlung in den Segmenten hat sich als sog. »kleine Neuraltherapie« besonders bei chronisch-rheumatischen Schmerzen als einfach und wirkungsvoll gezeigt.

Durch einen Schmerz verkrampft sich die umliegende Muskulatur, die Blutversorgung des Schmerz- und Verkrampfungsgebietes gerät ins Stocken, ebenso der Abtransport der Stoffwechselschlacken, dadurch verstärken sich wiederum die Schmerzen. So schaukelt sich das Geschehen immer weiter auf, bis die Regulationsstörungen aus den lokalen Gebieten überspringen und sogar zu einer sog. vegetativen Gesamtumschaltung mit diffusen und allgemeinen Krankheitserscheinungen führen können. Die »große Neuraltherapie« geht mit ihren Injektionen an die Nervenschaltstellen heran, die mit der nervlichen Versorgung bestimmter Gebiete korrespondieren und lädt die in ihrer Leistung durch Depolarisation der Zellmembranpotentiale gestörten Zellen wieder auf, denn Procain hat eine Ladekapazität von 290 mV, so daß die manchmal bis auf 20 mV abgesackten Potentiale wieder ihre normale Ladung von ca. 70 mV bekommen und dadurch in ihren Funktionen wiederhergestellt werden. So manche chronische Ischias-Irritation hat als simpler Hexenschuß begonnen. Durch die neuraltherapeutische Injektion an die schmerzauslösende Stelle in der Tiefe des Gewebes lösen sich spontan Verkrampfungen und Verspannungen, die Durchblutung mit Zu- und Abfluß reguliert sich wieder ein, und der Heilungsprozeß wird eingeleitet.

Daß für diese Injektionstherapie genaue anatomische Kenntnisse, viel Erfahrung und Beherrschung der Technik Voraussetzung sind, versteht sich.

Aus der überraschenden Begegnung mit dem sog. »Sekundenphänomen« zogen die Brüder Huneke die Erkenntnis, daß hier eine Gesetzmäßigkeit vorliegen müsse.

Viele Zahnärzte vor ihnen hatten nach Zahnextraktionen bei ihren Patienten verschiedene Leiden schlagartig verschwinden sehen, ohne die beiden Ereignisse in einen Zusammenhang zu bringen. Der französische Chirurg Lariche (1879–1955) berichtete schon 1915, daß nach einer durchgeführten Narbenanästhesie Schmerzzustände an ganz anderer Stelle schlagartig verschwanden. Es ist das Verdienst der Neuraltherapie nach Huneke, diese Zusammenhänge erkannt, erforscht und therapeutisch nutzbar gemacht zu haben.

Das »Störfeld«, wie es seither benannt wurde, löst zuweilen eine Krankheit oder Schmerzen an ganz anderen Körperstellen aus. Störfelder können erkrankte, wurzeltote, vereiterte oder implantierte Zähne, chronische Entzündungen an Mandeln, alte Operations- oder sonstige Narben sein, die selbst gar keine Beschwerden machen. Sie wirken als »Störsender« im Organismus und geben über das Nervensystem an schwache oder geschwächte Organe ständige Störimpulse ab, die dort zu Regulationsstörungen führen, und die dann durch eine neuraltherapeutische Injektion »ausgeschaltet« werden können.

Es heißt nach Huneke:

1. Jede chronische Krankheit kann störfeldbedingt sein.
2. Jede Stelle des Körpers kann zum Störfeld werden.
3. Durch Ausschalten des Störfeldes mit einem Neuraltherapeutikum ist die Krankheit dann heilbar.

Literaturhinweise

Dosch, P.: »Lehrbuch der Neuraltherapie«, Haug Verlag, Heidelberg 1980.

Dosch, P.: »Wissenswertes über die Neuraltherapie nach Huneke«, Haug Verlag, Heidelberg 1972.

Huneke, F.: »Das Sekundenphänomen«, Haug Verlag, Heidelberg 1970.

Kibler, M.: »Segmenttherapie«, Hippokrates Verlag, Stuttgart 1950.

Pischinger, A.: »Das System der Grundregulation«, Haug Verlag, Heidelberg 1980.

Speransky, A.J.: »Grundlagen der Theorie der Medizin«, W. Saenger Verlag, Berlin 1950.

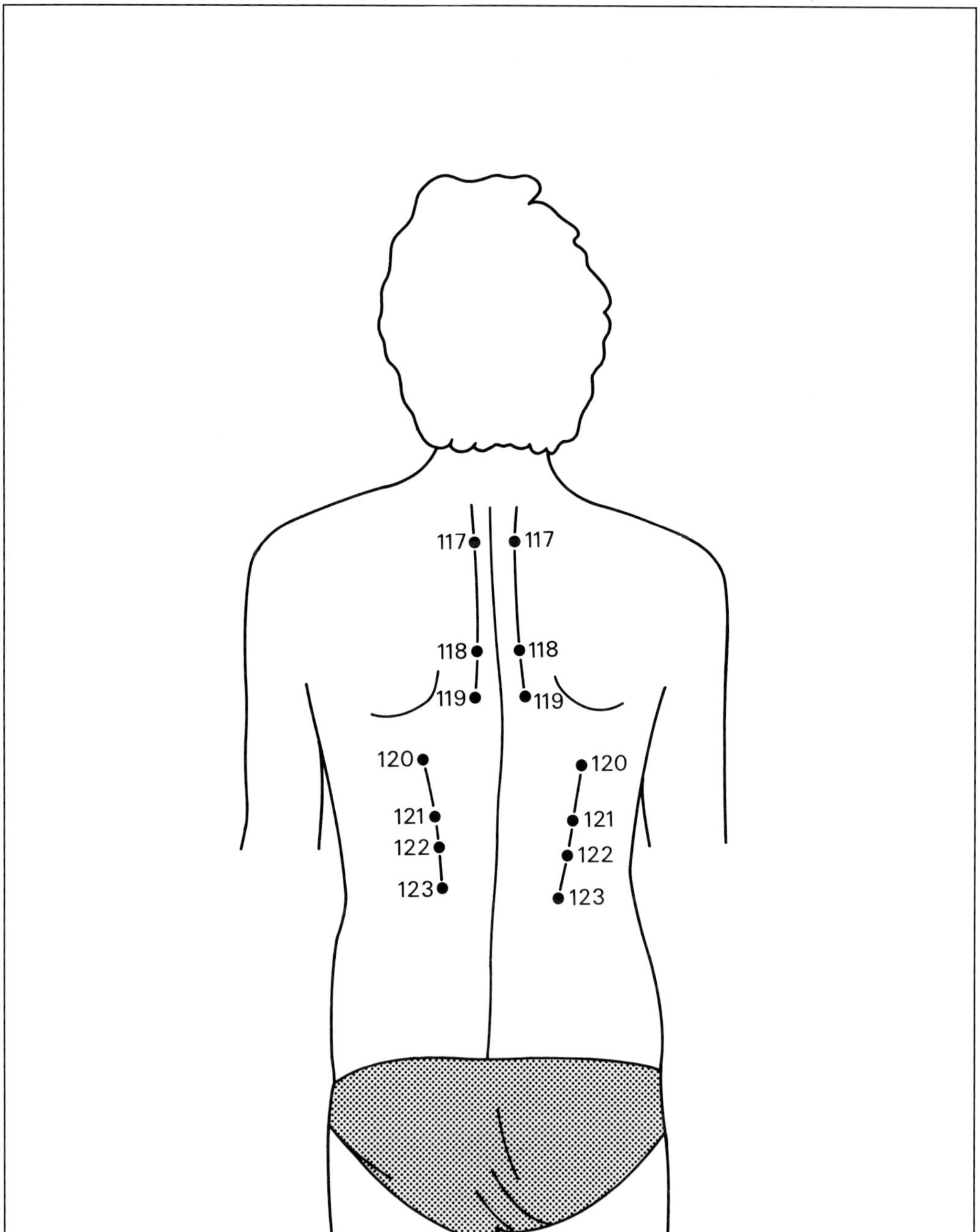
117
117
118
118
119
119
120
120
121
121
122
122
123
123

Homöosyniatrie

Der Begriff Homöosyniatrie beschreibt eine Kombinationstherapie, die zwei bewährte Heilmethoden zum Zweck potenzierter therapeutischer Wirkungen koppelt: Die Akupunktur und die Homöopathie.

Um die gekonnte Synthese beider Behandlungsmöglichkeiten hat sich in den letzten Jahren besonders der Franzose Roger de la Fuye verdient gemacht, der den entsprechenden Akupunkturpunkten die geeignete homöopathische Arznei letztendlich zuordnete. Ausgangspunkt für die Koppelung beider Methoden war das Auffinden und Nutzbarmachen hyperalgetischer Hautpunkte für Diagnose und Therapie.

Seit mehreren 1000 Jahren in der chinesischen Medizin bekannt und für die Therapie der Akupunktur verwandt, wurden solche Hautpunkte in der westlichen Medizin erst viel später entdeckt, als man nämlich begann, der Gesamtsymptomatologie des Patienten mehr Aufmerksamkeit zu schenken und ähnlich sorgfältig und geduldig wie die Chinesen, den Patienten und seine Schmerzzonen Punkt für Punkt zu erkunden.

Wie die Mediziner des fernen Ostens bereits vor vielen 1000 Jahren, so entdeckten die homöopathischen Ärzte Weihe und später Head zu Beginn des 19. Jahrhunderts erstmalig für unseren Kulturkreis die geheimnisvollen Verbindungen von Organen und Organsystemen zu den entsprechenden Hautsegmenten, erforschten Projektionen des Organschmerzes an dazugehörigen Körperoberflächen, begannen cutiviscerale Bezüge für die Diagnostik und Therapie zu nutzen, ertasteten schließlich, um noch genauer zu differenzieren, hyperalgetische Punkte und Punktsysteme, die ihnen zusätzlich Aufschluß über Schwere und Beschaffenheit der Krankheit gaben.

Weihe ermittelte und lokalisierte bereits 1886 ohne Kenntnis der chinesischen Akupunktur 195 Hautpunkte, von denen, wie man 1935 von Bonnet-Lemaire verbindlich erfährt, 153 mit den chinesischen immerhin übereinstimmen und 105 sogar vollkommen mit ihnen identisch waren. Weihe kam mit seiner Erfindung dem Kollegen Head zuvor, der die Theorie seiner segmentalen Zonen erst 1889 veröffentlichen konnte.

Es war nur noch ein kleiner Schritt, homöopathische Einzelmittel, deren gezielte Einnahme eine gewisse genau

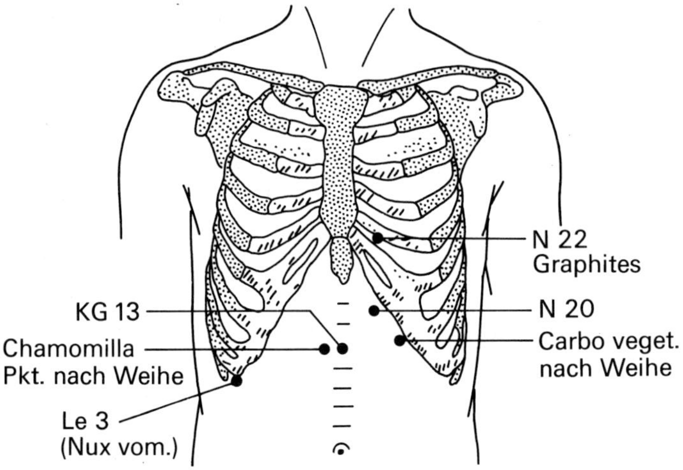

Homöosyniatrische Punkte im Magen-Darm-Bereich

zu lokalisierende Hautresonanz bewirkten, den ähnlich reagierenden Hautpunkten zuzuordnen. In experimentellen Arzneimittelprüfungen, die er an sich selber vornahm, wollte Weihe die Entstehung symptomatischer Schmerzpunkte nach Einnahme des homöopathischen Mittels unter Beweis stellen. Nachdem aber Weihe, Göhrum und Leeser-Bonn sich nicht einig werden konnten und sowohl »Universal«-Punkte (94) als auch »Organmittel«-Punkte (96) einzusetzen begannen, und die ganze Therapie den Anstrich einer hoffnungslos entgleisten Polypragmasie erfuhr, geriet die Sache zunächst in Vergessenheit.

Bis der französische Arzt Roger de la Fuye in konsequenter Weiterentwicklung der Arbeiten Weihes, unter Zuhilfenahme seiner exzellenten Akupunkturerkenntnisse der Sache System verlieh und 1952 zusammen mit Dr. Heribert Schmidt ein Basiswerk vorlegte, das in schöner übersichtlicher Form die homöosyniatrischen Punkte, also Punkte mit Zuordnung des entsprechenden Homöopathicums, im Verlauf jedes Meridians beschreibt.

Hier sind sowohl die 153 Weihe-Punkte plus Arzneizuordnung genannt, als auch 329 neue homöosyniatrische Punkte – z.T. Akupunkturpunkte – ermittelt worden, die zusammen immerhin eine Gesamtzahl von 482 brauchbaren Arzneimittelpunkten ergeben. Von diesen liegen wiederum 434 nachweislich auf chinesischen Meridianen.

Dabei sind, das scheint erwähnenswert, alle 434 Punkte nicht nur auf Grund ihrer chinesischen Organotropie, sondern auch hinsichtlich ihrer tonisierenden oder sedativen Wirkung auf die Organfunktionen geprüft und ausgewählt worden, um eine bestmögliche Kongruenz von Akupunktur und Arzneimittelwirkung zu erhalten. Akupunktur will ja durch Stimulierung des entsprechenden Hautareals bzw. Hautpunktes mit Gold-, Silber- oder Stahlnadel einen Reiz, d.h. einen Heilreflex auf die tiefer liegenden organischen Störzonen ausüben, die eben mit diesen Oberflächenpunkten in Beziehung stehen.

Einleuchtend, daß die gekonnte Kombination beider Methoden zu wesentlich schnelleren Ergebnissen führt, als eine dieser Therapien allein. Dann nämlich, wenn parallel entweder das entsprechende Medikament eingenommen wird, das die gleichen Symptome zeigt und behandelt wie der entsprechend chinesische oder Weihe-Punkt, oder wenn es gar als Dilution in die entsprechend zuständigen Punkte injiziert wird.

Über de la Fuyes Konzept hinaus hat sich die diffizile, aber so erfolgreiche Therapie dahingehend modifiziert, daß auch gängige Komplexmittel und sogar entsprechende Organ-Suis-Präparate bei punktgerechter Indikation in die entsprechenden Akupunktur- bzw. Weihe-Punkte injiziert werden können.

In Abwandlung der überlieferten homöosyniatrischen Grundidee haben viele Hersteller von Injektionspräparaten Begleitbücher mit Punktschema angeboten, um dem Interessierten einen schnellen Überblick über die zum Präparat passenden Optimalpunkte zu geben. So hat unter anderen z.B. die Firma Steigerwald ihre AP-Ampullen mit so einer bebilderten Injektionsanleitung ausgestattet. Ähnliches bieten viele andere Firmen an, um eine noch bessere Wirkung ihrer Medikamente zu erzielen.

Da eine umfassende Aufklärung über homöosyniatrische Punkte und Punktkombinationen den Rahmen der hier gewünschten Basisinformation sprengen würde, nur als Beispiel noch ein paar Worte zur prinzipiellen und besonderen Zuordnung.

Im Prinzip ist klar, daß zum Beispiel das erkrankte Herz seine Projektionspunkte auf dem Musculus Pectoralis und am Rücken im Bereich dorsalis 4 haben muß. Speziell ordnet nun Weihe z.B. das Homöopathikum Cactus grandiflorus dem Punkt 47, lateral der linken Mamille zu und bezeichnet ihn als Angina-pectoris-Punkt.

Den Weihe-Punkt 48, den ebenfalls herzwirksamen Kalmia-Punkt, am oberen Rand der Mamille, finden wir als Adjuvanspunkt für die kleine Herztherapie.

Literaturhinweise

Fuye, de la/Schmidt, H.: »Die moderne Akupunktur. Theorie und Praxis«, Hippokrates Verlag, Stuttgart.

Schoeler, H.: »Die Weihe'schen Druckpunkte«, Haug Verlag, Heidelberg.

»*AP-Atlas*«, Fa. Steigerwald, Darmstadt

伏羲八卦方位

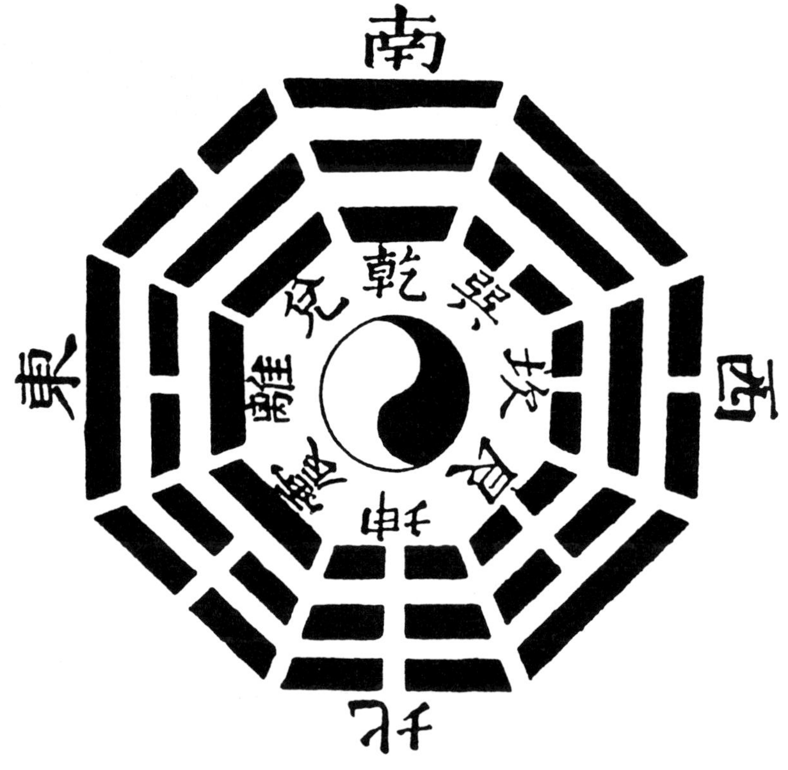

Klassische Akupunktur

Die klassische chinesische Akupunktur ist der energetische Bereich der jahrtausende alten traditionellen chinesischen Medizin, zu der auch andere Therapiearten gehörten wie die Hydrotherapie, Massagen, Schröpfen, Gymnastik und vor allen Dingen Diätetik. Wie in allen Kulturen so ist auch die Medizin Chinas – und hier ganz besonders die energetische Akupunktur – Ausdruck des Weltbildes, das den Chinesen zu eigen war: des Taoismus. Aus dem göttlichen Prinzip des Tao fließt die reine Energie, ohne die es kein Leben geben kann, von der alles abhängt, die dem Tao gleich ist – für den Menschen unsichtbar und unbegreiflich. Für den Menschen faßbar wird dieses Tao erst, wenn es sich in einer Art Umwandlung in den zwei Urkräften Yin und Yang manifestiert. Die Energien Yin und Yang bedingen sowohl den Makrokosmos wie den darin integrierten Mikrokosmos und natürlich auch deren Verbindung, den Menschen. Yin und Yang, diese beiden gegensätzlichen, aber sich bedingenden Urkräfte manifestieren sich in einer ständigen Wandlung, in einer sich immer weiter verästelnden Zweiteilung bis in die Zelle hinein. Weder gibt es ein absolutes Yin

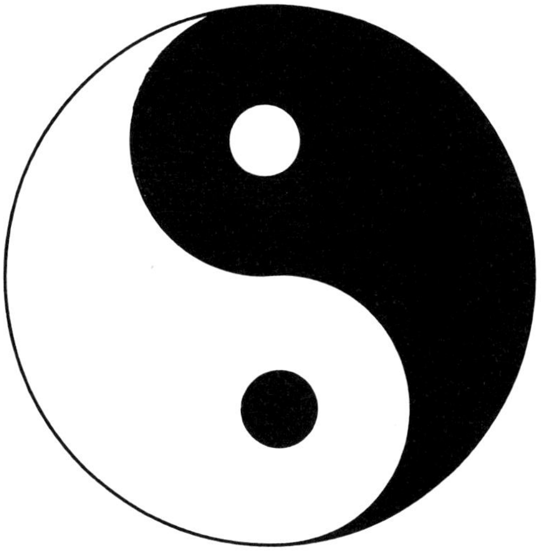

Monade

noch ein absolutes Yang. Das eine kann ohne das andere keinen Bestand haben. In einem alten chinesischen Symbol, der Monade, hat diese Philosophie der sich bedingenden Gegensätze, wo keines ohne das andere ist, Ausdruck gefunden.

Unsere lebendige Existenz wird gespeist vom ständigen Fließen dieser gegensätzlichen, aber sich bedingenden Energiepaare Yin und Yang und deren ständigen Wandlungen. Das Leben spielt sich ab in einem diesen Gegen-

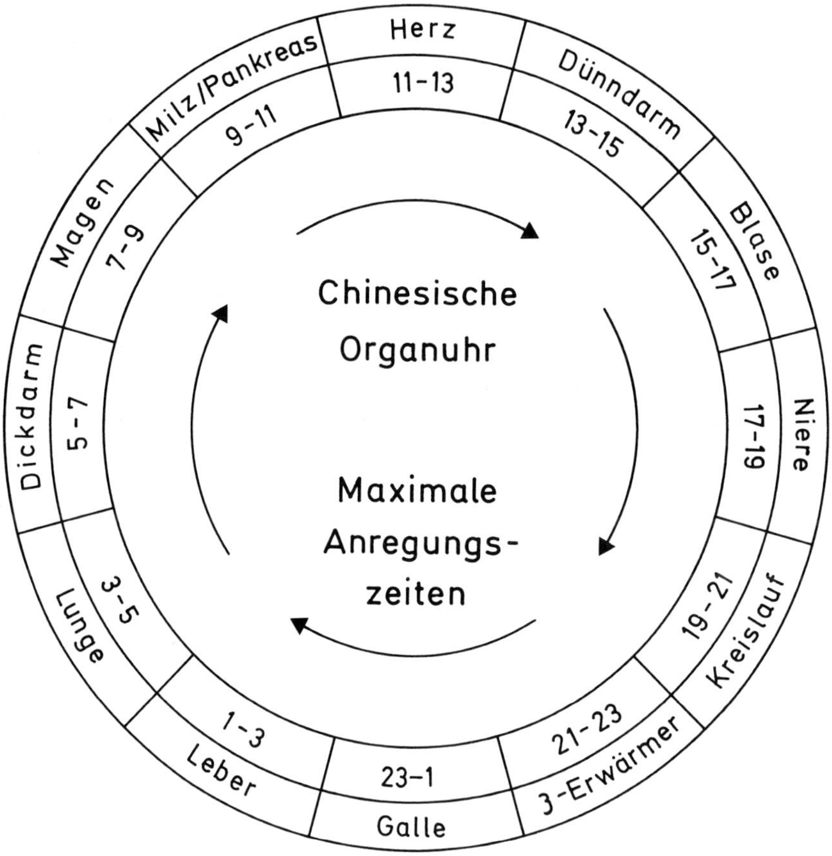

Chinesische Organuhr

sätzen entsprechenden Spannungsfeld zwischen Himmel (Yang) und Erde (Yin), zwischen oben und unten, hell und dunkel, warm und kalt, stark und schwach, männlich und weiblich, außen und innen, hart und weich, voll und leer usw.

Die Akupunktur ist die Lehre davon, wie diese Lebensenergie harmonisch und physiologisch fließt, wie man die Energieverhältnisse diagnostiziert und bei gestörtem Energiefluß eventuell mit Akupunktur beeinflußt. Die Akupunktur ist eine energetische Medizin, die in Diagnose und Therapie eine unzertrennbare Einheit darstellt und nur sinnvoll angewendet werden kann, wenn man die hinter der Akupunktur stehenden Regeln und auf dem Weltbild des Tao fußenden Zusammenhänge kennt und respektiert. Eine Teilung etwa in Diagnose und Therapie, wie das heute oft der Fall ist bei dieser in Mode gekommenen Therapieform, ist eben auch nur eine »halbe Sache« – im Höchstfall. Es ist ein schwerwiegender Kunstfehler, eine westlich klinische Diagnose zu erstellen und daraufhin ein bestimmtes Punktepatentrezept zu akupunktieren. Der Fehler zeigt sich in relativ häufigen Mißerfolgen, die eine richtig

angewandte Akupunktur nicht zu verzeichnen brauchte. Er birgt zudem die Gefahr, die Akupunktur als gesamte Therapierichtung in Zweifel zu ziehen. Um diese also sinnvoll und erfolgreich anwenden zu können, ist es nötig und unerläßlich, sich zu Therapiezwecken die gesamte Vorstellungswelt des Fließens und Wandelns von Energie zu eigen zu machen.
Nach Vorstellung der Chinesen durchfließt die Lebensenergie den menschlichen Körper in zwölf sogenannten Meridianen, in 24 Stunden einmal. Die zwölf Meridiane oder sechs Meridianpaare aus je einem Yang- und einem Yin-Meridian sind jeweils Funktionskreisen bestimmter Organe zugeordnet. Jeder Organfunktionskreis hat also in 24 Stunden eine sog. maximale Anregungszeit von zwei Stunden, in denen die Energie gerade durch diesen Funktionskreis hindurchfließt. Da die Yangenergie mit Aktivität und Arbeit assoziiert wird, die Yinenergie aber mit Struktur und Materie, sind die Yangmeridiane den Arbeitsorganen zugeordnet wie Dünndarm, Blase, Galle, Dickdarm und Magen, während die Yinmeridiane mehr der Materie, den sog. Speicherorganen, zugeordnet werden wie Herz, Niere, Leber, Milz/Pankreas und Lunge. So fließt die Energie abwechselnd zwischen Yang- und Yinmeridianen in 24 Std. einmal durch den menschlichen Körper.
Lage und Verlauf dieser sogenannten Hauptmeridiane ergibt sich wiederum aus der Vorstellung von Yang und Yin. Yang steht für oben (Himmel), Yin steht für unten (Erde), Yang steht für außen, Yin steht für innen. Die Yangmeridiane verlaufen an den Außenseiten der Extremitäten und über den Rücken, und die Yin-Meridiane verlaufen an den Innenseiten der Extremitäten und an der Innenseite des Rumpfes. Die Terminalpunkte sind einmal die Nagelbettwinkel der Finger und Zehen, hier wechseln Yangmeridiane in Yinmeridiane und umgekehrt, im Kopfbereich wechseln Yangmeridiane untereinander (oben nur Yang) und im Brustbereich wechseln Yinmeridiane untereinander (innen).
Yangmeridiane verlaufen also von den Fußzehen über die Außenseiten der Beine und den Rücken zum Kopf und von den Fingerspitzen an den Außenseiten der Arme über die äußere Schulter zum Kopf. Yinmeridiane verlaufen von den Fußzehen an den Innenseiten der Beine und der Vorderseite des Rumpfes etwa bis zur Brust, und von den Fingerspitzen über die Innenhand, die Innenseiten des Armes, die vordere Schulter ebenfalls zur Brust.
Die den einzelnen Meridianen zugeordneten Speicher- und Hohlorgane sind in ihrer speziellen Charakteristik wiederum eingebunden in das Weltbild der Wandlungen der Elemente und ganz bestimmten Elementen zugeordnet. Wie der Wandel der Jahreszeiten bei den Chinesen vom Frühling über Sommer, Spätsommer, Herbst und Winter fünf Jahreszeiten enthält, so stellt sich auch der gesamte sich entwickelnde und wandelnde Lebensprozeß als einer der Wandlungen der fünf Elemente dar, und diese sind Wind, Hitze, Feuchtigkeit, Trockenheit und Kälte als himmlische Elemente, die sich in den irdischen Elementen Holz, Feuer, Erde, Metall und Wasser materialisieren und manifestieren. An dem Wechselspiel und

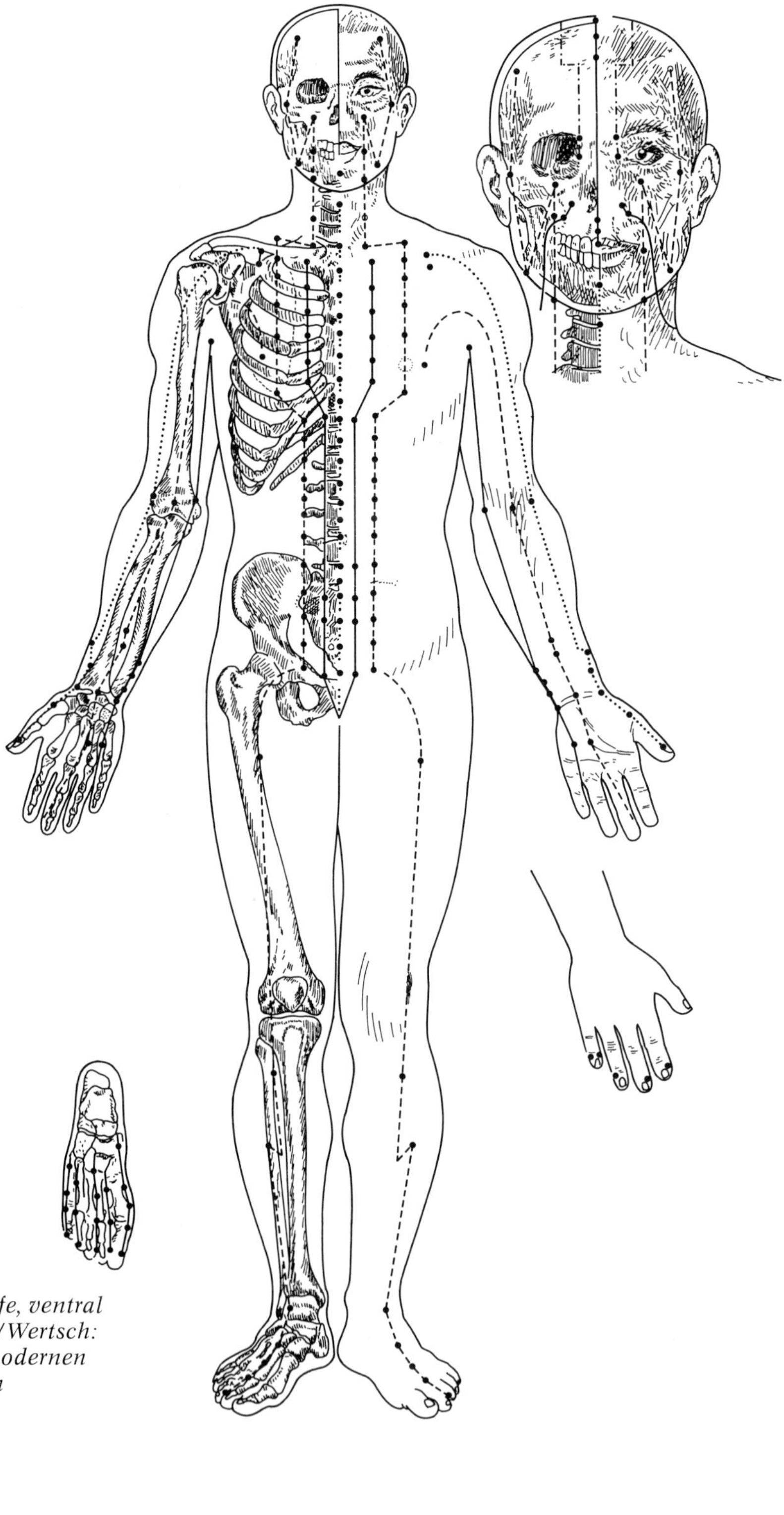

Meridianverläufe, ventral (nach Schrecke/Wertsch: Lehrbuch der modernen und klassischen Akupunktur)

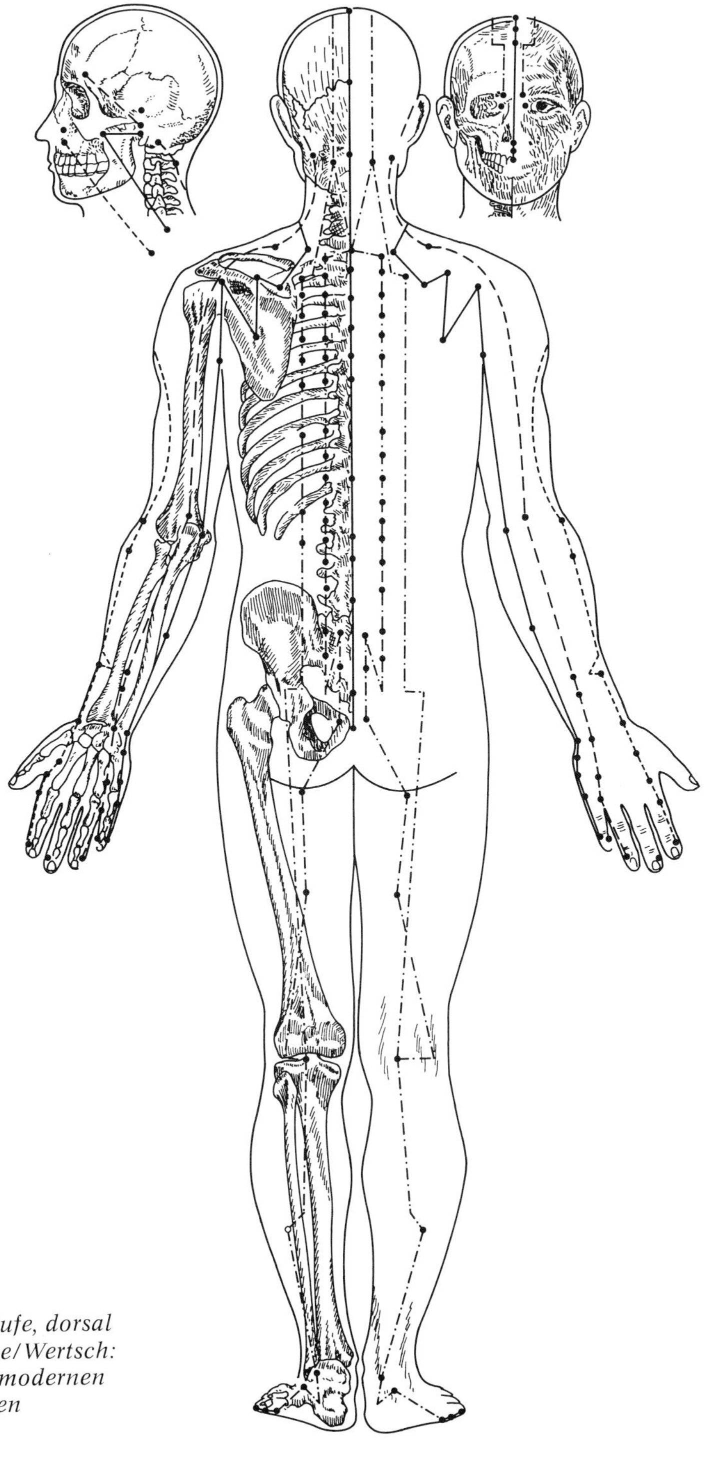

Meridianverläufe, dorsal (nach Schrecke/Wertsch: Lehrbuch der modernen und klassischen Akupunktur)

Die fünf Elemente und ihre Assoziationen.

Elemente	Holz	Feuer	Erde	Metall	Wasser
Geschmack	sauer	bitter	süß	pikant	salzig
Farben und Gesichtsfarben	grün	rot	gelb	weiß	schwarz
Energien	Wind	Wärme	Feuchtigkeit	Trockenheit	Kälte
Evolution	Geburt	Wachstum	Transformation	Verfall	Stagnation Tod
Jahreszeiten	Frühjahr	Sommer	Spätsommer	Herbst	Winter
Organe	Leber	Herz	Milz	Lungen	Nieren
Hohlorgane	Gallenblase	Dünndarm	Magen	Dickdarm	Blase
Sinne	Augen	Zunge	Mund	Nase	Ohren
Körperschichten	Muskulatur	Gefäße	Fleisch	Haut und Haare	Knochen
Gefühle	Wut	Freude	Sorgen	Traurigkeit	Angst

den Beziehungen dieser Elemente untereinander lassen sich alle lebendigen Prozesse festmachen, verstehen und beeinflussen. Diese fünf Elemente werden mit jeweils ganz bestimmten Erscheinungsformen, Gegenständen, Qualitäten assoziiert, so daß der gesamte Bereich des Lebendigen über diese Assoziationen und die Regeln der Beziehung der Elemente untereinander zu einem ganz eigenen und erstaunlich vollständigen Erklärungsmodell der unterschiedlichen Erscheinungsformen des Lebens führt.
Da auch jeder Funktionskreis eines Organs mit dem dazugehörigen Energie führenden Meridian einem bestimmten Element zugeordnet ist, wird das Erkennen, Verstehen und Beurteilen eines energetischen Zustandes in einem Meridian und seine eventuelle Beeinflussung über die Regeln der Beziehungen der Elemente untereinander bestimmt werden. Am Beispiel der Jahreszeiten wird vielleicht am leichtesten verständlich, daß ein Element seine Energie immer von dem vorhergehenden erhält:
Der Frühling speist den Sommer, der Sommer den Spätsommer, der Spätsommer den Herbst, der Herbst den Winter, und aus der Ruhe des Winters entsteht die neue Kraft für den Frühling. Als Mutter-Sohn-Regel bezeichnet man diese Erscheinung, daß jedes nachfolgende Element seine Energie von dem vorhergehenden bekommt, also der Sohn von der Mutter. Das Holz des Frühlings speist das Feuer des Sommers, die Asche des Sommers wird zur Erde usw. Für die Akupunktur bedeutet dies, daß auch jeweils der mit dem vorhergehenden Element assoziierte Meridian das nachfolgende energetisch speist. Ist das Feuer des Herzens schwach, muß ein Stück Holz

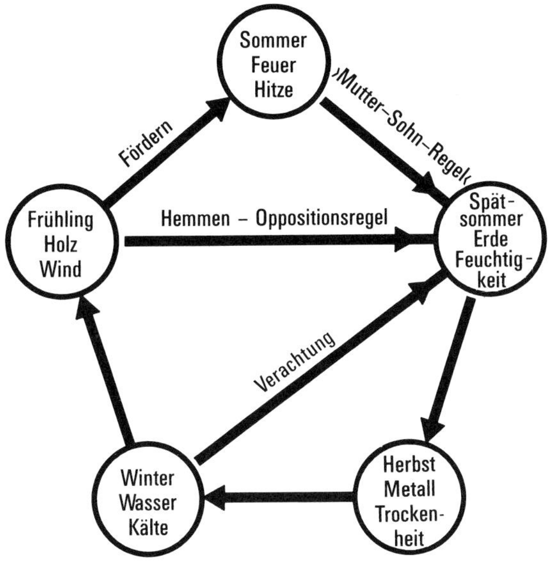

Die fünf Wandlungen und ihre energetischen Beziehungen

der Leber nachgelegt werden. Voraussetzung allerdings für die Anwendung dieser Regel ist, daß die Mutter energetisch stark genug ist, um an den Sohn abzugeben, sonst muß erst die Mutter gestärkt werden.

Das energetische Gleichgewicht kann aber auch durch eine Überfülle an Energie in einem Organ bedingt sein. Um diesen Zustand wiederum zu beherrschen, wendet man das Prinzip der Hemmung an, die sogenannte Oppositionsregel, die besagt, daß jedes Organ das übernächste im Energiekreislauf hemmen kann. Wenn also das Feuer des Herzens zu lichterloh brennt, kann mit dem Wasser der Niere ein wenig gelöscht werden. Wenn dieses hemmende Prinzip allerdings eine krankmachende Wirkung auf ein Organ ausübt, dann handelt es sich um einen Übergriff, und wenn ein Übergriff im Elementenkreislauf einmal alle Organe beeinflußt hat und zu dem Ausgangsorgan zurückkehrt, tritt nach der Vorstellung der Energielehre der Tod ein.

Ist allerdings eine pervertierte Energie in einem kranken Organ so stark geworden, daß es die hemmende Wirkung des normalerweise hemmenden Organs überwindet und dieses selbst energetisch hemmt und zerstört, dann spricht man von dem Gesetz der Verachtung.

Wiewohl die zwölf Meridiane mit ihren 365 Akupunkturpunkten wie ein Netz über den gesamten Körper gespannt sind, geschieht die Beeinflussung der energetischen Verhältnisse in den Meridianen in erster Linie über die jeweils fünf sog. »antiken Akupunkturpunkte«. Sie liegen zwischen den Nagelbettwinkeln der Finger und dem Ellenbogengelenk, bzw. zwischen den Nagelbettwinkeln der Zehen und dem Kniegelenk. Da es im alten China unschicklich war, sich zu entblößen, hatte diese Behandlungsmethode auch einen großen praktischen Vorteil. Der Reisbauer mit kurzen Ärmeln und knielangen Hosen konnte sofort behandelt werden.

Im Bereich der antiken Punkte ist der Energieverlauf der Meridiane oberflächlich und leicht erreichbar, während er sich an Knie- bzw. Ellenbogengelenken langsam in tiefere Schichten absenkt und seine bezüglichen Organe ansteuert. Auch diese fünf antiken Punkte sind wiederum in das Assoziationsschema der fünf Elemente eingebettet und machen den Kreislauf der Wandlung der Elemente mit, lediglich mit dem Unterschied, daß der erste Punkt, der sog. Tsing-Punkt, bei den Yinmeridianen mit dem Holz, dem Wind, dem Frühling assoziiert wird, während der Beginn der Yangmeridiane, also deren Tsingpunkt, mit der Trockenheit, dem Metall und dem Herbst korrespondiert. Der erste antike Energiepunkt »Tsing« stellt die Energiequelle dar, der zweite »Jong«, das Energiebächlein, der dritte »Jü« den Energiefluß oder -Strom, der vierte »King« das Energiedelta, die Verzweigung, und der fünfte »Ho«, den Energiesee.

Der Tsingpunkt, der erste, hat die Aufgabe, die Energie aus dem vorhergehenden Meridian in den nächstfolgenden einzuleiten, der Jong-Punkt dann, der zweite, aktiviert diese Energie, der Jü/Jünn-Punkt absorbiert die Energie, (über ihn kann auch die kosmopathogene Energie in den Meridian eindringen). Er ist zudem der Einmündungspunkt für das Gefäß, das eine energetische Verbindung zu dem paarigen Yin- oder Yang-Meridian herstellt. Der Kingpunkt, der vierte antike Akupunkturpunkt, hat die Funktion der Verteilung von Energie in die Umgebung, d.h. also in die Gelenke, Knochen und Sehnen, während der Ho-Punkt, der fünfte, der in Knie- bzw. Ellenbogennähe liegt, eine Staudammfunktion, d.h. eine Energiekonzentrierung darstellt. Die Energie versammelt sich, bevor sie dann in die Tiefe versenkt wird.

Auf jedem Meridian liegen im Bereich zwischen Fingerspitzen und Ellenbogen, bzw. Zehenspitzen und Kniegelenk, also im Bereich der fünf antiken Punkte, die einzelnen Elementenpunkte, die für ganz festgefügte Funktionen vorgesehen werden. Der jeweilige Tonisierungs- oder Anregungspunkt ist der Elementpunkt des vorherigen Meridians, sozusagen des Mutterelements. Die Möglichkeit, Energie zu dämpfen, bietet der Sedationspunkt. Es ist der Punkt des Meridians, der dem nachfolgenden Element entspricht. Der sog. Quellpunkt kann sowohl zum Anregen als auch Dämpfen verwendet werden. Er wirkt sozusagen autoselektiv.

Über den Bereich der antiken Punkte hinaus, in dem man nach den Vorstellungen der alten Chinesen den relativ oberflächlich verlaufenden Meridian in seinen Punkten selbst trifft, hat man sich im weiteren, tieferen Verlauf der Energiemeridiane zu den entsprechenden Organen hin, die Akupunkturpunkte als auf einer äußeren Projektionslinie der tieferen Energie-

bahnen vorzustellen. Aber auch von diesen übrigen Punkten geht eine starke energetische Wirkung aus.
Wiewohl man aus der Empirie heraus jedem Punkt auf den Meridianen eine ganz spezielle Indikation zuordnet, haben wiederum bestimmte Punkte eine besondere Bedeutung und sind als zusätzliche Therapiemöglichkeit zur energetischen Akupunktur bekannt und beliebt. Jeder Funktionskreis – sowohl der Yin- wie Yang-Organe – hat einen sog. Zustimmungspunkt, der im paravertebralen Bereich des Blasenmeridians liegt und eine zustimmende und fördernde Wirkung zur Gesamtakupunktur und ihrem Therapieziel bewirkt, während die akut schmerzhaften, sog. Alarmpunkte auf verschiedenen Meridianen der Körpervorderseite im Rumpfbereich liegen.
Über die zwölf Hauptmeridiane hinaus gibt es noch ebenso viele entsprechende sog. tendino-muskuläre Meridiane, deren Verlauf ähnlich denen der Hauptmeridiane ist, nur breiter, bandartig und oberflächlicher.
Zwölf weitere Meridiane sind die sog. Sondermeridiane, die von den Anfangspunkten sofort den direkten Verlauf zu ihrem Zielorgan nehmen.
Dann gibt es noch acht außerordentliche Meridiane mit den therapeutisch stark wirksamen sog. außerordentlichen oder Wunderpunkten. Die bekanntesten zwei »Wundermeridiane« sind einmal das sog. Lenkergefäß (Tou Mo), das vom Anus die Wirbelsäule hinaufzieht über den Schädel bis zur Oberlippe, und dann das sog. Konzeptionsgefäß (Yen-Mo), beginnend vor dem Anus vorn hinaufziehend bis zur Unterlippe.
Außer mit den auf den Meridianen liegenden Punkten arbeitet die neuere chinesische Akupunktur noch mit fast ebenso vielen »Punkten außerhalb der Meridiane« (PAM) und zusätzlich noch mit den sog. Neupunkten (Neu-P.). Es ergibt sich daraus ein ungeheuer differenziertes Gebilde von vielerlei therapeutischen Möglichkeiten, die bestimmt werden, durch energetische Verbindungen und Abhängigkeiten sowie den zwischen den Energiebahnen herrschenden Regeln und Gesetzen.
Bevor man allerdings therapieren, also evtl. Energie fördern, dämpfen oder umleiten kann, muß man das ebenso differenzierte Gebäude der akupunkturdiagnostischen Möglichkeiten beherrschen. Eine prinzipielle diagnostische Beurteilung des Patienten geschieht zunächst nach den Vorstellungen der sog. »acht Kriterien«. Sie entsprechen vier Gegensatzpaaren wie Yang und Yin. Die vier Kriterienpaare sind:
- Innen und außen,
- Kälte und Wärme,
- Leere und Fülle
- Yin und Yang.

Da alles lebendige Geschehen zudem in den Wandlungskreis der Elemente eingeschlossen ist, spielen auch diese zur Beurteilung der äußeren Ursachen und Anlässe von Krankheiten in der Kombination mit der Beurteilung des Patienten selbst eine große Rolle: die Windkrankheiten des Frühlings, die Hitzekrankheiten des Sommers, die Kältekrankheiten des Winters usw. An sich jahreszeitlich entsprechende Energien können auch pathogen werden, wenn sie übermäßig stark sind, es handelt sich dann um

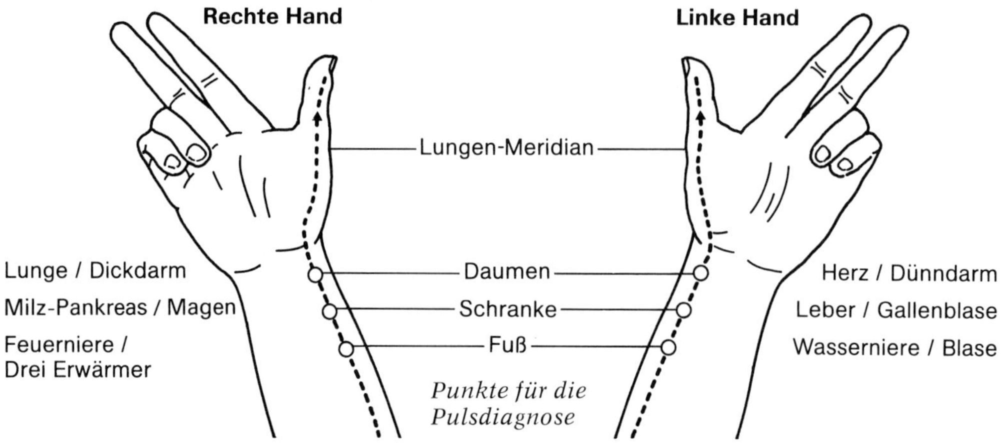

die sog. bioklimatischen pathogenen Energien.

Zu einer differenzierten Diagnostik der individuellen Energieverhältnisse in den Meridianen kommt man über die sog. Pulsdiagnose. Dabei werden an jeweils drei Stellen des linken und rechten Unterarms Pulsqualitäten gefühlt. Leicht aufgelegt, oberflächlich, fühlt man die sechs Yangpulse und tiefer hineingedrückt die sechs Yinpulse.

Auf diese Weise hat man für jeden Meridian eine fest definierte Diagnoseposition. Wenn man sich vorstellt, daß außerdem noch in jeder dieser Pulsfühlpositionen unterschiedliche Qualitäten für bestimmte Krankheitscharakteristika erspürt werden, wird man verstehen, daß das Erlernen der Pulslehre nur mit viel Mühe, Intensität und Zeit erreicht werden kann.

Was kann die Akupunktur leisten? Auf Grund der Tatsache, daß es sich um eine energetische Medizin handelt, ist sie im gesamten Bereich der Funktionsstörungen, die ja häufig durch Schmerzhaftigkeit imponieren, eine souveräne Therapie. Sie leistet in Diagnose und Therapie ganz besonders viel im Bereich der Kopfschmerzen bis zur Migräne, der Gelenkschmerzen, – auch rheumatischer Art – und der Schmerzen und Verkrampfungen innerer Organe. Wichtig ist die Anwendung »lege artis«, d.h., daß man nicht Diagnose und Therapie trennt und eine aus westlicher Sicht diagnostizierte Patentrezeptakupunktur anwendet, sondern sich schon um die Hintergründe, Gesetzlichkeiten und Regeln der Energietheorien aus dem chinesischen Weltbild des Taoismus befleißigt.

Literaturhinweise

Brodde, A.: »Ratschläge für den Akupunkteur«, Pflaum Verlag, München.

Fisch, G.: »Akupunktur«, Goldmann Verlag.

Schrecke, B.D./Wertsch, G.J.: »Lehrbuch der modernen und klassischen Akupunktur«.

Kluger, E.: »Die traditionelle Akupunktur in der täglichen Praxis«, Druckerei Richard Thiebach, Mülheim/Ruhr.

König, G./Wancura, I.: »Praxis und Theorie der neuen chinesischen Akupunktur«, Verlag Maudrich, Wien, München, Bern.

Van Nghi, N.: »Pathogenese und Pathologie der Energetik in der chinesischen Akupunktur«, Medizinisch Literarische Verlagsgesellschaft, Uelzen.

Wertsch, G.J./Schrecke, B.D./Küstner, P.: »Akupunkturatlas«, WBV Biologisch-medizinische Verlagsgesellschaft, Schorndorf.

Elektroakupunktur

Elektroakupunktur nach Voll (EAV)

Die Elektroakupunktur ist in jeder Beziehung eine naturheilkundliche Therapieform. Sie erfüllt einmal die Einheit von Diagnose und Therapie, sie mißt und therapiert an bestimmten Punkten der Körperoberfläche, verläßt sich also auf das naturheilkundliche Postulat des Innen-Außen-Prinzips, bei dem Probleme der inneren Organe auf körpereigenen Wegen zur Körperoberfläche finden, wo sie einmal diagnostiziert, und von wo aus sie auch gleichzeitig auf denselben Wegen zurück ins Innere therapiert werden können. Im Gegensatz zur Virchow'schen Zellularpathologie, bei der die Zelle als Lebenseinheit die Basis bildet und die daraus folgenden chemischen Reaktionen die Grundlage zu Überlegungen der Chemotherapie darstellen, ist bei der Elektroakupunktur die Energie das Fundament für Diagnose und Therapie als ein biologisch-physikalisches Phänomen einer speziellen oder auch Gesamtreaktion eines Organismus, der in humoralpathologischer Sicht als ein Fließgleichgewicht und zwar im materiellen, energetischen sowie auch geistig-seelischen Sinne gesehen wird. Im Bereich der Funktionen sowie der funktionellen Störungen des Organismus mit seinen rund 3 Milliarden Zellen und bis zu 30.000 unterschiedlichen Reaktionen pro Minute erscheint das Erfassen so vieler unterschiedlicher Vorgänge weder chemisch noch klinisch als möglich. Hier ist das Messen von – wie auch die Therapie mit – energetischen Schwingungen der unterschiedlichsten Frequenzen die gegebene Möglichkeit an die ebenso unterschiedliche Vielfältigkeit der zu erfassenden Parameter weitaus näher heranzukommen. Energetische Vorgänge können bereits während ihres Ablaufs also als Ausdruck kaum veränderter Funktionen gemessen, erkannt und auch therapiert werden, während bei chemischen Prozessen lediglich das Endprodukt als ein statisches Resultat festgestellt werden kann. Die Elektroakupunktur stellt sicher im Gegensatz zur klinischen Zustandsdiagnose eine echte Funktionsdiagnose dar.
Was nun die Punkte an der Körperoberfläche anbetrifft, so wird hier die Verwandtschaft zur chinesischen Akupunktur deutlich. Elektroakupunktur nach Voll (EAV) ist ein Verfahren, das

die Grundlagen der chinesischen Akupunktur mit den Möglichkeiten der Elektronik verbindet. Bei der Elektroakupunktur-Diagnostik werden die auf den chinesischen Energieleitbahnen, den sog. Meridianen liegenden Akupunkturpunkte auf elektronischem Wege in Bezug auf ihren Hautwiderstandswert gemessen. Man macht sich hier die Tatsache zunutze, daß die chinesischen Akupunkturpunkte, die vor Jahrtausenden auf empirischem Wege gefunden wurden, tatsächlich einen zu ihrer Umgebung meßbar veränderten Hautwiderstand aufweisen. Auch im Bereich der klassischen chinesischen Akupunktur werden solche Hautwiderstandsmessungen heute zum genauen Auffinden der zu behandelnden Akupunkturpunkte benutzt.

Dr. Voll, dem geistigen Vater der Elektroakupunktur nach Voll, der sog. »EAV«, verdanken wir außer der genauen Ortung der Punkte – wie deren Organbezüglichkeit – auch eine differenzierte quantitative Messung des Hautwiderstandes sowie eine diagnostische Auswertung und Deutung der unterschiedlichen Meßwerte. Nach seinen Angaben stellte der Diplomingenieur Dr. Werner im Jahre 1953 das erste Gerät her, das alle technischen Voraussetzungen für Messung und Therapie in einem Apparat zusammenfaßte, den sog. Diatherapuncteur. Voll entwickelte die Elektroakupunktur zunächst über Messungen an den Akupunkturpunkten der klassischen zwölf Meridiane der Chinesen, die jeweils Funktionskreisen bestimmter Speicherorgane (Yin) oder Hohlorgane (Yang) zugeordnet sind. Im Verlauf seiner Forschungen entdeckte Voll zahlreiche weitere Meßpunkte, die sich offensichtlich neuen Meridianen zuordnen ließen und die Diagnostik der Funktionen des Gesamtorganismus noch weiter differenzieren konnten. Die neuentdeckten Meridiane bezogen sich nicht so sehr auf Organfunktionskreise, wie bei den klassischen chinesischen Akupunkturmeridianen, sondern mehr auf bestimmte Stoffwechselgegebenheiten und deren Degeneration im Bereich unterschiedlicher Funktionskreise wie des Knochen-, Gelenk-, Gefäß-, Nerven- und Lymphsystems. Die Elektroakupunktur will nicht Ersatz der klinischen Diagnostik und Therapie sein, sondern Ergänzung – und das in zweierlei Weise.

1. Eine sehr frühe Hinweisdiagnose auf bestimmte funktionelle Störungen, die noch im präklinischen Bereich liegen können.
2. Eine Zusammenhangsdiagnostik bei Vorliegen unterschiedlicher Organdiagnostik, deren Einzeltherapie zu keinem Erfolg führt, und wo der Klinik eine Zusammenschau der unterschiedlichsten Diagnosen durch ihre kausal-analytische Sicht verstellt bleibt.

Die Elektroakupunktur beginnt zunächst mit vier sog. Grundableitungen, die eine Viersektorendiagnostik ergeben, um festzustellen, in welchem Körperabschnitt das Krankheitsgeschehen vordergründig zu suchen ist. Mit einer positiven und einer negativen Elektrode werden die vier möglichen Kombinationen von Messungen durchgeführt, die sich durch die Geometrie des Menschen anbieten:

- für den oberen Bereich:
  Hand-Hand,

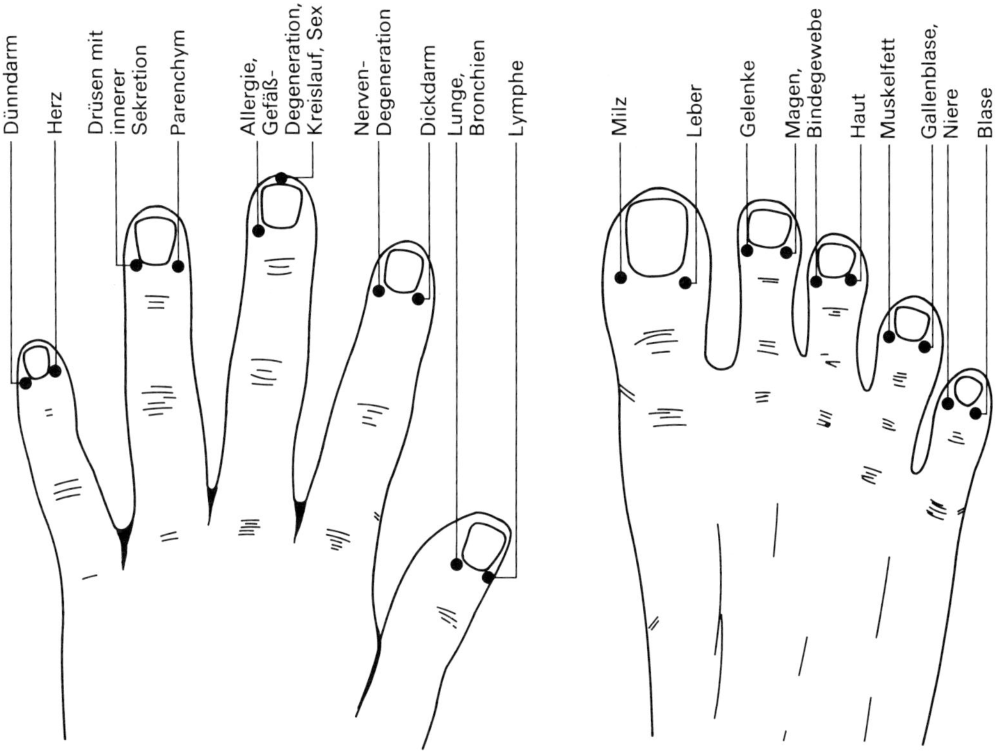

Die terminalen Meßpunkte

- für den unteren Bereich: Fuß-Fuß,
- für die rechte Seite: Hand rechts – Fuß rechts,
- für die linke Seite: Hand links – Fuß links.

Nach diesen Messungen ist das Krankheitsgeschehen in gewissem Sinne auf einen Quadranten eingegrenzt und man wird seine Hautmeßpunktdiagnostik besonders an Punkten ansetzen, die Bezug zu den in diesem Quadranten liegenden Organen oder Funktionskreisen haben. Die Meßmethode ist so fein, daß sie in aller Regel mehrere Meßabweichungen von dem normalen Hautleitwert ergibt – manchmal allzu viele, um ein klares und bestimmtes Krankheitsgeschehen zu erkennen. Man wäre dann praktisch in einer Situation wie bei vielfältigen, unterschiedlichen klinischen Diagnosen, deren Zusammenhänge man nicht begreifen kann. Hier leistet nun die Elektroakupunktur Entscheidendes, indem sie mit Einsatz von Nosoden die Ätiologie einer Krankheitskette klären kann, so daß man sozusagen zum Anfangspunkt oder Ursprung des pathologischen Geschehens zurückkommt, also den Punkt findet, der das Geschehen ausgelöst hat, welches sich dann später in einer Vielfalt von pathologischen Meßwerten ausdrückt.

Was wird nun eigentlich gemessen? Auch wenn eine klinische oder Laboruntersuchung noch keinen Befund ergeben und die Funktion eines

Organs noch als normal bezeichnet wird, kann es dennoch in einigen Zellbereichen dieses Organs bereits Veränderungen entzündlichen oder degenerativen Charakters geben. Die volle Gesundheit eines Organs setzt aber ein Gleichgewicht zwischen Energieerzeugung und Energieverbrauch voraus. Bei einer entzündlichen Veränderung wird mehr Energie erzeugt, eine -itis wird also die Meßwerte nach oben verändern, während der Energiemangel degenerativen Geschehens, einer -ose, die Meßwerte unter die Norm sinken läßt. Bei einer beginnenden leichteren Störung im Energiehaushalt bestimmter Zellverbände, wo noch keine medikamentöse Behandlung erfolgen muß, kann die Therapie der Elektroakupunktur durch Stromimpulse in Form von Kippschwingungen mit der Behandlung der entsprechenden veränderten Meßpunkte einen Ausgleich im Energiehaushalt des Zellgeschehens herstellen. Über die Korrespondenz zwischen dem inneren pathologischen Zellgeschehen und dem Meß- und Therapiepunkt in der Peripherie und an der Oberfläche gibt es heute – aufgrund eingehender empirischer Forschungen – keinen Zweifel mehr. Als Beispiel sollen die in der Abbildung gezeigten Meßpunkte von Hand und Fuß gelten, die die Beziehungen zu den inneren Organen zeigen.
Es wird aber ebenso an Akupunkturpunkten gemessen, deren Lage zu ihrem Bezug sehr viel deutlicher erscheint.
Energiestörungen in Form von Fülle oder Leere im Sinne der chinesischen Akupunktur können auch mit der Elektroakupunktur nach den Regeln der klassischen energetischen Akupunktur behandelt werden (Mutter-Sohn –, Ehemann-Ehefrau –, Regel der gekoppelten Meridiane –, Mittag-Mitternacht-Regel).

Medikamententestung

Oft lassen sich pathologische Meßwerte in einigen organbezüglichen Punkten gar nicht oder nur sehr kurzfristig durch eine Therapie mit Stromimpulsen in Form von Kipp-Schwingungen ausgleichen. Dies ist einmal ein Zeichen dafür, daß die entsprechenden Funktionsstörungen im energetischen Bereich schon schwerwiegender sind, d.h. daß sie von einer beginnenden organischen Fehlleistung oder aber auch von einem länger bestehenden chronischen- oder Herdgeschehen gespeist werden. Bei einem daraufhin erfolgenden Einsatz von organ- oder funktionsbezüglichen Medikamenten bietet die Elektroakupunktur die erstaunliche Chance, diese Medikamente auf ihre Richtigkeit, Verträglichkeit, Dosierung und Erfolgsaussicht zu testen. Dies geschieht im sog. »sympathischen Medikamententest«.
Jeder Stoff hat eine ihm eigene energetische Schwingung. Diese gehört unverwechselbar zu ihm und ist noch dazu in verschiedenen Konzentrationen (Potenzierungen) wiederum unverwechselbar unterschiedlich in ihrer Stärke. Bringt man nun einen bestimmten Stoff, den man als Medikament durch seine Organbezüglichkeit für den richtigen therapeutischen Ansatzpunkt hält, in einen Meßkreis der Elektroakupunktur, kann ein pathologischer Meßwert dadurch kor-

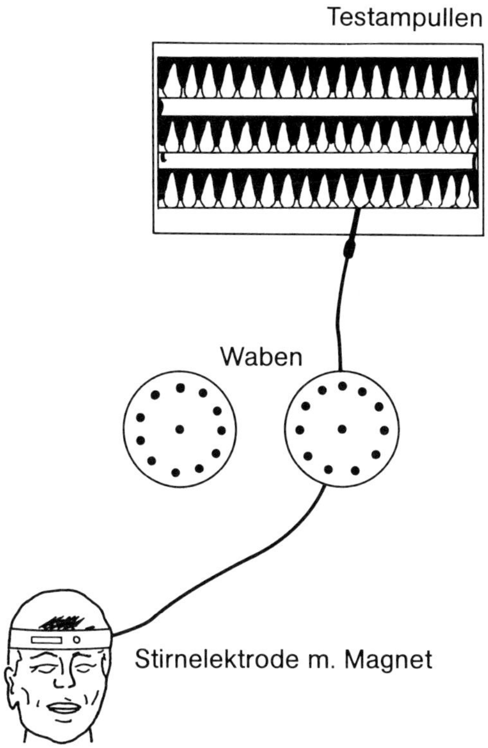

Medikamententestung (über Handelektroden am Meßgerät)

rigiert werden und in den Normwert einschwingen. Unterschiedliche Stoffe gleicher Organ- oder Funktionsbezüglichkeit führen dennoch nicht alle zu einem Ausgleich eines von diesem Organ kommenden pathologischen Meßwertes. Die Empirie zeigt, daß dieses bei verschiedenen Menschen individuell unterschiedlich ist. Die Elektroakupunktur bietet nun die große Chance, durch den sympathischen Medikamententest nicht nur das in der Organbezüglichkeit richtige Mittel auszuwählen, sondern das in seiner Wirkung, Verträglichkeit, Dosierung (Potenz) optimale Medikament für das getestete Individuum zu finden. Darüber hinaus bietet die EAV eine Verlaufs- und Erfolgskontrolle der verordneten medikamentösen Therapie.

Technisch geschieht dieses zumeist dadurch, daß man zwischen Patient und Gerät eine Wabe schaltet, in die man selektiv einzelne oder auch eine Kombination von mehreren Medikamenten hineinstellt und solange auswählt, bis man den optimalen Ausgleich des pathologischen Meßwertes zur Norm hin findet.

Eine besondere Bedeutung erhält diese Medikamententestung mit Nosoden, denn auf diesem Wege kann man die sog. Funktionskette einer pathologischen Entwicklung bis zu ihrem Primärgeschehen zurückverfolgen. Dieses Verfahren ist besonders wertvoll, wenn mehrere pathologische Meßwerte vorliegen und man mit einer oder verschiedenen Nosoden immer nur einen Teilausgleich in dem jeweiligen pathologischen Bezirk erreicht. Die Nosodentestung hat das Ziel, diejenige Nosode zu finden, die in die Testwabe (also den Meßkreis) eingebracht, die pathologischen Werte in ihrer Gesamtheit zur Norm ausgleicht. Die dergestalt gefundene Nosode macht eine klare Aussage über den Ursprung der pathologischen Funktionskette. Nur eine Behandlung wiederum dieses Ursprungs leitet ein Geschehen ein, das man eventuell als eine wirkliche Heilung oder als doch »nahe der Heilung« bezeichnen kann. Wenn der Ursprung also einer solchen Krankheits-Funktionskette gefunden wird – was auch bei dieser ansonsten überzeugenden Methode leichter gesagt als getan ist und nicht immer gelingt – dann aber kann man sagen, daß diese Methode der sympathischen Medikamententestung mit Hilfe der

Elektroakupunktur eine ist, die der allein organbezüglichen Medikamentation einen ganzen Schritt voraus ist.

Bioenergetische Funktionsdiagnostik (BFD)

Durch die vielen hundert Meßpunkte in der Elektroakupunktur nach Voll (EAV) und die oftmals zahlreich ausgetesteten Nosoden und Medikamente, die verabreicht werden müssen, erfreut sich die EAV in der Praxis durch ihre relative Kompliziertheit aufgrund der Vielfalt ihrer zu berücksichtigenden Meßwerte nicht immer der Beliebtheit, die sie vielleicht verdient hätte. Zudem hat es auf den Grundlagen der Elektroakupunktur Weiterentwicklungen gegeben, die nicht zuletzt auch auf eine praktikable Vereinfachung der Methode abzielten. Die sogenannte Bioenergetische Funktionsdiagnostik (BFD) mißt hauptsächlich die organ- und funktionsbezüglichen Meßpunkte an Händen und Füßen und führt auch hier vorwiegend ihre Medikamententestung durch. Die Meßpunkte allerdings in diesen Bereichen stützen sich gleichwohl auf die Forschungen von Dr. Voll und übernehmen ebenso dessen neugefundene Punkte und Funktionskreise.

Weitere Forschungen haben immer wieder Vereinfachungen, was die Zahl der Meßpunkte anbetrifft, ergeben, so z.B. das Bio-energetische Regulationsverfahren (BER). Man versucht in wenigen typischen Punkten pathologisches Geschehen auszutesten, indem man davon ausgeht, daß auch ein kleiner Krankheitsherd oder -bezirk eine Gesamtreaktion des Organismus herausfordert. Theoretisch stützt man sich hierbei auf die Forschungen von Hoff, Pischinger u.a. und mißt in Bezugspunkten, die vorwiegend im Bereich der bindegewebigen, mesenchymalen Degeneration und des Lymphgeschehens liegen. Von der Weiterentwicklung und technischen Verfeinerung der Meßmöglichkeiten, auch durch die in letzter Zeit stürmischen Fortschritte im Bereich der Schwingungsforschung, darf man den verschiedenen, auf der Elektroakupunktur basierenden Verfahren eine ebenso stürmische Zukunft voraussagen. Alle diese Fortschritte sind und bleiben Naturheilverfahren reinsten Wassers, die sich auf die Jahrtausende alte Erkenntnis stützen, daß sich das Innere außen zeigt – und darum auch meßbar und therapierbar ist.

Literaturhinweise

Bergsmann, O.: »Bioelektrische Funktionsdiagnostik«, Haug Verlag, Heidelberg.

Leonhardt, H.: »Grundlagen der Elektroakupunktur«, Medizinisch Literarische Verlagsanstalt, Uelzen.

Mandel, P.: »Energetische Terminalpunkt-Diagnose«, Synthesis-Verlag, Essen.

Pflaum, H.: »Praktikum der Bioelektronischen Funktions- und Regulationsdiagnostik (BFD)«, Haug Verlag, Heidelberg 1975.

Voll, R.: »Topographische Lage der Meßpunkte der Elektroakupunktur«, Text und Bildbände 1–3, »Kopfherde«, »Medikamententestung, Nosodentherapie und Mesenchymaktivierung«, Medizinisch Literarische Verlagsanstalt, Uelzen.

Sauerstoff-Therapien

Sauerstoff-Oxygenium (O_2) ist das auf der Erde am häufigsten vorkommende chemische Element, das als farb-, geruch-, und geschmackloses Gas frei in der Luft (ca. 20%), gebunden im Wasser und in den meisten Mineralien vorhanden ist. Sauerstoff unterhält die Verbrennung und die Atmung.

Ohne ihn müßten alle Lebewesen zugrundegehen. Sauerstoff gelangt mit der Atmung von Haut und Lungen in den menschlichen Organismus. Über die Lungenbläschen wird der eingeatmete Sauerstoff an den roten Blutfarbstoff, das Hämoglobin, abgegeben, der ihn mit dem Blutstrom der Arterien bis in die entferntesten Körperregionen transportiert. Die Venen wiederum nehmen das Stoffwechselabgas Kohlendioxyd (CO_2) auf, das beim Verbrennungsprozeß der Nahrung im Körper entsteht, und liefern es in den Lungen ab, über die es dann wieder ausgeatmet wird.

Pro Minute verbraucht der gesunde Erwachsene in Ruhestellung ungefähr ca. 3/10 Liter Sauerstoff, bei Anstrengung oder Krankheit wesentlich mehr. Mit zunehmendem Alter läßt die Leistungsfähigkeit der Lungen erheblich nach: Mit 30 Jahren vermögen sie noch 5,6 Liter Frischluft durchschnittlich aufzunehmen, mit 70 Jahren oft nur noch 2,8 Liter. Dieser allmähliche Sauerstoffmangel läßt den Körper altern und macht ihn anfälliger. Die Medizin kennt seit langem zusätzliche Sauerstoff-Gaben als wirksame Behandlungsmethode.

Daß Krankheiten mit der ungenügenden Sauerstoffversorgung im Blut zu tun haben, hatte der französische Chemiker Lavoisier schon im Jahre 1750 erkannt. Später haben sich mehrfach Ärzte damit befaßt, sauerstoffarmes Blut außerhalb des Körpers mit Sauerstoff anzureichern, um es dann dem Patienten wieder zuzuführen. So hat beispielsweise der berühmte deutsche Arzt Professor Bier solche Versuche zur Behandlung der Furunkulose unternommen. Der schweizerische Arzt Dr. Henschen rettete mit sauerstoffangereichertem Blut mehrfach Patienten bei schweren Narkose-Zwischenfällen.

Die physiologischen Veränderungen und Folgeerscheinungen eines chronischen, (alters- oder krankheitsbedingten) O_2-Mangels in Körpergeweben sind vom Forschungsinstitut des Dresdener Physikers Prof. Dr. Manfred von Ardenne untersucht worden. Primärer O_2-Mangel bewirkt am venösen

Kapillarende einen Umschlag des Zellstoffwechsels mit pH-Erniedrigung, Abnahme der Flexibilität roter und weißer Blutzellen, verstärkte Hemmung der Blutmikrozirkulation bei Gefäßverengung, eine kugelige Form der Wandzellen und dadurch eine Kapillarverengung.

Die Gefäßverengung bewirkt eine Verstärkung des auslösenden O_2-Mangels durch die Senkung des Blutflusses, Erhöhung der Viskosität, dadurch einen Milchsäurestau, eine weitere pH-Senkung und Versteifung der Blutzellen.

Bei einer durch Sauerstoffmangel bewirkten Gefäßverengung tritt durch die erfolgende Abnahme und Verlangsamung des Blutflusses lokal ein weiterer O_2-Mangel ein. Durch diese sich aufschwingende Wirkungsverstärkung liegt ein *System mit Schalteigenschaften* vor, es ergeben sich z.B. im Bereich der Extremitäten anhaltende Durchblutungsstörungen.

Sauerstoff-Mehrschritt-Therapie (SMT)

Die Sauerstoff-Mehrschritt-Therapie (SMT) entwickelte Prof. M. v. Ardenne. Dabei werden in 15 bis 18 Sitzungen von jeweils 2 Stunden insgesamt 7500 Liter Sauerstoff über eine Nasensonde inhaliert.

1. Als erster Schritt muß eine spezielle Mischung (bestehend aus Mineralwasser, Magnesium und Vitaminen) getrunken werden, die die Aufnahmefähigkeit des Blutes für Sauerstoff erhöht.
2. Der nächste Schritt besteht in einem Bewegungstraining (Fahrradergometer) von ca. 10 Minuten.
3. Die SMT unterstützt die Lungenarbeit direkt und überflutet die Lunge mit einem Luft-Sauerstoff-Gemisch. Im Gegensatz zu anderen Sauerstoff-Therapien wird bei der SMT der Sauerstoff nicht unmittelbar ins Blut eingeleitet, sondern durch die Atemwege eingeatmet.

Nach dem Ablauf der Kur bleibt der arterielle Blutsauerstoffdruck für längere Zeit erheblich höher, als er es vor der Therapie war. M. v. Ardenne geht davon aus, daß die Lungendegeneration bis ins hohe Alter durch die SMT teilweise reversibel ist und daß chronische Zustände des O_2-Mangels in den Geweben (sofern diese noch nicht nekrotisch verändert sind), wieder zu einer gesundheitlichen Norm zurück geführt werden können. Es ließ sich auch beobachten, daß die Vitalität der Behandelten nach einer erfolgten SMT so weit zunahm, daß sie sich aus eigenem Antrieb stärker körperlich betätigen, wodurch die allgemeine Sauerstoffversorgung wiederum verbessert wurde.

Während der Therapie sollte der O_2-Druck des arteriellen Kapillarblutes überwacht werden.

Die SMT kann (nach Prof. M. v. Ardenne) erfolgreich bei folgenden auf Sauerstoffmangelzuständen beruhenden Krankheiten eingesetzt werden: pektanginösen Beschwerden, Störung der Kreislaufregulation, Hypotonie, beginnende Gangrän, Durchblutungsstörungen (periphere und auch zerebrale mit nachlassender Denk- und Gedächtnisleistung), verschiedene Formen von Schlaflosigkeit, Migräne- und Schwindelanfälle. Vorsicht ist geboten bei schweren Atmungsstörungen, Herz- oder Bronchialasthma.

Bei Menschen mit empfindlichen Schleimhäuten kann der eingeatmete Sauerstoff die Atemwege besonders zu Beginn der SMT unter Umständen reizen. Auch das Anlegen der Nasensonde wird mitunter als unangenehm empfunden, doch gewöhnen sich die meisten Behandelten nach den ersten Anwendungen daran. Bei akuten Schleimhautentzündungen und -infektionen der oberen Atemwege sollte die SMT erst durchgeführt werden, wenn die akuten Erscheinungen abgeklungen sind.

Ozontherapie

Das Edelgas Ozon ist ein höherwertiger, eigenartiger riechender Sauerstoff, der aus drei Aromen besteht (O_3) und in reiner Form hoch giftig ist. Ozon kann gewonnen werden, wenn reiner Sauerstoff (O_2) durch das starke Spannungsfeld einer sogenannten Siemens-Röhre strömt. Dabei werden einzelne stabile O_2-Moleküle auseinandergerissen. Die so entstehenden freien Sauerstoffatome heften sich labil an andere Moleküle an. Zu therapeutischen Zwecken ist der Ozonanteil bei innerer Anwendung unter 1% des Sauerstoffozongemisches und bei äußerer Anwendung, wie Begasungen, allerhöchstens 5%. Der deutsch-amerikanische Arzt Dr. Cury bemühte sich ein Leben lang, die Erkenntnisse über den Einfluß unterschiedlicher Ozonbeimengungen zur Luft auf die Gesundheit des Menschen zu erweitern.

Die Initialzündung für die moderne Ozontherapie gab der Zahnarzt Dr. Fisch aus Zürich, als er den Direktor der Chirurgischen Universitätsklinik in Leipzig, den Geheimen Medizinalrat Prof. Dr. E. Peyer, von einer Zahngangrän mit einer Ozonbehandlung heilte. Peyer war von dieser neuen Therapie so beeindruckt, daß er mit eigenen Untersuchungen und Forschungen begann und anläßlich des Deutschen Chirurgenkongresses 1935 ausführlich darüber berichtete. Wegen überaus großer technischer Schwierigkeiten konnte sich die Methode allerdings nicht durchsetzen, denn die verwendeten Gummischläuche zerfielen unter der Einwirkung des für sie aggressiven Ozons völlig. Erst die Entwicklung des Kunststoffes nach dem 2. Weltkrieg brachte die technischen Voraussetzungen für die Weiterentwicklung dieser Therapieform. Erstmalig entdeckt wurde Ozon von dem Baseler Chemiker Schönbein, der dem farblosen Gas 1840 den Namen gab, nämlich nach dem griechischen ozein (riechen).

Da Ozon eine zuverlässig bakterientötende Wirkung hat, wird es unter anderem zur Desinfektion von Wasser und Filteranlagen, z.B. in Schwimmbädern verwendet sowie für die Frischhaltung von Lebensmitteln.

Die medizinisch nutzbaren Eigenschaften des Ozons sind die Anreicherung von Wasser, sog. ozonisiertes Wasser, um damit Mundspülungen zu machen, z.B. bei Entzündungen des Zahnfleisches oder der Mundschleimhaut. Ausgezeichnet ist die Anwendung der Ozonbegasung bei offenen Wunden, wie Ulzera an den Extremitäten oder großflächigen Verbrennungen, deren Wundreinhaltung oft ein nicht zu bewältigendes Problem darstellt. Nicht nur der Vorteil des gasförmigen Zustandes von Ozon – es gelangt im Gegensatz zu Puder überall hin –, sondern auch dessen zu Beginn der Behandlung höherer Anteil im Sauerstoff-Ozon-Gemisch garantiert ein Abtöten der bakteriellen Infektionsherde. Mit zunehmender Therapiedauer wirken sich der abgesenkte Ozonanteil und der Sauerstoff positiv durchblutungsfördernd auf die Heilung aus. Die sogenannte Darminsufflation mit Hilfe eines Katheters wird als therapeutisches Mittel bei chronischen Darmentzündungen oder auch akuten Prozessen wie Fisteln und ähnlichem verwendet. Wenn eine äußerliche Fistel ohne Operation überhaupt nicht abheilt, so ist auch hier das Ozon sicher eine willkommene therapeutische Maßnahme. Bei resistenten Fällen hat sich das Einführen eines kleinen Katheters in den Fistelgang mit einer Tiefenbegasung bewährt, um die Fistel eventuell von Grund auf auszuheilen.

Für seine durchblutungsfördernde Wirkung wird das Ozon als intramuskuläre Injektion angewendet oder in Form der sog. – vielleicht etwas hochtrabend bezeichneten – »Blutwäsche«. Bei letzterer werden ca. 50 bis 100 ml venöses Blut mit Hilfe einer Plasmaflasche abgenommen. Dieses wird mit einer dem Therapieziel angepaßten Ozondosis gemischt, bevor es dem Patienten zurückgegeben wird. Das Ozon geht mit dem Blut eine momentane chemische Verbindung ein. Wirken tut nicht das Ozon selbst, sondern das Reaktionsprodukt aus Ozon und Blut. Nach Untersuchungen von Prof. Albers, dem früheren Leiter des Instituts für Therapeutische Chemie der Universität Mainz, reagiert Ozon vor allem mit den ungesättigten Fettsäuren des Blutes. Es entstehen dadurch Peroxyde, chemische Verbindungen, die viel Sauerstoff in besonderer Bindung enthalten und ganz speziell geeignet sind, Sauerstoff vom Blut auf das Gewebe zu übertragen. Das heißt also, daß die Ozontherapie eine Steigerung der Sauerstoffaufnahme und gleichzeitig eine bessere Abgabe an die Erfolgsorgane bewirkt und deshalb besonders gern und wirkungsvoll im Zusammenhang mit der Sauerstoff-Mehrschritt-Therapie nach Prof. Ardenne angewendet wird. Durchblutungsstörungen, besonders in der Peripherie, sind deshalb hervorragende Indikationen für die Anwendung von Ozon. Aber auch im Bereich anderer degenerativer Erkrankungen, die im weitesten Sinne immer mit einem Mangel an Sauerstoff – z.B. in Form mangelnder Zellatmung – einhergehen, wird der Ozonbehandlung eine positive Wirkung zugeschrieben. Wie bei jeder anderen medizinischen Anwendung entscheidet auch bei der Ozontherapie die in jedem Falle richtig gewählte Dosis über Erfolg oder Mißerfolg.

Hämatogene Oxydations-Therapie (HOT)

Anfang der dreißiger Jahre haben deutsche und amerikanische Ärzte versucht, Blut ultraviolett zu bestrahlen, um es anschließend wieder zu injizieren. Die Sauerstoffbehandlung und die UV-Bestrahlung wurden dann von Schülern des Schweizer Arztes Dr. Henschen kombiniert; die Methode konnte sich zu dieser Zeit aber nicht durchsetzen, weil das Problem der Gerinnungsgefahr nicht zu lösen war.

1946 griff der Schweizer Arzt Dr. Frederico Wehrli in Locarno mit einer selbstkonstruierten Apparatur das Verfahren wieder auf. Obgleich er die Frage der Blutgerinnung lösen konnte, blieb das Sterilisieren der Geräte ein Hauptproblem. Mehrfach wurde Hepatitis übertragen, was den Fortschritt dieser Methode sehr behinderte.

Durch die Entwicklung moderner medizinischer Einmalartikel konnte die Übertragung von Infektionen jedoch ausgeschlossen werden.

Beim HOT-Verfahren wird dem Patienten eine geringe Menge venösen Blutes entnommen, das mit Sauerstoff angereichert, ultraviolett bestrahlt und dann dem Körper wieder zugeführt wird. Bei der Ultraviolett-Bestrahlung handelt es sich nicht um normales UV-Licht, sondern um ein ganz spezielles Spektrum. Gewöhnliche UV-Strahlen würden die Eiweißstoffe des Blutes zerstören, deshalb ist das eiweißzerstörende Spektrum aus dem UV-Brenner herausgefiltert. Unter konstantem Druck strömt der Sauerstoff in feinen Bläschen durch einen Glaskornfilter und nimmt dabei das venöse Blut durch ein Aufstiegsrohr mit. Die kleinen sauerstoffhaltigen Schaumblasen enthalten gleichsam arterielles Blut.

Die Schaumbläschen gelangen anschließend in den Strahlerraum, wo sie dem Spezial-UV-Brenner ausgesetzt sind. Dabei fallen die bestrahlten Bläschen zusammen und das so behandelte Blut tropft in ein Gefäß. Der Zerfall erfolgt unter Einwirkung des durch die UV-Bestrahlung entstehenden Ozons. Dr. Wehrli nannte diese Methode der Blutbehandlung die hämatogene Oxydationstherapie (HOT).

Das Institut für Biochemie der Universität Mainz hat durch die wissenschaftlichen Untersuchungen von Prof. Dr. Albers nachweisen können, daß durch die Bestrahlung des Blutes Stoffe entstehen, die in der Chemie als Peroxyde bekannt sind – chemische Verbindungen mit einer Sauerstoffkette –, welche als Katalysator wirken. Dadurch wird die Sauerstoffaufnahme des Blutes im Organismus vergrößert. Die katalytische Veränderung hebt einen Sauerstoff-Hemmfaktor auf, so daß das Blut vorübergehend fähig ist, bis zu 50% mehr Sauerstoff aufzunehmen. Die HOT empfiehlt sich bei allen Zuständen, die eine Herabsetzung der körpereigenen Abwehr zeigen, auch Alterserkrankungen, akute und chronische Erschöpfungszustände, Durchblutungsstörungen arterieller und venöser Art, Arteriosklerose, Cerebralsklerose, Herz- und Kreislauferkrankungen etc.

Die sog. HOT ist von großer Wirksamkeit. Es werden bis zu 50 ml Patientenblut aus der Vene entnommen, mit O_2 angereichert, UV-bestrahlt und reinjiziert, entweder intravenös oder intramuskulär.

Da bei dieser Methode die Sauerstoff-Aufnahme und -Abgabe verbessert wird, was sekundär zur Regeneration des Organismus führt, handelt es sich um ein Verfahren, das naturheilkundlichen Prinzipien und Vorstellungen genügt. Da sie eine ähnliche Wirkung in Bezug auf die Leistungssteigerung hat wie das Höhentraining, wird die HOT teilweise auch von Sportlern genutzt.

Literaturhinweise

Ardenne, M. v.: »Sauerstoff-Mehrschritt-Therapie«, Georg Thieme Verlag, Stuttgart 1983.

Ardenne, M. v.: »Die Abhängigkeit des Sauerstofftransportes in das Körpergewebe vom Lebensalter und die günstige Beeinflussung durch S M T«, Mitteilung aus dem Forschungsinstitut M. von Ardenne, 39 (1984), Dresden.

Hollmann, W./Hettinger, Th.: »Sportmedizin. Arbeits- und Trainingsgrundlagen«; Schattauer Verlag, Stuttgart 1980.

Minker, M./Scholz, R.: »Naturheilweisen«, Mosaik Verlag, München 1985.

Polenz, A.: »Sauerstoff-Mehrschritt-Therapie«, Naturheilpraxis Nr. 10 u. 11, 1981, Pflaum Verlag, München.

Rilling, S./Viebahn, R.: »Praxis der Ozontherapie«, Haug Verlag, Heidelberg.

Wolff, H.: »Das medizinische Ozon«, Haug Verlag, Heidelberg.

Fachzeitschriften: »Ozo-nachrichten« – »Ozontherapeutischer Arbeitskreis, Neunkirchen«.

Magnetismus

Rute-Pendel

Der katholische Abbé Bouly schlug im Jahr 1930 den Begriff Radiaesthesie für die wissenschaftliche Untersuchung und die praktische Ausführung des Rutens und Pendelns vor. Der Begriff Radiaesthesie leitet sich ab aus dem griechisch-lateinischen radius = Strahl, und aisthesis = wahrnehmen.
Unter Radiaesthesie versteht man also die Zusammenhänge und das Empfindungsvermögen gegenüber Strahlungen. Das Gebiet der Radiaesthesie hat Berührung mit vielen Bereichen wie z.B. der Geologie, der Physik, Archäologie und Architektur wie auch der Biologie und vor allen Dingen der Medizin.
Die Radiaesthesie spielt sich im Bereich der natürlichen Mikrowellenstrahlung von Millimeter- bis Dekameter-Wellenlänge ab. Eine Mikrowelle entspricht der elektromagnetischen Ausstrahlung einer Wellenlänge von 0 bis 1000 mm und aufwärts. Viele bisher unerklärte Phänomene, die zum Teil auch im Dunkel des Okkulten lagen, erfahren durch die meßtechnischen Fortschritte im Bereich kleinster Wellenlängen und Schwingungen eine zunehmende Aufhellung. Dennoch darf wohl trotz allen technischen Fortschritts Goethe in gewisser Weise Recht behalten, wenn er sagt: »Der Mensch an sich selbst, insofern er sich seiner gesunden Sinne bedient, ist der größte und genaueste physikalische Meßapparat, den es geben kann.«
Prof. Max Planck, der sein Leben der Erforschung der Materie widmete, kam nach der Entdeckung der inneren Strukturen und Zusammenhänge des Atoms zu dem Schluß, daß es den Gegenstand seiner Forschung »an sich« nicht gibt. Alle Materie entsteht durch eine Kraft, welche die Atomteilchen in Schwingung bringt und sie als winzigstes Sonnensystem zusammenhält. Die wahrnehmbare Welt ist nichts als das jeweilige Resultat von Wellen und Frequenzen. Alles schwingt.
Aufgabe der Radiaesthesie ist es, mit Hilfe des Menschen, der zugleich Antenne und Sender ist, diese Schwingungen aufzuspüren. Rute und Pendel sind dabei die Anzeigegeräte, die Indikatoren, wobei die menschliche Nervenkraft die Bewegungen antreibt. Der Rutengeher und Pendler ist ein biologischer Indikator und reagiert auf physikalische Einflüsse. In der

Praxis jedoch arbeitet kaum ein Radiaesthet rein physikalisch. Grundsätzlich unterscheidet die Radiaesthesie zwei Methoden:

1. die physikalische oder materielle, und
2. die mentale.

Wiewohl diese beiden Methoden grundsätzlich unterschiedlich sind, greifen sie dennoch wie Physik und Metaphysik ineinander.

Die Technik der Handhabung von Rute und Pendel ist erlernbar. Die Gabe allerdings, mit Hilfe von Rute und Pendel biophysikalische Phänomene in ihrer Differenziertheit aufzuspüren und sichtbar zu machen, ist bei den verschiedenen Menschen in unterschiedlichem Maße vorhanden. Sensorische Fähigkeiten sind bei einem Rutengänger durchaus erwünscht. Eine natürliche Lebens- und Ernährungsweise sowie die engagierte Erarbeitung des geistigen Hintergrundes über die Zusammenhänge der Radiaesthesie und ihres Weltbildes sowie auch die Entwicklung seines persönlichen geistigen Horizonts und auch seine Überzeugung werden die Qualität eines guten Radiaestheten ausmachen. Nur auf der Grundlage dieser ernsthaften Bemühungen hat das Erspürte einen berechtigten Anspruch auf Wahrheitsgehalt, oder zumindest darauf, nahe der Wahrheit zu liegen. Und Goethe hat seinen Satz durchaus nicht als Ausrede für Leichtfertigkeit formuliert, sondern als Ausdruck steter Bemühung, gepaart freilich mit dem Quentchen Gnade der Begabung, wenn er sagt: »Wenn ihr es nicht erspürt, ihr werdet's nie erfahren.«

Diese absolute Ernsthaftigkeit einer radiaesthetischen Tätigkeit ist um so wichtiger im Bereich der Heilberufe, wo, wie bei aller Naturheilkunde, die geistige Grundhaltung von einem großen Maß an Liebe und Respekt für die gesamte Schöpfung bestimmt sein sollte.

Was wird nun eigentlich erspürt?

Es sind elektromagnetische Schwingungen. Die Tatsache, daß Elektrizität stets mit Magnetismus korrespondiert, erklärt das Vorhandensein von Magnetismus aus den elektrischen Vorgängen der kleinsten Bausteine, der Atome, um deren positiv geladenen Kern fast masselos negativ geladene Elektronen kreisen. Jede Körperzelle wiederum setzt sich aus unzähligen Atomen zusammen. Die Elektronen bewegen sich vom Ort größerer Elektronendichte (negativer Pol) zum Ort geringerer Elektronendichte (positiver Pol). Dieses ständige sich Auf- und Abbauen von negativen und positiven Polen, sowohl im Zellkern wie auch im Zytoplasma, stellt die magnetische Strahlung dar. Der Austausch z.B. von Kalium-, Magnesium- und Phosphationen aus dem Inneren der Zelle mit Natrium-, Kalzium- und Chloridionen aus dem Interstitium, diese sogenannte Ionenpumpe, ist Ausdruck für das Kraftwerk Zelle, das quasi einer geladenen Batterie entspricht.

Die Polarität auch im elektromagnetischen Bereich, diese sich bedingenden Gegensätze, sind ohne Frage Ausdruck des Lebendigen. Und Dr. Popp hat sicher recht, wenn er sagt: »Zweifelsohne ist zum Beispiel der Tod begleitet vom Zusammenbruch der Polaritäten im Organismus.« Eine Zelle stellt einen biomagnetischen Dipol dar mit einer elektromagnetischen Schwingung ganz eigener Frequenz. Aus den innerhalb und außerhalb der Zelle herrschenden Konzentrationsunterschieden wird die Zellmembran zum Ionenleiter und hat ein meßbares elektrisches Potential, das im gesunden Bereich ca. 70 Millivolt ausmacht. Jede lebende Zelle stellt einen Sender elektromagnetischer Wellen dar. Jedes Zellgebiet, jedes Organ besitzt seine eigene Polarität und Frequenz. Erkrankt ein Organ, so wechselt seine Polarität und übernimmt die Polarität der Krankheit. Die Membranpotentiale sinken ab und damit auch die Sauerstoffutilisation. Es kommt zu einer Störung des Säuren-Basen-Haushaltes. Bei einer Ph-Wert-Verschiebung zur Alkalose wird das Blut elektrisch oder zur Azidose magnetisch.

Elektromagnetischer Bluttest nach Aschoff

Auf einen elektromagnetischen Schwingkreis, der aus zwei Magnetkernspulen und einem Kondensator besteht, wird ein Blutpräparat aufgelegt. Durch fortlaufende Rutenausschläge über dem Schwingkreis wird offenbar, daß das Blutpräparat Impulse aussendet, die den Schwingkreis erregen. Die von dem Schwingkreis ausgehenden Wellen können – dem Bau dieses Schwingkreises entsprechend – nur elektromagnetischer Natur sein. Das Blut wiederum kann den Schwingkreis auf zweierlei Weise erregen. Einmal, wenn man es auf die Spulen, also die magnetische Seite legt, oder wenn man es auf die Kondensatorenseite des Gehäuses, die elektrische Seite, legt. Das Blut wird danach entweder als elektrisch oder als magnetisch bezeichnet. Empirisch fand Aschoff, daß das sogenannte elektrische Blut ein recht eindeutiger Hinweis auf eine Praecancerose sei.

Kirlianfotografie

Auch die Radiaesthesie kennt wie alle Naturheilkunde den Harmonie- und Disharmoniegedanken, der für Gesundheit und Krankheit steht und zwar bezogen auf die Trinität von Körper, Seele und Geist. Der Körper wird als Materie, oder grob stofflich gesehen, die Seele als feinstoffliche Substanz und der Geist als eine Art etherisches Ich oder »Selbst«. Der feinstoffliche Seelenkörper besitzt die Form des irdischen Körpers und beherbergt den Geist. Dieser durchdringt den physischen Körper und reicht wie eine Hülle über ihn hinaus. Die mit der Rute spürbare Hülle wird als die Aura eines Menschen bezeichnet. Sie ist im Gegensatz zum materiellen Körper nicht konstant, sondern abhängig von dem jeweiligen körperlichen, bzw. geistig-seelischen Befinden des Menschen. Im Jahr 1958 gelang einem russischen Forscherehepaar nach 19jähriger Arbeit die Aura der Fingerspitzen zu fotografieren. Dieses Verfahren nennt man nach den Entdeckern Kirlian-Fotografie oder Auraprint-Hochfrequenzfotografie.
Der Heilpraktiker Peter Mandel hat die Kirlian-Fotografie in Deutschland für die Diagnostik nutzbar gemacht, indem er die sogenannte »Energetische Terminalpunkt-Diagnose« – ETD entwickelte, bei der der Aurakranz um die Finger- und Zehenspit-

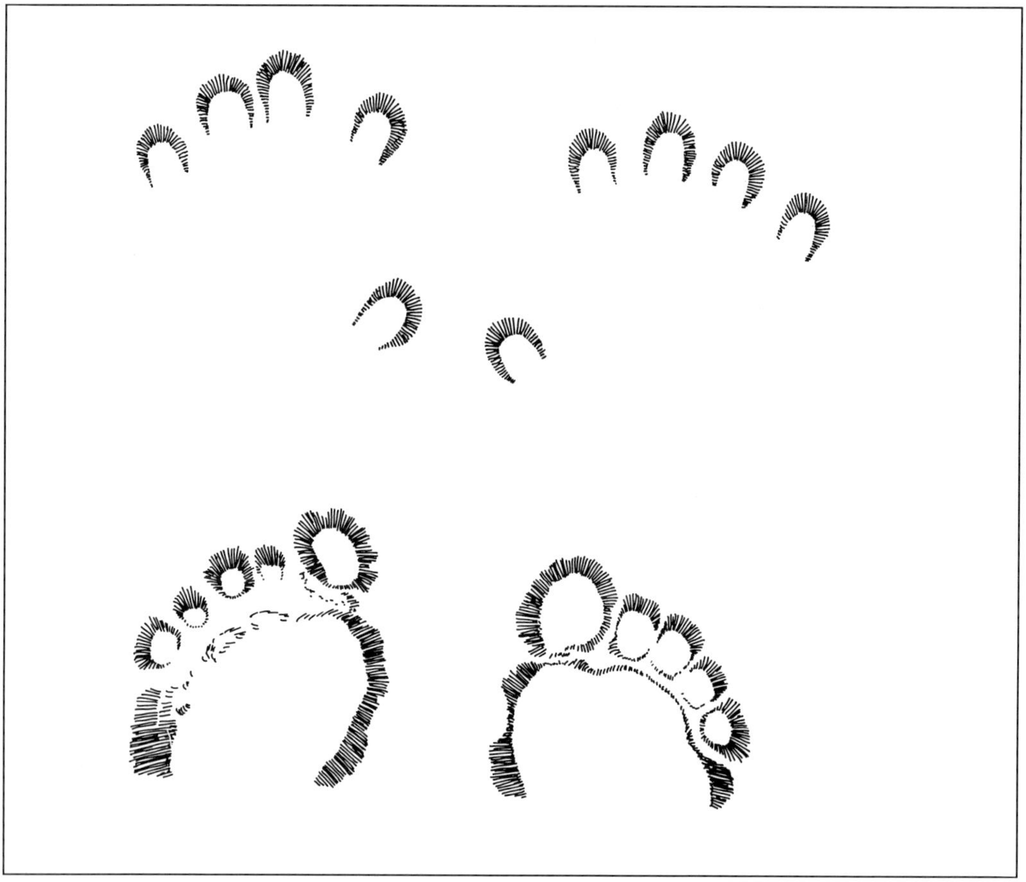

Kirlianbild aus Peter Mandel, »Die energetische Therminal-Punkt-Diagnose«

zen diagnostisch beurteilt wird in seiner Bezüglichkeit zu inneren Organen aufgrund der Zusammenhänge aus der klassischen chinesischen und der Elektroakupunktur.
Das Geheimnis der Aura, dieser unsichtbaren und doch zuweilen spürbaren Strahlenerscheinungen, hat seit jeher das Interesse der Menschheit gefesselt. Als ihr Entdecker darf der Chemiker und Radiaesthet Dr. Karl Friedrich Ludwig Freiherr von Reichenbach (1788 bis 1869) gelten, der dieser »allgegenwärtigen und alles durchdringenden feinstofflichen Energie« den Namen Od gab, nach dem altnordischen Gott Odin (der Allgegenwärtige und Allesdurchdringende).
Nach seiner Odlehre stellt sich der Mensch als eine Art dreiachsiges System dar, aus dessen Enden positive und negative sogenannte Od-Emanationen ausstrahlen – also sich nicht erschöpfende Vorgänge aus einem höchsten Ursprung. Um eine gewisse Vorstellung davon entwickeln zu können, soll hier das Beispiel der Aura eines Kristalls gelten, an dessen nach Norden gerichteter Spitze stets eine

blaue Farbe und an der nach Süden gerichteten eine rote Farbe erscheint. Kehrt man den Kristall um, wechseln sowohl die Polarität als auch die Farbe.
Die Radiaesthesie sieht nicht zuletzt in einer Organerkrankung ein Wechseln der Polarität, und sicher rät sie nicht umsonst, daß der Mensch mit dem Kopf nach Norden in seinem Bett liegen möge.

Moratherapie

Da Krankheit mit einem Wechsel der gesunden Polarität eines Organs oder des Organismus einhergeht, postuliert die Radiaesthesie, daß das Heilmittel zur Behebung dieser Krankheit die zwar gleiche Frequenz haben müsse, aber bei umgekehrter Polarität, also durch Umpolung gleicher Wellenlänge werde die Krankheit geheilt.
Dieses Postulat hat seine therapeutische Anwendung in der sogenannten Moratherapie gefunden. Aus der Tatsache, daß bei einer Medikamententestung der Elektroakupunktur pathologische Zeigerausschläge – bei Einbringen von bestimmten Medikamenten in den Meßkreis – zur Norm einpendeln können, und daß dies durch nichts anderes geschehen kann, als die dem Medikament eigenen elektromagnetischen Schwingungen, ist man auf die Idee gekommen, mit den körpereigenen pathologischen Schwingungen zu therapieren. Man empfängt also die pathologischen körpereigenen elektromagnetischen Schwingungen, verstärkt sie, kehrt sie um – und zwar um 180°, das entspricht der Umkehr der Polarität – und gibt sie dann als therapeutischen Einsatz an den erkrankten Organismus zurück.
Die Radiaesthesie geht in ihrem Denkgebäude von der zweifelsfreien Tatsache aus, daß der Mensch zum Leben sowohl das Licht wie die Energie des Kosmos und den Magnetismus der Erde benötigt, und daß diese Kräfte über die sogenannten Chakren laufen. Das sind Energieaufbereitungs- und -umwandlungssysteme im feinstofflichen Bereich, also eine Art von Steuerungssystemen, wie sie im materiellen Bereich die hormonellen Steuerungen darstellen. Sie liefern die Energie für unsere »geheimnisvolle« Kraft, die »vis vitalis« oder Odkraft, die uns den unabdingbaren Schutzschirm für unser Leben bietet.

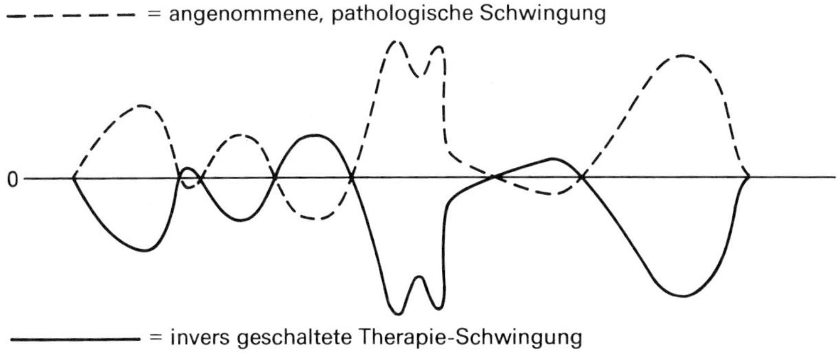

Inversschaltung bei der Moratherapie

Mesmerismus

Durch die Aura, die Ausstrahlung, auch als Suggestion einer Persönlichkeit empfunden und bezeichnet, – gepaart mit deren Willen – ist therapeutisch etwas zu erreichen, getreu dem Satz von Paracelsus »Ihr sollt wissen, daß die Wirkung des Willens ein großer Punkt ist in der Arznei«. Auf dieser Grundlage hat der geniale Arzt Dr. Anton Franz Mesmer (1734–1815), der Entdecker des animalischen Magnetismus, seine magnetische Heilmethode ausgeübt. Er hat ganz bewußt die Wirkung erlebt, die von einer suggestiven Persönlichkeit ausging, von deren Reden, Sprechen und Befehlen, von jener seelischen und von unbedingtem Willen getragenen Heilkraftübertragung, die sich einmal durch Ausstrahlung direkt oder sogar in einer gewissen Fernwirkung durch diesen starken Willen vollzieht. Dabei war er zunächst einmal angeregt durch Heilmagnete, die ihm ein gewisser Peter Hell ausgeliehen hatte und mit denen er frappante Erfolge erzielte. Die Heilwirkung von bestimmten Magneten war schon seit alters her bekannt. Was man damals nicht wußte ist, daß die Kraft der Magneten auf der Ausstrahlung von Wellen beruhte. Der Lehrmeister Hells hatte die Gabe, besonders starke Magnete herzustellen. Durch ein Zerwürfnis aber mit Peter Hell verlor Mesmer die Magnete, was zur Folge hatte, daß seine großen Heilerfolge ausblieben. Inzwischen hatte Mesmer seine Doktorarbeit über den Einfluß siderischer Kräfte geschrieben und war darauf gestoßen, daß man auch mit den Händen ähnliche Heilwirkungen erzielen kann. Er ging von Wien nach Paris und wurde dort einer der berühmtesten und teuersten Ärzte. Er gründete eine eigene Schule.

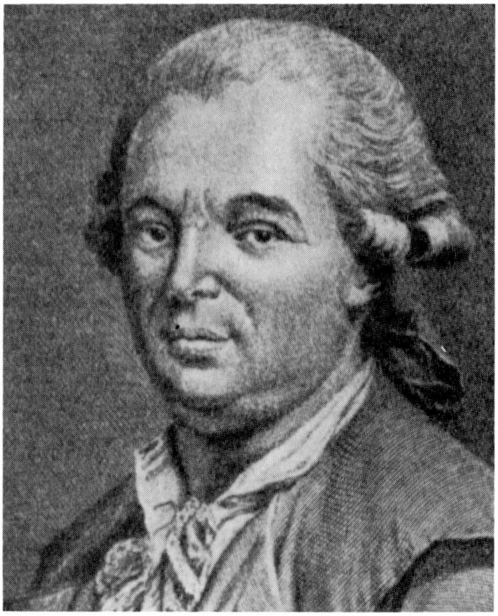

Anton Franz Mesmer (1734–1815)

Durch die Kenntnis der Zusammenhänge elektromagnetischer Phänomene, ihre Übertragung von Mensch zu Mensch, auch auf bestimmte depolarisierte Zellgruppen, um diese wieder zur Norm aufzuladen und so den Grund für die Schmerzregistrierung der Nerven aufzuheben, hat das Handauflegen viel von seiner Wunderheilungssensation verloren. Das heißt nicht, daß es nicht zum Segen kranker und schmerzgeplagter Menschen weiter eingesetzt werden sollte. Von Menschen mit einer solchen starken Kraft hört man immer wieder und kann ihre Heilerfolge bestaunen. Das Belächeln dieser Phänomene zeigt wohl eher die Hilflosigkeit der Unwissenden.

Literaturhinweise

Aschoff, D.: »Wie verändert sich auf Reizzonen der elektromagnetische Zustand des Bluts?«, Diverse Schriften zu elektromagn. Schwingungen, bei Paffrath-Druck, Remscheid.

Brügemann, Hans (Hrsg.): »Diagnose- und Therapie-Verfahren im ultrafeinen Bioenergiebereich«, Haug Verlag, Heidelberg 1985.

Darnton, R.: »Der Mesmerismus und das Ende der Aufklärung in Frankreich«, Ullstein, Berlin 1986.

Kirchner, G.: »Pendel und Wünschelrute«, Ariston Verlag, Genf.

König, H.: »Unsichtbare Welt«, H. Moss Verlag, München.

Lakhovsky, G.: »Das Geheimnis des Lebens«, VGM Verlag für Ganzheitsmedizin, Essen 1981.

Mandel, P.: »Energetische Terminalpunktdiagnose« Synthesis Verlag, Essen.

Morell, F.: »Die Mora-Therapie«, Eine Therapie mit körpereigenen Frequenzen. Fa. Hans Brügemann, Gauting.

Reger, K.H.: »Heilen durch Magnetkraft«, Knaur Verlag, München 1985.

Schmidt, P.: »Das Biomosaik«, Druck: Bonn und Fries, Siegen.

»Vega-Mitteilungen«, Zeitschrift der wissenschaftlichen Abteilung Section BER (Bio-Energetische Regulationsverfahren), Schiltach/Schwarzwald.

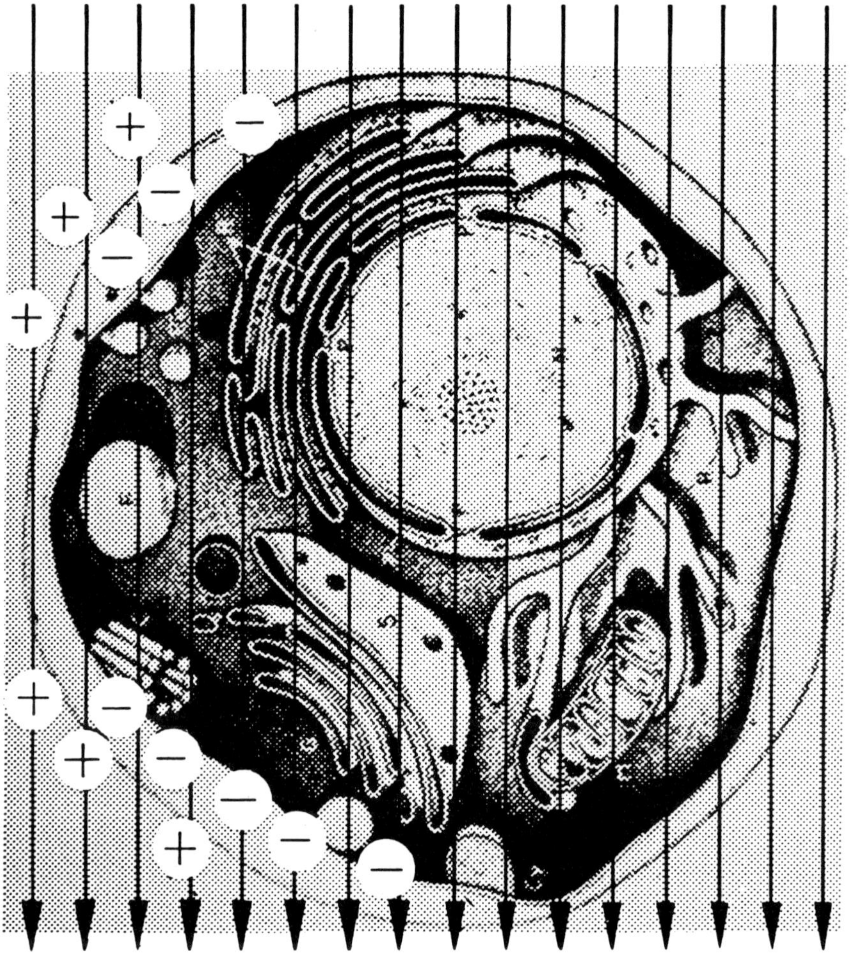

Magnetfeldtherapie

Pulsierende Magnetfelder

So ganz haben die beiden französischen Gelehrten Audry und Thouret mit ihrer vor gut 100 Jahren aufgestellten Behauptung, daß eines Tages die Magnete in der Medizin in mindestens ebenso großem Umfang angewendet werden würden, wie damals in der Physik, noch nicht Recht bekommen. Das liegt nicht etwa daran, daß sie nicht grundsätzlich recht hätten und die Wissenschaft nicht längst erforscht hätte, daß diese Entwicklung richtig und vor allen Dingen wünschenswert wäre, sondern daran, daß – wie Virchow es sagte – diesem Fortschritt zwei Dinge im Wege stehen, nämlich Systeme und Persönlichkeiten.

Das Vorurteil des heute beherrschenden Wissenschaftssystems und seiner bestimmenden Persönlichkeiten muß gerade in einem Therapiebereich, in dem es nichts zu sehen und anzufassen gibt, nämlich dem des Magnetismus, besonders ausgeprägt sein. Längst weiß man, daß Magnete den Stoffwechsel anregen und die Bildung von Eiweißbausteinen fördern, daß alle lebenden Zellen eine magnetische Strahlung produzieren, daß Magnete einen Energiefluß ordnen und regulieren und so – wie zahllos empirisch festgestellt – Schmerzen lindern können. Es besteht auch kein Zweifel mehr daran, daß der Schutzschirm des Erdmagnetfeldes Leben in der heutigen Form überhaupt erst möglich macht. Die Stärke dieses Erdmagnetfeldes, also der für uns so unentbehrliche physiologische Bereich, liegt bei ca. 0,5 Gauß. Da heute technisch problemlos Elektromagneten in großer Stärke hergestellt werden können, liegt der Gedanke nahe, daß man mit ihnen in jedem Falle therapeutisch eine Wirkung erzielen kann. Dies ist auch grundsätzlich richtig.

Aber die industrielle Devise »Viel hilft viel – und hilft schnell« findet sich bei der Anwendung hoher Gaußzahlen zu therapeutischen Zwecken nicht bestätigt. Wie bei jeder naturheilkundlichen Ordnungs- und Regulationstherapie kommt es auf die genaue Dosierung an, auch auf die genau bestimmte Einwirkzeit, um einen signifikanten Therapieerfolg zu erreichen. Dies ist logisch und kann nicht verwundern, wenn man bedenkt, daß eine Regulation ein evolutionärer und kein revolutionärer Vorgang ist.

Der lebende Organismus als ein

offenes biologisches System kann seine Stabilität nur behaupten, wenn er – auch energetisch – im Fließgleichgewicht ist, d.h. in einem ständigen physiologischen Energieaustausch in sich selbst und mit der Umwelt.

Wenn dieses Fließgleichgewicht gestört ist, tritt Krankheit ein. Der magnetische Kraftfluß gesunder Zellen geht mit einem Membranpotential von etwa 70 mV einher, das bei degenerativen Erkrankungen depolarisiert wird und absinkt. Die Aufrechterhaltung eines normalen Membranpotentials kann deshalb als Parameter für die Gesundheit gelten.

Die ganz simple Tatsache, daß Magnetismus die Oberflächenspannung des Wassers bis zu einem Fünftel absenken kann, muß beim Menschen, der zu 60% aus Wasser besteht, eine starke Wirkung auslösen, indem teilweise Molekülketten gelöst werden und durch dieses Aufspalten zwischenmolekularer Bindungen der Wasserhaushalt des Menschen aktiviert wird. Hierdurch können sich z.B. Stauungen lösen. Hinzu kommt, daß durch die Einwirkung des Magnetismus auch die im Blut befindlichen Eisenteilchen ausgerichtet werden, die ja als Sauerstoff- und Energieträger im zellinternen Stoffwechsel eine wichtige Rolle spielen.

Seit Tausenden von Jahren hat der Magnetismus auf die forscherischen Bemühungen großer Geister eine starke Faszination ausgeübt. In die Reihe der Forscher gehören Namen wie Gauß, Faraday, Maxwell, Siemens, Hertz, Tesla u.a.m.

Anfang der 70er Jahre unseres Jahrhunderts schließlich entwickelte der praktische Arzt Dr. Gleichmann aus Garmisch-Partenkirchen ein pulsierendes magnetisches Feld in Form einer Induktionsspule. Er konnte selbst bei schwersten und kompliziertesten Knochenbrüchen spektakuläre Heilerfolge mit seinem Magnetfeld erzielen. Dieses war der Beginn einer Entwicklung, die zur Konstruktion zahlreicher Apparatetypen geführt hat.

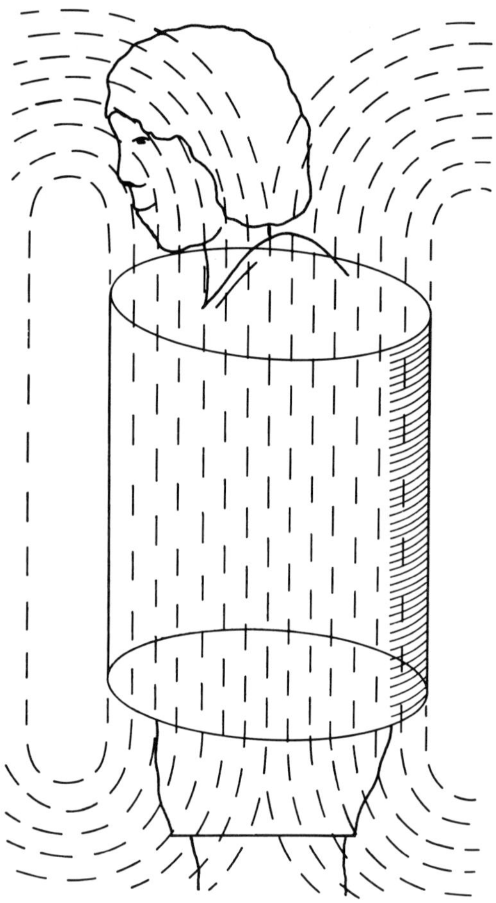

Induktionsspule

Es handelt sich bei den gängigen Therapiegeräten um dynamische magnetische Felder. Durch das Beschikken der Magneten mit Wechselstrom wird je nach Stromrichtung der Nord- zum Südpol, bzw. umgekehrt. Nach diesem Prinzip arbeitete die magnetische Rundspule von Dr. Gleichmann. Bei niederfrequenten Schwingungen kommt es zu einer Aktivität der Kristalle in den Knochenbälkchen und Lamellen, was eine Anregung der Kallusbildung zur Folge hat. Durch die Möglichkeiten der modernen Elektronik ist man bei den pulsierenden Magnetfeldern nicht der normalen Wechselstromfrequenz ausgeliefert, sondern man kann diese gezielt steuern, also eine ganz bestimmte Wellenform (z.B. eine Sinusschwingung) erzeugen. Die Geräte bestehen heute aus einer Magnetspule, einem Impulsgenerator und einem elektronischen Steuerungsgerät, an dem die Feldstärke und die Schwingungsfrequenz moduliert werden können.

Die empirische Anwendung der Magnetfelder hat gezeigt, daß die Sauerstoffutilisation in den Geweben stark verbessert wird. Sie führt zu einem Anstieg der Zellatmung und somit des Zell-Stoffwechsels, sie korrigiert absinkende Zellmembranpotentiale, sie kann pH-Wertverschiebungen ausgleichen und ist so als eine – im wahrsten Sinne des Wortes – naturheilkundliche Regenerationstherapie im energiemedizinischen Bereich anzusehen.

Nebenwirkungen können nur auftreten bei unphysiologischen Frequenzen und Feldstärken. Auch in dieser naturheilkundlichen Therapie gilt die Arndt-Schult'sche Regel, wonach schwache Reize die Lebensvorgänge anreizen, starke sie hemmen und stärkste sie überhaupt aufheben.

Literaturhinweise

Everts/König, H.: »Pulsierende magnetische Felder in ihrer Bedeutung für die Medizin«, Aus der medizinischen Wissenschaft und Praxis, Nr. 1, 1977, Hippokrates Verlag, Stuttgart.

Gleichmann, O.: »Das pulsierende Magnetfeld und seine Bedeutung bei der Behandlung schwerer Krankheiten«, Wetter-Boden-Mensch, Juli 1975.

Kastl, H.: »Die Kraft der heilenden Felder«, Eigenverlag, Lindenberg 1985.

König, H.: »Unsichtbare Welt«, H. Moss Verlag, München.

Vester, F.: »Bausteine der Zukunft«, Fischer Verlag, Frankfurt/Main.

Warnke, U.: »Die Anwendung pulsierender Magnetfelder in der Medizin«, Wissenschaftliche Schriftenreihe 1, Rehageria Verlag, Rettert/Taunus.

Impulsdermographie

Zur Diagnostik und Verlaufskontrolle einer Magnetfeldbehandlung dient häufig die sog. Impulsdermographie. Ganz ähnlich der Grundtestung vor der Elektroakupunktur werden an Stirn, Händen, Hüften und Füßen Elektroden angebracht, um anhand der unterschiedlich möglichen Ableitungen (z.B. Kopf-Hand rechts usw.) durch Messen dieser Ableitungen Aufschluß über evtl. erkrankte Körperbezirke zu erlangen. Nach Überwindung vielerlei technischer Schwierigkeiten durch mühevolle Kleinarbeit, die mit den Namen Bischko, Maresch, Kellner, Bergsmann, Schmidt, Jendrissek und Jahnke verbunden ist, hat man heute die Möglichkeit, die über die Ableitungen in den jeweiligen Körperbezirk geschickten Stromimpulse mit den kurz danach austretenden Rückströmen messend zu vergleichen. Sowohl Impulsstrom- wie auch die

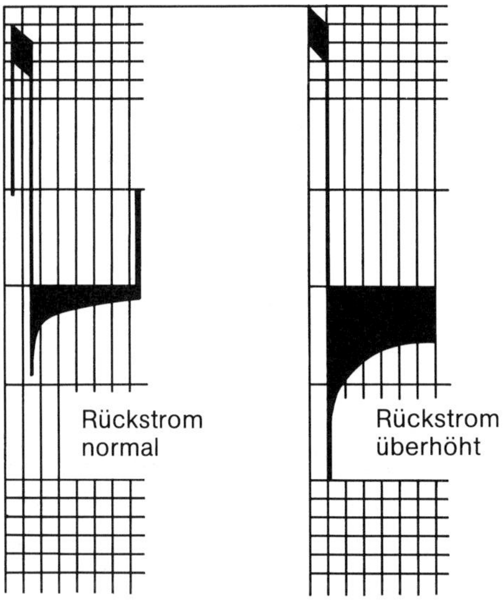

Impuls- und Rückstromkurven

Rückstromkurven werden aufgezeichnet (ganz ähnlich wie beim EKG) und Amplituden, übermäßige Zeigerausschläge und Zeigerabfälle diagnostisch ausgewertet. Der sich aus der jeweiligen Ableitung ergebende Testbezirk grenzt sozusagen bestimmte in diesem Bezirk liegende Organe oder Organsysteme ein. Die mehr oder weniger auffälligen Unterschiede zwischen der Impulskurve und der Rückstromkurve rühren daher, daß in erkrankten depolarisierten Organsystemen die Energie des Impulsstromes, an der es ja in diesem Bezirk mangelt, vermehrt »geschluckt« wird. Nach der Eingrenzung, der in einem bestimmten Bezirk liegenden Organsysteme, kann eine gezielte Magnetfeldbehandlung erfolgen oder eine weiter differenzierende Elektroakupunkturtestung. Das Impulsdermogramm ist eine äußerst zuverlässige Diagnosemöglichkeit, die sich an naturheilkundlichen Grundprinzipien des »Innen-Außen« orientiert, – diese respektiert und außerdem einen großen und wichtigen Schritt weg von der allzu materiellen Betrachtung der Krankheit tut.

Literaturhinweise

Jendrissek/Janke: »Gesundheit und Krankheit aus kybernetischer Sicht«, Haug Verlag, Heidelberg.

Vill/Maresch/Jendrissek/Jahnke: »Das Impulsdermogramm«, Erfahrungsheilkunde Nr. 9. 1974.

Lichttherapien

Hier gilt wie in jedem Bereich der Satz: »Die Gesunderhaltung, also die Prophylaxe, ist die beste Therapie.« Das Licht ist eine der fünf Säulen der Naturheilkunde und wie bei aller naturheilkundlichen Behandlung spielen zwei Fragen eine große Rolle: Erstens: welches Licht wende ich an? – und zweitens: in welcher Dosierung? Zu einer gesunden Lebensweise, d.h. also zu einer naturbelassenen Ernährung, zu ausreichender Bewegung in frischer Luft, zu angemessenen Begegnungen mit dem Element Wasser gehört auch die Möglichkeit, das Sonnenlicht zu genießen. Der Begründer der sog. Heliotherapie Arnold Rikli hatte große Mühe, seine etwas lichtscheuen Zeitgenossen von der Heilkraft des Lichtes zu überzeugen.
Niemand bestreitet das Wohlgefühl, wenn die erste Frühlingssonne nicht nur unsere Haut, sondern auch unser Herz und unsere Sinne durchdringt.
Niemand wird bestreiten, daß Sonnenkuren nicht nur für eine große Anzahl von Haut- und Rheumakrankheiten segensreich wirken, sondern daß sie ganz allgemein die Vitalkräfte des Organismus stärken.
Das ungeteilte Sonnenlicht ist nicht immer und überall in ausreichendem Maße therapeutisch einzusetzen. Oft mangelt es daran. Der Versuch, hier künstlich einen Ersatz zu schaffen, hat allerlei lichttherapeutische Variationen in Form von Bestrahlungen unterschiedlichster Art hervorgebracht.

Rotlicht

Allgemein bekannt sind Teile aus dem Spektrum des Sonnenlichts wie z.B. das Rotlicht mit seinem sichtbaren Anteil bis ins Infrarot hinein, das entsprechend seiner Wellenlänge hauptsächlich zur Erwärmung benutzt wird. Bestrahlte Stellen werden angenehm warm auch in tieferen Hautschichten und der Muskulatur empfunden, lokkern Verkrampfungen und Verspannungen, tun gut bei kalten rheumatischen Schmerzzuständen, chronischem Krankheitsgeschehen, wo sich nichts »bewegt«.

Höhensonne

Am anderen Ende des Sonnenspektrums, nämlich im violett-ultravioletten Bereich, ist die Höhensonne angesiedelt, deren aktivierende Reizwirkung weit über die Haut hinausgeht und zu der man in unseren sonnenarmen Breiten gern einmal greift.

Heilsonne

In naturheilkundlichen Kreisen bekannt ist auch die Unisol-Heilsonne, ein Lichtbogenbestrahlungsgerät, das sonnenähnliche Strahlen erzeugt, mit Hilfe von Elektroden, die aus seltenen Erden bestehen. Da die Strahlen der Unisol-Heilsonne senkrecht und nicht schräg auf den Körper treffen, dringen sie 5–8 cm tief ein. Auch das in diesem Bereich zirkulierende Blut erhitzt sich und hat – indem es sich vermischt und das gesamte Blut erwärmt – eine Abwehrsteigerung zur Folge. Verkrampfungen und Durchblutungsstörungen mit den entsprechenden Anhangerkrankungen gehören zum Indikationsfeld dieses Gerätes, was auch zusätzlich zu physiotherapeutischen Maßnahmen seine Wirkung tut.

Eichothermbestrahlung

Seit nunmehr Jahrzehnten gibt es auch das sog. Eichotherm-Bestrahlungsgerät, eine Kombination aus Hellorange und Ultraviolett. Zunächst wird mit Hellorange vorbestrahlt, die Hauptbestrahlung besteht aus einer Kombination von Hellorange und Ultraviolett. Dieser folgt nochmals eine Nachbestrahlung mit Hellorange. Interessant ist dabei, daß die ultraviolette Strahlung, die durch unsachgemäße und zu lange Anwendung zu schwersten Verbrennungen führen kann, in der Kombination mit Hellorange diese Eigenschaften nicht zeigt. Durch die Bestrahlung werden an der Hautoberfläche und im Gewebe die Sauerstoffverbrennung angeregt, wodurch eine Speicherung von Energie und Spannkraft erfolgt. Die Hauttemperatur erhöht sich dabei bis auf ca. 39 Grad. Die lichtempfindlichen Katalysatoren im Hautfilm reagieren auf die Ultraviolettbestrahlung photochemisch. Die Erhöhung des Energiepotentials durch die Bestrahlung wirkt sich – ganz im naturheilkundlichen Sinne – günstig auf Entgiftungs- und Ausscheidungsorgane aus, ebenso auf die Durchblutung und die Regulation des Nerven- und Drüsensystems.

Farbpunktur

Aufgrund seiner Beobachtung und Deutung von Phänomenen der energetischen Umflußstrahlung an den Terminalpunkten der Hände und Füße, die durch die Kirlianfotografie sichtbar werden und angeregt durch die Zuordnung der vier antiken Temperamente des Galen (Sanguiniker, Melancholiker, Phlegmatiker, Choleriker) zu den Grundfarben Gelb, Blau, Grün und Rot durch Frau Professor Eberhardt, entwickelte Peter Mandel die Farbpunktur.

Dem melancholischen Menschen, der schwerblütig, ernst, eher energielos und zu Gemütskrankheiten neigend, aber auch sanftmütig und empfindlich ist, ordnete Frau Professor Eberhardt die prismatisch dunkelste Farbe zu, nämlich das Blau.

Das aufwallende, blutüberfüllte, leicht erregbare, selbstbewußte Temperament des Cholerikers ist wie die Farbe Rot.

Dem lichten, heiteren, positiven und optimistischen Temperament des Sanguinikers, das die im Zenit stehende Sonne symbolisiert, ist das Gelb zugeordnet.

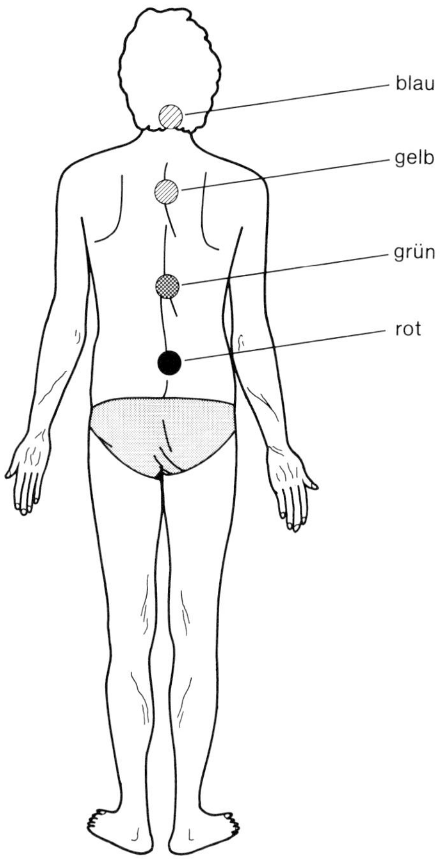

Lichtenergetische Therapiepunkte

Der erdgebundene, bequeme und gleichgültige Phlegmatiker entspricht dem dunklen Grün.
Wenn auch die Einteilung in vier Temperamente eine sehr grobe Klassifizierung für den Menschen zu sein scheint, so kann man doch eine verblüffende Affinität zu einem dieser vier Farbtemperamente beobachten. Peter Mandel sagt in seinem Buch »Die energetische Terminalpunktdiagnose«: »Wenn die Bioenergie des Menschen Träger von Information ist, so hat normaler harmonischer Energiefluß normale harmonische Zellfunktionen zur Folge.«
Unterschiedliche Energieturbulenzen stehen für unterschiedliche endokrine oder funktionelle Problem-Kreise: Die Vertikale für das Endokrinum, die Horizontale für das toxische Geschehen und die Diagonale für das Degenerative. Diese drei Ebenen zeigen auch die Grundfarben. Sie projizieren sich als blaue vertikale Linie, dem Endokrinum zugehörig, als gelbe horizontale

Linie für das toxische, aggressiv entzündliche Geschehen und die rote Diagonale für die degenerative Energieturbulenz. Nach einer differenzierten Diagnose entweder über die Kirlianfotografie oder auch die Elektroakupunktur wird mit punktförmigen Farbbestrahlungen über korrespondierende Zonen oder Punkte energetisch behandelt. Das kann einmal verstärkend geschehen oder ausgleichend, auch nach den Energieregeln der klassischen Akupunktur.

Die energetische Medizin steht sicher noch sehr in den Anfängen, aber die energetische Beeinflussung von Krankheiten auf unterschiedlichste Weise über elektrische, magnetische oder wie hier über Farbenergieimpulse dürfte einer stürmischen Entwicklung in der Zukunft entgegensehen.

Literaturhinweise

Mandel, P.: »Praktisches Handbuch der Farbpunktur«, Energetik Verlag, Karlsruhe.

Mandel, P.: »Energetische Termalpunktdiagnose«, Synthesis Verlag, Essen.

»Informationen zur Heilsonne«, Unisol Apparatebau, Berlin.

»Informationen zu Eichotherm«, Elektromed. Apparate, Pfullingen.

»Vega-Mitteilungen«, Zeitschrift der wissenschaftlichen Abteilungen Section BER (Bio-Energetische Regulationsverfahren), Jahrgang VII, Juni 1950, Nr. 1, Schiltach/Schwarzwald.

Psychosomatische Methoden

In allen Naturmedizinen wandte sich der Heilvorgang stets an den ganzen Menschen in seiner Geist-Seele-Körper-Trinität. Entweder waren Heiler und Patient gemeinsam in einen religiösen Ritus eingebunden oder der Heilvorgang war ein Akt der Zuwendung hin zum Kranken in all seinen geistigen, seelischen und körperlichen Nöten. Das Eingehen auf die Persönlichkeit des Kranken als ganzen Menschen setzte voraus, daß der Behandler auch – um es einmal modern auszudrücken – Psychotherapeut war. Der richtige psychische Umgang mit dem Kranken, sowie die Einflußnahme auf denselben im psychischen Bereich, war seit jeher selbstverständlicher – allerdings niemals losgelöster Teil – jeder Heilbehandlung. So ist die Psychotherapie Naturheilkunde reinsten Wassers. Letztere hatte die Teilung in körperliche und seelische Leiden nie vollzogen und mußte auch nicht auf umständlichem Wege über die Erfindung der Psychosomatik sich einer Wahrheit anzunähern versuchen, die sie nie verlassen hatte. Die Krise der modernen Medizin – wenn man so will – entstand, trotz aller Erfolge in der Chirurgie und in der Bekämpfung von Infektionskrankheiten, eigentlich durch die Aufgabe der ganzheitlichen Betrachtung, Leib-Seele-Geist, bei Vernachlässigung des psychischen Bereiches. Es geht darum, sich ständig zu vergegenwärtigen, daß wir keine Krankheiten, sondern kranke Menschen behandeln.

Der Begriff »Psychosomatik« muß daher im Sinne der Lehre von der psychophysischen Totalität des Menschen als alles umfassende »Ganzheitsmedizin« ausgelegt werden. Diese psychosomatische Medizin umfaßt genetische, konstitutionelle, anatomische, biochemische, physiologische, psychologische und soziologische Gesichtspunkte.

Psychotherapie

Als Psychotherapie bezeichnet man jene Form des Umganges zwischen Behandler und Patient, welche die inneren Lebenszusammenhänge und die mitmenschlichen Beziehungen berücksichtigt. Sie zielt darauf ab:

1. dem Kranken durch die humane Einstellung des Therapeuten das entlastende Gefühl zu vermitteln, daß er verstanden wird;
2. die vertiefte Selbstbesinnung durch Klärung der aktuellen bewußten

und unbewußten Problematik sowie der verdrängten Komplexe zu bewirken;
3. den oft als Opfer empfundenen Verzicht auf Selbsttäuschungen zu ermöglichen;
4. den Aufbau, die Synthese, der neuen harmonisierten und humanisierten Persönlichkeit anzustreben.

In den ersten beiden Sitzungen muß durch Aussprachen, exakte Auswertung eines Fragebogens, evtl. durch den Lüscher-Farbtest und einen Imaginationstest mit dem Katathymen Bilderleben (Wiese – Bach – Berg – Haus – Höhle) sowie den Befunden der körperlichen Untersuchung vom Behandler die Diagnose gestellt und die Problematik des vorliegenden Falles erkannt werden, erst dann kann er entscheiden,

a) ob er die Behandlung dieses Patienten aufgrund der Schwere des Falles oder der notwendigen Behandlungsmethoden im Hinblick auf seine Sorgfaltspflicht (Kenntnisse, Fähigkeiten, Möglichkeiten) übernehmen kann oder nicht.
b) welche Behandlungsverfahren in welcher Kombination und zeitlichem Einsatz mit Erfolgsaussichten angewendet und ob Kollegen evtl. für komplementäre Therapieverfahren hinzugezogen werden sollten.
   Es ist also erforderlich und wichtig, nach diesen ersten Sitzungen einen umfassenden Therapieplan aufzustellen und sich genau klarzuwerden, was man bei dem Patienten zu erreichen hofft; der »Hauptfocus« muß erkannt und angegangen werden!

Der Gesprächstherapeut muß über solide psychologische und psychotherapeutische Kenntnisse verfügen, um z.B. unter anderem zu der wichtigen Übertragungsdeutung, der Beziehung zwischen Patient und Therapeut, in der Lage zu sein oder die Abwehrmechanismen des *Ichs* berücksichtigen zu können. Der Behandler muß dabei dem Patienten so gegenübertreten, daß dieser kranke Mensch fühlt, daß

- er vom Therapeuten akzeptiert und geschätzt wird,
- der Therapeut nicht anders urteilt, als er selbst,
- ihm der Behandler keine Einsichten aufdrängt, sondern er durch Selbsterkenntnis dazu kommt.

Gesprächstherapie*

1. *Besprechen der Probleme, Konflikte* und des gegenwärtigen »Hauptfocus« mit dem Patienten mit Erkennen des Zieles, welche Verhaltensänderungen im Falle einer optimalen Lösung eintreten sollten. Aufgreifen und Verarbeiten der Hinweise aus dem Katathymen Bilderleben, Rebirthing, aufdeckender Hypnosetherapie, der Slogan-Repetitionsmethode u.a.m.
2. *Psychodynamisches »Einüben«, Gefühle zeigen* und ausdrücken zu können. Dies gilt besonders für das Freisetzen aversiver Emotionen.
3. *Stärkung des Ich und des Selbstvertrauens,* um gegenwärtige Konflikte überwinden zu können. Vergangenheitsbewältigung. Hilfe zur Selbsterkenntnis und damit zur Selbsthilfe.

---

* Aus *Hubert Scharl:* Praktische Psychotherapie.

4. *Training des positiven Denkens* Die Wichtigkeit des positiven Denkens auf Gesundheit und Lebensgestaltung muß dem Patienten intensiv klargemacht werden. Die meisten Patienten sind »Meister der Selbstbeeinflussung«, aber eben leider nur der negativen, weil sie nur Erwartungsängste und zweifelnde Gedanken hegen! Damit:
5. *Neuorientierung der Lebenseinstellung des Patienten* mit Vertrauen in die eigenen Möglichkeiten und Fähigkeiten. Nicht Tabletten oder Spritzen können ein Problem lösen, sondern nur der Patient selbst – dazu erhält er »Lebenshilfe«!
6. *Deutung der »Übertragung«* kann wichtig sein, sie wird aber erforderlich, wenn sie als »Widerstand« die Behandlung zu stören beginnt, dann muß dieses Haßgefühl auf seine ursprünglichen Ursachen hingelenkt werden.
7. *Der Patient soll bei der Gesprächstherapie aktiv sein!* Also keine Gespräche auf der Couch – der Patient sitzt dem Therapeuten aktiv gegenüber!

Suggestive Methoden

Autogenes Training

Das heute weit verbreitetste, autosuggestive Verfahren ist das Autogene Training (AT). Beim AT handelt es sich um eine systematische Methode der Selbsthypnose, welche sich bestimmter Übungen bedient, um

a) Entspannung des Organismus,
b) Versenkung und Erholung,
c) Selbstregulierung von sonst unwillkürlichen Körperfunktionen,
d) Leistungssteigerung,
e) Selbstbestimmung durch formelhafte Vorsatzbildung einzuleiten und zu bewirken.

In der Regel soll mindestens zweimal täglich und zwar zur gleichen Zeit, einmal sitzend und einmal liegend, geübt werden. Man muß dabei völlig ungestört bleiben können.

Vor jeder der 6 Grundübungen sagt man sich bei geschlossenen Augen 1 mal: »Ich bin ganz ruhig!« Die Grundübungen selbst werden jeweils 6 mal repetiert.

Die Grundübungen, die man sich sagt, sind:

1. Beide Arme sind schwer – Beide Beine sind schwer!
2. Beide Hände sind angenehm warm!
3. Mein Herz schlägt ganz ruhig und kräftig!
4. Es »atmet« mich!
5. Mein Sonnengeflecht ist strömend warm!
6. Meine Stirne ist angenehm kühl!

Das AT wird zurückgenommen bzw. beendet, in dem man sich sagt: »Arme fest« und dabei die Arme mehrfach hintereinander anwinkelt und dann »Tief atmen« und erst dann »Die Augen auf!«

Die Durchführung eines AT dauert also nicht länger als ca. 8 Minuten.

Sobald der Patient die 6 Grundübungen beherrscht, kann er je nach Indikation oder Zielsetzung vor dem Zurücknehmen formelhafte Vorsatzbildungen in das AT einbeziehen. Im Gegensatz zu den Grundübungen, welche jeweils 6 mal wiederholt werden müssen, ist es ratsam, die entsprechende Formel 20–30 mal zu repetieren.

Bei Nervosität: »Ich bleibe immer ruhig und gelassen!«

Bei Hemmungen: »Bei anderen Menschen fühle ich mich sicher und frei!«
Bei Schlafstörungen: »Nachts schlafe ich tief und ruhig!«
Bei negativem Denken: »Mir geht es von Tag zu Tag in jeder Hinsicht besser und besser!«

Hypnosetherapie

Die Hypnosetherapie ist eines der wirkungsvollsten psychotherapeutischen Verfahren, das aber mehr als viele andere Sensitivität, Intuition und Beobachtungsgabe vom Behandler verlangt. Der Hypnosezustand ist ein Sonderzustand des Bewußtseins, der dadurch induziert und vertieft wird, daß die Aufmerksamkeit eines kooperativ eingestellten Patienten zunächst auf einen winzigen Punkt fokussiert, also eingeengt, und dann durch Bilder und Gefühle nach innen verlegt wird. Es werden hierbei jene vorhandenen psychischen Prozesse und Reaktionsmuster eines Menschen angesprochen und nutzbar gemacht, welche außerhalb seiner gewohnten Erfahrungen der Ich-Kontrolle liegen. Je mehr es gelingt, dem Hypnotisierten die Realitätskontrolle durch »Verwirrende« Suggestionsinhalte zu erschweren, um so mehr beginnt er, sich von der Realität in immer tiefere Trance-Zustände zurückzuziehen, wobei seine Empfänglichkeit für klärende Suggestionen zunimmt!
Der Hypnosezustand kann für aufdeckende Methoden (Hypno-Analyse, Hypno-Katharsis), »zudeckend« bei der Behandlung chronischer Schmerzzustände oder als »stützende« Hypnotherapie zur vegetativen oder seelischen Stabilisierung eingesetzt werden.

Indikationen für die Hypnosetherapie

Neurosen, Angstzustände, Organneurosen, chronische Schmerzzustände (z.B. Phantomschmerzen), vegetative Dystonie, psychosomatische Erkrankungen, wie Asthma bronchiale, Ulcus ventr. und duodeni, chronische Diarrhoe, Herzneurosen.

Kontra-Indikationen für eine Hypnosebehandlung

Hirnorganische Prozesse, Psychosen, Hypotonie (RR kleiner als 90/50), überhysterische Reaktionen.

Literaturhinweise

Dittmar, F.: »Aktuelle Psychosomatik«, Werk-Verlag Dr. Edmund Banaschewski, München-Gräfelfing 1975.
Hau, T.F./Schindler, S.: »Pränatale und perinatale Psychosomatik«, Hippokrates Verlag, Stuttgart 1982.
Leuner, H.-C.: »Katathymes Bilderleben«, Georg Thieme Verlag, Stuttgart 1970.
Malan, D.H.: »Psychoanalytische Kurztherapie«, Rowohlt Taschenbuch Verlag, Reinbeck 1972.
Meinhold, W.J.: »Das Spektrum der Hypnose«, Ariston Verlag, Genf.
Scharl, H.: »Psychosomatische Medizin für die tägliche Praxis«, Richard Pflaum Verlag, München 1985.
Schultz, J.H.: »Das autogene Training«, Georg Thieme Verlag, Stuttgart 1964.
Uexküll, T. v.: »Lehrbuch der psychosomatischen Medizin«, Urban & Schwarzenberg, München 1981.

Überregionale Adressen für interessierte Therapeuten

Phytotherapie
Regionale Arbeitskreise – über Kooperation Deutscher Heilpraktikerverbände – Heilsbachstraße 30, 53123 Bonn
Homöopathie
Regionale Arbeitskreise – über Kooperation Deutscher Heilpraktikerverbände – Heilsbachstraße 30, 53123 Bonn
Aude Sapere Homöopathie-Seminare – Danziger Straße 31, 76307 Karlsbad
Deutsche Gesellschaft für Klassische Homöopathie (DGKH) – Edelweißstraße 11, 81541 München
Homöopathie-Forum – Grubmühlerfeldstraße 14a, 82119 Gauting
Hahnemann-Lutze Verein Köthen e.V. – Schützenplatz 3, 06366 Köthen
Clemens-von-Bönninghausen-Gesellschaft für Homöopathik e.V. – Am Knill 7e, 22147 Hamburg
Biochemie
Arbeitskreis für praktische Biochemie im Fachverband Deutscher Heilpraktiker e.V. – Postfach 447, 76258 Ettlingen
Biochemischer Bund Deutschlands e.V. – In der Kuhdrift 18, 41541 Dormagen
Augendiagnose
Arbeitskreis für Augendiagnose und Phänomenologie Josef Angerer e.V. – Taxisstraße 45, 80637 München
Forschungsinstitut für Grundlagen der Irisdiagnostik – Josef Deck – Steigenhohlstraße 41, 76272 Ettlingen
Pastor Felke Institut – Institut für Irisdiagnostik und Ganzheitstherapie – Heidestraße 2, 71296 Heimsheim
Uslarer Kreis – Organisation: Frankring 18f, 22359 Hamburg
Ernährungstherapie
Arbeitskreis für medizinische Ernährungstherapie – Am Obstmarkt 51b, 55126 Mainz
Lymphdrainage
Gesellschaft für Manuelle Lymphdrainage nach Dr. Vodder – A-6344 Walchsee 88 – Österreich
Chiropraktik-Neuraltherapie – Osteopathie
Arbeitsgemeinschaft für Chiropraktik/Osteopathie und Neuraltherapie
Deutscher Heilpraktiker e.V. (ACON) – Wartburgstraße 52, 10823 Berlin
OFM – Osteopathie Forum München e.V. – Sendlingerstraße 25, 80331 München
Klassische Akupunktur – Chinesische Medizin
Arbeitsgemeinschaft für klassische Akupunktur und Traditionelle Chinesische Medizin e.V. – Badallee 2, 25832 Tönning
Chinesische Naturheilkunde-Akademie e.V. – Hans-Dill-Straße 9, 95326 Kulmbach
Deutsches Forschungsinstitut für Chinesische Medizin – Silberbachstraße 10, 79100 Freiburg
Elektroakupunktur
Arbeitskreis für Bio-Energetik – Dotzheimerstraße 82, 65197 Wiesbaden
Sauerstofftherapien
Ozontherapeutischer Arbeitskreis – Unterer Markt 5, 66538 Neunkirchen/Saar
HPGO_3 – Heilpraktikergesellschaft für Ozon-Therapie e.V. – Grothusstraße 10, 45881 Gelsenkirchen
Kirlianfotografie
Mandel-Institut für Esogetische Medizin – Hildastraße 8, 76610 Bruchsal

Psychosomatische Methoden
Arbeitsgemeinschaft für Psychotherapie im Fachverband Deutscher Heilpraktiker e.V. (AHPsy) – Elisenstraße 17, 41460 Neuss
Deutsche Gesellschaft für Therapeutische Hypnose und Hypnoseforschung e.V. – Kaiserstraße 2a, 66955 Pirmasens
Bioenergetik
Grieshaber Akademie GmbH – Am Hohenstein, 77761 Schiltach
Institut für Biophysik – Fasanenweg 41, 64625 Bensheim
Kinesiologie
Institut für Angewandte Kinesiologie – Zasiusstraße 67, 79102 Freiburg
Archive
Fachverband Deutscher Heilpraktiker e.V. – Heilsbachstraße 30, 53123 Bonn
Naturheilpraxis mit Naturmedizin (Fachzeitschrift) – Lazarettstraße 4, 80636 München
ZDN-Zentrum zur Dokumentation für Naturheilverfahren e.V. – Hufelandstraße 56, 45147 Essen